D1596440

CBD

El Cannabis Medicinal

GUÍA PARA EL PACIENTE

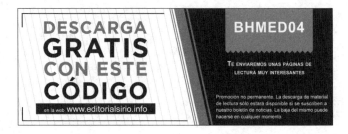

DESCARGA
GRATIS
CON ESTE
CÓDIGO
en la web www.editorialsirio.info

BHMED04

TE ENVIAREMOS UNAS PÁGINAS DE
LECTURA MUY INTERESANTES

Promoción no permanente. La descarga de material
de lectura sólo estará disponible si se suscriben a
nuestro boletín de noticias. La baja del mismo puede
hacerse en cualquier momento.

Esta obra solo pretende ofrecer información de carácter general. Toda persona debe consultar con su médico antes de aplicar cualquier sugerencia que se haga en este libro. Cualquier aplicación de cualquiera de los contenidos que constan en las páginas que siguen queda a criterio del lector y es de su exclusiva responsabilidad.

Título original: CBD: A Patient's Guide to Medicinal Cannabis –Healing without the High
Traducido del inglés por Francesc Prims Terradas
Diseño de portada: Editorial Sirio, S.A.
Diseño y maquetación de interior: Toñi F. Castellón

© de la edición original
2017 de Leonard Lienow y Juliana Brinbaum

© de la presente edición
EDITORIAL SIRIO, S.A.
C/ Rosa de los Vientos, 64
Pol. Ind. El Viso
29006-Málaga
España

www.editorialsirio.com
sirio@editorialsirio.com

I.S.B.N.: 978-84-17399-90-0
Depósito Legal: MA-799-2019

Impreso en Imagraf Impresores, S. A.
c/ Nabucco, 14 D - Pol. Alameda
29006 - Málaga

Impreso en España

Puedes seguirnos en Facebook, Twitter, YouTube e Instagram.

LEONARD LEINOW & JULIANA BIRNBAUM

CBD

El Cannabis Medicinal

GUÍA PARA EL PACIENTE

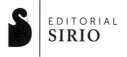

EDITORIAL
SIRIO

Este libro está dedicado a todos los seres cuya salud podría beneficiarse del uso del CBD y el cannabis medicinal. Esperamos que esta guía ayude a alumbrar el camino hacia la sanación y el bienestar para todos y cada uno de los lectores, sus familias y sus mascotas.

Lokah Samastah Sukhino Bhavantu

लोकाः समस्ताः सुखिनो भवन्तु

Que todos los seres que se encuentran en todas partes sean felices y libres, y que mis pensamientos, palabras y actos contribuyan de alguna manera a la felicidad y la libertad de todos ellos

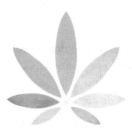

ÍNDICE

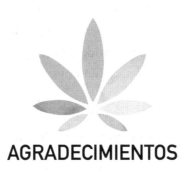

AGRADECIMIENTOS

Esta obra consiste en una recopilación de hechos, ideas y datos llevada a cabo por un magnífico equipo de expertos, mentores, colegas profesionales, familiares, amigos y editores. Expreso mi reconocimiento a muchos de ellos sobre todo por la parte principal del libro, pues no podría haberlo escrito sin su ayuda y apoyo. Quiero manifestar un agradecimiento especial a Juliana, mi coautora, que me inspiró a escribir este volumen y reunió gran parte de los datos técnicos.

Doy las gracias a todo el personal, leal y entregado, de nuestro colectivo de cannabis medicinal Synergy Wellness y de la empresa Healing Essence CBD. Deseo que todos sepan que aprecio sobremanera su apoyo y el hecho de que me hayan dejado liberar el tiempo que me ha permitido escribir esta obra. Quiero dar las gracias al doctor Michael Moskowitz por su enorme contribución y todo su aliento, así como por su espectacular prólogo al libro, y a Lion Goodman por su orientación, sus contribuciones, su labor de edición y su amistad.

Expreso un agradecimiento especial a mi esposa, Terumi, por aguantarme. Sé que a veces me puedo volver un poco loco, así que te doy las gracias por ser mi luz guía y mi cable de conexión a tierra. Asimismo, ofrezco mi más sincero agradecimiento a los muchos maestros y mentores que he tenido a lo largo de mi vida, especialmente a Neem Karoli Baba, quien continúa guiando e inspirando esta empresa.

A los miembros de Synergy Wellness Collective quiero deciros que es un honor para mí formar parte de vuestro proceso de curación. Gracias por vuestro apoyo y vuestros comentarios sobre la eficacia de nuestros productos.

Y todos aquellos que habéis tocado mi vida y la habéis mejorado, sabed que os aprecio y que valoro vuestra contribución aunque no veáis aquí vuestro nombre.

Y, sobre todo, quiero manifestar mi reconocimiento a la planta sagrada conocida como cannabis. Hace mucho tiempo que siento tu espíritu y percibo tu orientación en mi camino de exploración y sanación. Gracias por ser mi socia y permitirme ser un pionero en este nuevo ámbito de la medicina basada en la naturaleza.

LEONARD LEINOW

LA MEJOR MANERA
DE UTILIZAR ESTE LIBRO

Al principio, la mayoría de los lectores que se acerquen por primera vez al uso del cannabidiol o CBD y al cannabis medicinal encontrarán el tema complicado y confuso, o incluso abrumador; verán que tienen ante sí demasiadas opciones y deberán lidiar con una terminología con la que acaso no estén familiarizados. En relación con este último punto, en el glosario del final del libro se ofrecen definiciones de algunos de los términos y abreviaturas más desconocidos. En cuanto a la complejidad del contenido, el objetivo de esta obra es ofrecer al usuario una guía que lo ayude a reducir el tiempo que es necesario invertir para establecer una estrategia y un protocolo, lo cual incluye las pautas de dosificación. Este volumen contiene mucha información; tal vez demasiada para empezar. Si solo deseas encontrar el tratamiento para una afección en particular en el menor tiempo posible, procede de la siguiente manera:

1. Consulta el capítulo cuatro y encuentra el problema de salud que quieras tratar en la lista en la que aparecen relacionados por orden alfabético (ve a la tercera parte de esta obra si quieres tratar un animal). A partir de ahí, podrás encontrar investigaciones e información sobre los distintos productos cannabinoides aconsejados y sobre las formas en que se utilizan habitualmente (consumo oral, inhalación, métodos de administración tópica, etc.). También podrás hallar indicaciones sobre las pautas generales de dosificación (micro, estándar o macro) según cuál sea la enfermedad o dolencia. A continuación, acude al capítulo tres para leer sobre los métodos de administración pertinentes y pasa a la cuarta parte para informarte sobre las variedades de cannabis con alto contenido en CBD.

2. Consulta las pautas de dosificación en el capítulo tres. Encontrarás unas tablas para calcular la dosis a partir del peso del individuo, aunque este es solo uno de los factores que se deben contemplar. Ten en cuenta los otros factores implicados (la sensibilidad, la tolerancia, etc.) y determina la dosis adecuada para el problema de salud que quieras tratar. La dosificación, que hace referencia tanto a la cantidad de producto correspondiente a una dosis específica como a la frecuencia de administración de la dosis, tiene mucho que ver con la gravedad de la afección y con la forma en que reaccione el cuerpo al producto cannabinoide. Probablemente deberás ajustar la dosis hasta lograr el mejor resultado.

3. Después de encontrar el tipo de cannabis adecuado, el método de administración y la dosis apropiada, establece un programa que vaya desde una microdosis inicial hasta una dosis específica que te vaya bien. Acuérdate de avanzar despacio y de tener cuidado con las nuevas sustancias. Cada individuo es único, y llegar a descubrir qué variedad de planta y en qué dosis funciona mejor constituye un proceso experimental. Prueba distintas opciones, observa cómo te va y toma notas detalladas. Planifica

y ajusta la dosis, la variedad de cannabis o el método de administración para la próxima vez.

4. Presta atención a la psicoactividad. En el caso de ciertas afecciones, es recomendable el uso de un espectro de cannabinoides, como varias proporciones de tetrahidrocannabinol (THC) y cannabidiol (CBD) (infórmate sobre el denominado *efecto séquito* en el capítulo dos). En el caso de ser recomendable el uso del espectro de cannabinoides mencionado, hay que decidir si el THC es apropiado para el paciente, sabiendo que la psicoactividad puede ser un efecto secundario. Estos protocolos reducen el efecto psicoactivo (el «colocón») o acaban con él:

- Usar el CBD sin el THC o en una proporción de 20 CBD por 1 THC, o superior.
- Utilizar el THC como supositorio.
- Aplicar tópicamente el THC (en forma de crema para la piel, ungüento o bálsamo).
- Emplear el THC dentro del rango de las microdosis.
- Tomar ácido tetrahidrocannabinólico (THCA) por vía oral (la planta cruda, no sometida a la acción del calor).

Infórmate sobre las contraindicaciones, las precauciones, los efectos secundarios y las interacciones con medicamentos en el capítulo tres.

5. Si un término o un contenido te parece demasiado técnico, evítalo y acude a él más adelante como referencia si es necesario.

6. Relájate y disfruta del proceso. El tiempo y la experiencia darán pie a preguntas inteligentes que te permitirán acelerar el aprendizaje y facilitarán tu toma de decisiones en cuanto a futuras dosis y directrices.

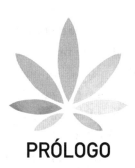

PRÓLOGO

Aquí donde me encuentro, en el norte de California, hay una clínica de cannabis medicinal artesanal extremadamente pequeña dirigida por un anciano y visionario llamado Leonard Leinow, un hombre dedicado a aliviar el sufrimiento de muchos. Actualmente, cuatro mil miembros conforman la base del colectivo que bautizó como Synergy Wellness ('bienestar sinergia'). Para poner esta cantidad en perspectiva, la mayoría de los dispensarios urbanos de cannabis medicinal del estado tienen decenas de miles de pacientes; alguno llega a los ciento cincuenta mil.

Leonard ha cultivado y desarrollado ecológicamente más de trece variedades de plantas con un alto contenido en CBD; en el caso de seis de ellas, la proporción entre el CBD y el THC es de 10 a 1, 20 a 1 (o 2), 22 a 1, 24 a 1 y 25 a 1.

Tiene muchas otras variedades con distintas proporciones de CBD frente a THC, que oscilan aproximadamente entre 4 a 1 y 1 a 1. Leonard es un pionero en el mundo del cannabidiol y elabora tinturas y aceite de CBD con todas sus variedades. Mezcla las tinturas y los aceites, y los combina para lograr distintas proporciones de fitocannabinoides y terpenos. También cultiva plantas con un alto contenido en THC que convierte en tinturas y aceites. Está experimentando constantemente para mejorar sus variedades. No vende sus productos a otros dispensarios y pone a prueba sus plantas con sumo cuidado. Las trata como una «medicina sagrada», y su esposa incluso les canta y las bendice con la sagrada ceremonia *hula* de Hawái a medida que crecen.

Leonard utiliza los enfoques científicos y ecológicos más sofisticados para cultivar sus plantas y pone las necesidades de sus pacientes por encima de las propias. Su motivación es ayudar a los demás más que ganar dinero. Actualiza y perfecciona sus productos constantemente y trabaja en formas de usar el cannabis medicinal sin que tengan lugar los efectos de alteración mental, a menos que la persona desee experimentar dichos efectos. Lee la literatura científica sobre el cannabis medicinal y descubre cómo incorporar nuevos hallazgos a sus cultivos y cómo efectuar varias innovaciones. Asiste a congresos y concursos especializados y está enfocado en obtener las plantas y productos más valiosos desde el punto de vista terapéutico. Está abierto a nuevas ideas y dispuesto a probar aquello que, para él, tiene sentido probar. Habla con los pacientes que son miembros de su colectivo sobre sus problemas y les presenta enfoques individualizados como tratamiento para su caso particular. Es amable con todo el mundo y sabe que está haciendo lo que se supone que debe hacer.

Sus conocimientos deben transmitirse a una generación más joven de cultivadores (que están enfocados principalmente en las plantas con un alto contenido en THC para uso recreativo) para ayudarlos a comprender que siempre habrá demanda de las plantas ricas en CBD, que no alteran la mente del usuario, con finalidades terapéuticas. Él sabe que, para que este tipo de tratamiento prolifere, la percepción pública de que los consumidores de cannabis medicinal están todo el tiempo drogados debe cambiar. La gente tiene que entender que este tratamiento es útil para ayudar a los pacientes a permanecer plenamente funcionales e implicados en sus propias vidas. Y lo más importante (esto es lo que le hace dudar cuando se plantea jubilarse) es que sabe que ha ayudado a muchos a transformar sus enfermedades graves en bienestar, y su desesperación en esperanza.

Me sentí honrado por la invitación de los autores a enviarles un capítulo sobre endocannabinoides y fitocannabinoides para este libro y, posteriormente, este prólogo. Soy médico desde 1977 y ejerzo como especialista en el tratamiento del dolor en San Rafael (California), un barrio residencial de San Francisco. Estoy acreditado tanto en psiquiatría como en algología,* y trabajo con personas que no han recibido un tratamiento satisfactorio para sus trastornos de dolor persistente y que son derivadas a nosotros. Doy conferencias sobre la medicina del dolor en todo el mundo. Uno de los temas que he tratado es el cannabis medicinal en el contexto de la algología, y lo he hecho en los encuentros anuales de la American Academy of Pain Medicine ('academia estadounidense de medicina del dolor'); la 5th International Pain Skills Conference ('quinto congreso internacional sobre conocimientos acerca del dolor'), en el hospital Walter Reed; el 11th Annual Spine Symposium ('décimo primer simposio anual sobre la columna vertebral'), en la Universidad de California en San Francisco, y en la Universidad de California en Davis como profesor clínico adjunto. Desarrollé un programa de tratamiento utilizado en todo el mundo llamado *transformación neuroplástica* con mi pareja, Marla Golden, doctora en Medicina Osteopática, y he sido coautor de un libro sobre este tema que se ha vendido en más de cincuenta países. Este enfoque pone el acento en las perspectivas no farmacéuticas y no

---

* La 'algología', estudio del algo, es un término no registrado por el DRAE, pero encuentra su etimología en el griego ἄλγος, algos, dolor. En muchos países de habla hispana se usa para denominar la rama de la medicina que estudia el dolor y su tratamiento científico.

invasivas para el tratamiento del dolor persistente por medio de inducir al cerebro a revertir el proceso que lo causa.

He estado utilizando el cannabis medicinal con muchos de mis pacientes (más de trescientos en estos momentos) con el fin de mitigar su dolor y para que no dependan tanto de los analgésicos, y he visto que constituye un complemento muy eficaz a sus regímenes de tratamiento. Conocí a Leonard Leinow y Juliana Birnbaum a través de este trabajo y siempre les recomiendo a mis pacientes que comiencen su tratamiento (y, a menudo, que lo continúen) con los productos de Synergy debido al cuidado que ponen en investigar sobre el cannabis y en cultivarlo, procesarlo y transformarlo en medicina. Este enfoque no se parece en nada al tratamiento farmacológico convencional y, a partir de mis exhaustivas investigaciones y mi dilatada experiencia clínica, me ha quedado claro que provoca un cambio neuroplástico básico y profundo que conduce al alivio de los síntomas y, en algunos casos, a la cura.

Hace más de cinco mil años que la marihuana se está utilizando como droga recreativa. Su cultivo se ha extendido desde la Sudamérica ecuatorial y las regiones Kush de Asia hasta cualquier lugar concebible del mundo. Crece en huertos exuberantes cuidadosamente dispuestos, en elaborados espacios de cultivo interiores, en armarios, en cajas de cartón y en cunetas aisladas al lado de las carreteras. Una razón por la que su cultivo ha proliferado de manera tan impresionante es que muchos consumidores disfrutan de los efectos psicotrópicos que induce. Esto no significa que el empleo medicinal de la planta sea reciente; las referencias a su uso para tratar diversas dolencias se remontan cuatro o cinco mil años atrás. Sus efectos terapéuticos pueden ser grandes y se están documentando cada vez más en una reciente serie de artículos publicados por destacados investigadores en revistas científicas de alta calidad y revisadas por pares. Entre ellas están *Nature*, *Science*, *British Journal of Pharmacology* [Revista británica de farmacología], *The Lancet Journal of the American Medical Association* [Revista de la

Asociación Médica Estadounidense], *Journal of Pain Medicine* [Revista de la medicina del dolor], *Neuropharmacology*, *Journal of Mineral and Bone Research* [Revista de investigación sobre minerales y huesos], *Proceedings of the National Academy of Sciences* [Actas de la Academia Nacional de Ciencias] y *Cell* [Célula]. Los lectores que no estén familiarizados con la ciencia de la salud deben saber que estas son las revistas más importantes del mundo en este ámbito y están reconocidas como tales por la comunidad científica. En pocas palabras, y dejando la política a un lado, la marihuana es la planta medicinal más valiosa que haya existido jamás. Desafortunadamente, el problema es que los legisladores, las fuerzas del orden y el público asocian su uso con drogarse o «colocarse».

El cannabidiol o CBD es como un milagro. Es la única sustancia del cannabis que se extraía de la planta hasta tiempos recientes y la culminación de algunas de las investigaciones mencionadas anteriormente. Si bien se sabía sobre el CBD mucho antes de descubrir el THC, se consideraba, incorrectamente, que era un cannabinoide inactivo. Los estudios con animales y con humanos y las investigaciones acerca de farmacología básica han demostrado que el CBD tiene las siguientes propiedades: es anticancerígeno, antiproliferativo, antiemético (actúa contra las náuseas y los vómitos), antiinflamatorio, antibacteriano, antidiabético, antipsoriásico, antidiarreico, analgésico, estimulante óseo, inmunosupresor, antiisquémico, antiespasmódico, vasorrelajante, cardioprotector, neuroprotector, antiepiléptico, antipsicótico y ansiolítico, y además promueve la pérdida de peso. Cualquier científico, legislador o médico que niegue estas evidencias es, en una palabra, acientífico. Por otro lado, la manera relativamente aleatoria en que se llevan a cabo los tratamientos con CBD es igual de poco científica. Esta joya de libro llena este hueco.

Leonard Leinow y Juliana Birnbaum han escrito un libro que organiza el tratamiento medicinal del cannabis. Si bien ensalza las virtudes del efecto séquito de la planta entera, subraya la importancia del CBD. Leonard lleva más de una década cultivando cannabis medicinal con un alto contenido en CBD y es un verdadero mago en esta materia. Sigue trabajando en la proporción de CBD frente a THC que desea con cualquier variedad concreta, y luego clona sus mejores plantas para reproducir los resultados. Habiéndose formado como ingeniero, cultiva cada planta meticulosamente y con criterios ecológicos; hace que los clones se desarrollen como plantas y florezcan, y después los cosecha. Combina ciencia y arte; busca las variedades que quiere desarrollar, investiga su genética y solo las comercializa cuando obtiene unos índices de cannabinoides estables. Comprueba las plantas y luego vuelve a comprobar las tinturas, los aceites y los concentrados que elabora con ellas. Habla con otros cultivadores sobre el valor que aportan a su trabajo estas variedades ricas en CBD. Ha hablado con miles de pacientes que usan sus productos como tratamiento de una gran variedad de afecciones y, aunque no puede ofrecer consulta médica, aconseja sobre variedades, dosis, vías de administración, la potencia y los resultados observados. En cuanto a Juliana, lleva dos años trabajando con Leonard. Lo ha ayudado a crear su clínica y ha aportado su experiencia como antropóloga y reportera investigadora a la tarea de reunir las últimas investigaciones, recopilar historias de pacientes y organizar el amplio conocimiento de Leonard en forma de libro.

En la obra que sigue, los autores recogen la información que han recopilado a través de sus investigaciones y experiencias, y presentan una forma inédita de usar el cannabis con fines medicinales. Hacen hincapié en los productos ricos en CBD, pero profundizan en la historia, los descubrimientos científicos, el sistema cannabinoide que tenemos incorporado en el organismo, el sistema cannabinoide de origen vegetal y las enfermedades y trastornos con los que se pueden obtener resultados. También hablan de distintas modalidades de remedios, aconsejan dosis y describen la genética, las propiedades y los usos de variedades específicas de cannabis ricas en CBD. Es un trabajo ambicioso, pero Leonard y Juliana han logrado presentar una información comprensible tanto para los lectores inexpertos como para los experimentados interesados en lo que puede hacer por la salud el cannabis medicinal. La extensión de este trabajo es impresionante. Hay más información de la que necesita cualquier paciente, pero aquí reside el valor de este libro. Es una excelente obra de referencia para los pacientes y sus cuidadores, sus familiares, los médicos, la prensa y cualquier persona interesada en el tema. Los contenidos están meticulosamente estructurados, y reflejan que los autores tienen la experiencia de haber respondido decenas de miles de preguntas de personas interesadas en las posibilidades de tratamiento del cannabis medicinal.

Durante el año pasado, me bastaba con efectuar una llamada telefónica para tener a mi disposición los consejos y conocimientos del «mago de Woodacre» en relación con las necesidades de mis pacientes. Ahora, este tesoro escondido está disponible para el resto del mundo. Esta guía maestra sobre el CBD desvela los misterios del cannabidiol a la vez que proporciona conocimientos de vanguardia y preserva el arte, el espíritu y el alma del tratamiento con cannabis medicinal.

Dr. Michael Moskowitz,
de la Bay Area Pain Clinic ('clínica del dolor del Área de la Bahía de San Francisco') en Sausalito (California)

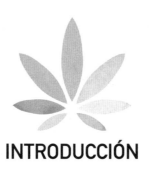

INTRODUCCIÓN

L a planta conocida como cáñamo o cannabis* fue una de las primeras en ser utilizadas por el ser humano con fines medicinales; los registros de su uso se remontan a la prehistoria. Sin embargo, los hallazgos relativos a que es la única fuente conocida de una gran cantidad de compuestos naturales potentes conocidos como *fitocannabinoides* son mucho más recientes. El cannabidiol o CBD es el principal cannabinoide de la planta, de los más de cien identificados actualmente. Los científicos no se ocuparon de él durante muchos años, centrados en las propiedades del que supusieron que era el «ingrediente activo»: el tetrahidrocannabinol o THC (el componente de la planta que tiene el efecto de alterar la mente).

---

* Según el DRAE, el cannabis (o cáñamo índico o marihuana) es una «variedad de cultivo del cáñamo común, de menor tamaño y con mucha mayor concentración de alcaloides, que tiene propiedades estupefacientes». En contraste, la planta de cáñamo propiamente dicha tiene un «tallo erguido, ramoso, áspero, hueco y velloso» y de ella se extraen filamentos textiles. De todos modos, y debido a las complejidades lingüísticas asociadas con el uso de las palabras *cáñamo* y *cannabis* en la práctica, en esta obra se ha optado por respetar las denominaciones del autor y las explicaciones y distinciones que hace a este respecto, sin alterarlas. (N. del T.)

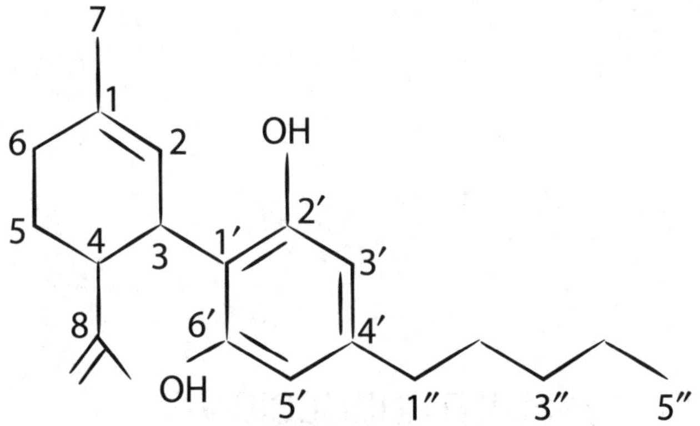

Figura 1. La estructura química del cannabidiol (CBD)

Los *fito*cannabinoides actúan de manera similar a los mensajeros químicos llamados *endo*cannabinoides que se encuentran en el interior de nuestro cuerpo. A pesar de no haber sido descubierto por los científicos hasta mediados de la década de 1990 (en el contexto de la investigación de los efectos del cannabis), el sistema endocannabinoide probablemente surgió hace millones de años en animales no vertebrados. Parece que contribuye a regular muchos de nuestros sistemas físicos, desde el sueño hasta la digestión. Los endocannabinoides se consideran sustancias neuroquímicas; se encuentran en todo el sistema nervioso y están conectados a nuestra respuesta inmunitaria e incluso a nuestro sistema reproductor. Estas sustancias, y los receptores a los que se unen, se hallan prácticamente en todos los animales: los peces, los reptiles, las aves, los mamíferos e incluso las lombrices de tierra.

El THC (delta-9-tetrahidrocannabinol [Δ9-THC] para ser exactos), el compuesto mejor conocido, actúa uniéndose *directamente* a los receptores endocannabinoides de una manera similar a como lo hace la anandamida, que es el compuesto neuroquímico producido por el cuerpo humano. Por otro lado, el CBD induce sus profundos efectos antiinflamatorios, ansiolíticos, antipsicóticos, antiespasmódicos y analgésicos estimulando *indirectamente* estos mismos receptores al inhibir la enzima que metaboliza y descomponer la anandamida, lo cual permite que el cuerpo pueda disponer de esta en mayor medida. Si bien atribuimos los efectos curativos al CBD, es más exacto decir que el CBD permite que el cuerpo se cure a sí mismo por medio de equilibrar el sistema endocannabinoide. Hay que tener en cuenta que el CBD no produce la misma euforia o «subidón» psicoactivo inducido por el THC.

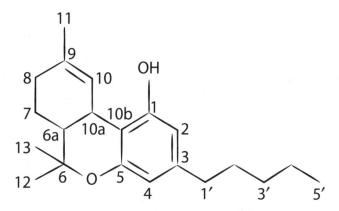

Figura 2. La estructura química del delta-9-tetrahidrocannabinol (Δ9-THC)

Las actitudes culturales hacia el cannabis han cambiado mucho en Estados Unidos y otros países durante la última década. Pacientes que han encontrado resultados extraordinarios en el tratamiento del cáncer, la esclerosis lateral amiotrófica, el párkinson, la epilepsia y muchas otras enfermedades importantes se han implicado en la lucha para la legalización de la planta. La cantidad cada vez mayor de pruebas científicas y estudios que apoyan la tesis de que el CBD es un remedio válido que tiene un abanico extraordinario de aplicaciones potenciales no puede ser ignorada durante más tiempo.

Una de estas aplicaciones es el alivio del dolor de manera segura y efectiva. En los estados de Estados Unidos donde el cannabis se ha legalizado para uso medicinal o recreativo, las muertes por sobredosis de opiáceos han disminuido significativamente. Así es, en efecto: el CBD está salvando vidas que podrían perderse debido a una sobredosis de analgésicos farmacéuticos. Y este no es más que uno de sus muchos beneficios.

En 2008, yo (Leonard Leinow) creé Synergy Wellness, una pequeña empresa que, pensando en los pacientes, cultiva, fabrica y dispensa cannabis medicinal ecológico siguiendo las leyes y regulaciones de California que se aplican a los miembros de los colectivos. Dos años después, un médico que practicaba la medicina complementaria me recomendó a una paciente que sufría cáncer de pulmón. Claudette era una mujer de setenta y un años de Haití que tenía un tumor que los médicos consideraban inoperable, por ser demasiado grande. Había probado la quimioterapia y no le había funcionado. Y no había posibilidad de aplicarle radioterapia, a causa del tamaño y la ubicación del tumor. Su oncólogo le había dicho que pusiera en orden sus asuntos y le había vaticinado unos seis meses de vida.

Comenzó a tomar una tintura de *harlequin*, nuestra primera variedad rica en CBD en Synergy Wellness. Fue aumentando la dosis progresivamente, hasta llegar a tomar 250 mg diarios de una combinación de CBD y THC. Durante este período no recibió ningún otro tratamiento físico, farmacológico o a base de plantas. Sin embargo, tenía una actitud muy positiva y una práctica espiritual sólida, que incluía muchas expresiones de gratitud y oraciones, lo cual parecía potenciar su proceso de curación.

Después de tres meses de tratamiento, el volumen del tumor se había reducido en un 50 %, lo cual se determinó comparando las imágenes por resonancia magnética que se habían tomado antes y después del tratamiento con CBD. Los médicos se sorprendieron enormemente y dijeron que el tumor era ahora lo bastante pequeño como para poder extirparlo por medios quirúrgicos. Durante la operación descubrieron que se había extendido el cáncer a dos ganglios linfáticos, y también se los extirparon. La paciente quedó totalmente libre del cáncer. Siguió tomando tinturas ricas en CBD en una dosis muy inferior, de mantenimiento, después de la operación. Seis años después, sigue sin la enfermedad. Su dosis de mantenimiento es de 40 mg diarios de una combinación de CBD y THC.

Después de presenciar los potentes efectos del CBD en el cáncer, decidí que mi trabajo en el sector del cannabis debía ir en esa dirección, sin lugar a dudas. Synergy Wellness ha sido pionera en esta especialidad: hemos buscado variedades ricas en CBD, hemos extendido su cultivo ecológico en el ámbito local y estamos elaborando diversos productos medicinales. Mi equipo ha crecido a partir de la demanda de productos con un alto contenido en CBD, que no están disponibles en muchos lugares. Hemos tenido muchos casos de pacientes que han podido dejar de depender, por completo o en parte, de productos farmacéuticos cuyos efectos secundarios los debilitaban. Algunos miembros de nuestro colectivo suman el CBD a la medicación convencional, mientras que otros han optado por evitar los fármacos u otros procedimientos médicos y solo están usando la terapia del cannabis para tratar o controlar su problema de salud. Algunos reconocen que nuestros remedios les han salvado la vida una vez que las opciones de tratamiento convencionales se habían agotado para ellos. Muchos nos han dicho que nuestras tinturas de CBD permitieron a sus hijos dejar de tener convulsiones y asistir a la escuela por primera vez. Otros han usado nuestros productos para tratar enfermedades graves en animales y nos han enviado fotos de sus mascotas sanas disfrutando de la vida (consulta la tercera parte, aportada por el veterinario Gary Richter, para obtener más información al respecto).

Si bien los resultados que hemos visto han sido realmente espectaculares, persisten una gran cantidad de malentendidos en torno al cannabis, entre ellos los relativos a la forma de emplear el CBD con eficacia. Las facultades de Medicina solo están comenzando a incluir el sistema endocannabinoide en el plan de estudios. La mayoría de los médicos no han recibido la formación adecuada sobre cómo recomendar convenientemente el cannabis medicinal. Synergy Wellness cuenta con más de cuatro mil miembros en la actualidad. Cada día nos llaman pacientes en busca de instrucciones y consejos sobre cómo usar el CBD para cuidar de sí mismos, de sus hijos o sus mascotas. Uno de los comentarios más frecuentes que escuchamos por parte de nuestros pacientes es que no quieren «drogarse» y que desean curarse sin experimentar los efectos de alteración de la mente provocados por el THC.

Decidimos que era hora de llevar directamente la información que hemos recopilado a los miles de personas que podrían beneficiarse en gran medida del cannabis medicinal. Este libro es una guía para que los pacientes y cuidadores utilicen el CBD para tratar trastornos de salud habituales de manera segura y efectiva, lo cual incluye información sobre las formas de administrar el remedio, los efectos secundarios y las dosis. **Para saber cómo tratar una determinada enfermedad o dolencia, consulta la entrada correspondiente en la lista alfabética de la segunda parte, y luego remítete a los números de página especificados para determinar la dosis según el peso corporal y las opciones relativas a cómo tomar el remedio.**

Los científicos y médicos expertos consideran que el CBD tiene muchas aplicaciones médicas posibles. Algunos de los factores que hacen que constituya un tratamiento médico tan interesante son que casi no provoca efectos secundarios, el riesgo de adicción es muy bajo y prácticamente no hay posibilidad de administrar o administrarse una sobredosis mortal. Estos beneficios son importantes en comparación con los opiáceos y otros productos farmacéuticos que se prescriben para las afecciones médicas.

Son necesarias muchas más investigaciones sobre los posibles beneficios y efectos medicinales de la planta, lo cual incluye estudiar en mayor medida sus más de doscientos compuestos fitoquímicos. Afortunadamente, se está avanzando en este ámbito. Algo que ha quedado cada vez más claro a lo largo de las últimas décadas de investigación sobre el cannabis es que sus efectos sobre la salud son mayores cuando el remedio se obtiene de toda la planta en lugar de obtenerse de componentes aislados o de utilizarse versiones sintéticas de dichos componentes.

SYNERGY Y LOS REMEDIOS DE ORIGEN VEGETAL

Aunque la ciencia tiende a centrarse en la clasificación y el estudio de las especies una por una, la historia de la evolución de la vida en el planeta Tierra es la de una interconexión profunda. La interacción humana con las plantas (el hecho de haberlas cultivado y consumido) las ha alterado y cambiado profundamente a largo plazo. De la misma manera, las plantas (y los fármacos y remedios derivados de ellas) nos han alterado y cambiado. Nuestros cuerpos se modifican en respuesta a dichas plantas y remedios, y con el tiempo evolucionamos como resultado. Nuestra coevolución con el cannabis ha implicado beneficios recíprocos para ambas especies.

El cannabis y el ser humano han mantenido una relación de beneficio mutuo durante milenios. Es posible que el cáñamo (una variedad de *Cannabis sativa* rica en CBD) haya sido una de las primeras plantas cultivadas en el mundo. Se ha confirmado que de él se extraía una fibra utilizada habitualmente para fabricar cuerdas hace diez mil años en la antigua China. Y el registro más antiguo conocido del uso del cannabis como medicamento data del año 2737 a. de C., cuando el emperador Shen Neng recomendó el té de cannabis para el tratamiento del dolor, la artritis, la malaria, la gota y los trastornos de la memoria. Su popularidad se extendió por toda Asia: por la India (donde los textos ayurvédicos atribuyen muchos usos a la planta), por Oriente Medio y por la costa oriental de África. Los antiguos egipcios son la primera civilización conocida que utilizó esta planta para reducir el crecimiento de tumores. Fue prescrita por los antiguos médicos griegos y romanos y está comprobado que ha tenido innumerables usos ceremoniales, recreativos, medicinales y terapéuticos en Asia, África, América del Sur y América Central.

En 1937, los grupos de presión política se pusieron de acuerdo para demonizar el cannabis y el cáñamo y erradicarlos como cultivos industriales en Estados Unidos (consulta el capítulo uno para más detalles sobre este tema). Estos grupos de presión representaban a las industrias farmacéutica, tabacalera, papelera, petrolera (el aceite de cáñamo es apto para los motores diésel), del alcohol, del algodón y de los tejidos sintéticos. Cuando lograron que se prohibieran tanto el cáñamo como el cannabis, la mayoría de los otros países siguieron el ejemplo y establecieron sus propias prohibiciones. Las investigaciones cesaron; ningún científico estaba dispuesto a arriesgar su carrera para indagar acerca de los beneficios de una droga ilegal.

A pesar de que la planta fue ilegalizada, un movimiento clandestino creciente siguió consumiendo cannabis. Durante la década de 1960, conocí el cannabis en mis últimos años como estudiante de ingeniería en la UCLA (Universidad de California en Los Ángeles). En esos tiempos, el suministro provenía de México y era de calidad mediocre, especialmente en comparación con los parámetros habituales de hoy en día. Ese cannabis contenía niveles poco elevados de THC y un nivel significativamente más alto de CBD que los productos recreativos actuales. Me convertí en un consumidor moderado. Me desconcierta lo que ocurrió en mi último año de carrera: tenía poco interés en los estudios y rara vez asistía a las clases; en cambio, pasaba mucho tiempo consumiendo cannabis. Sin embargo, me las arreglé para obtener las mejores calificaciones de mi carrera universitaria —fueron lo suficientemente buenas como para permitirme ingresar en la Escuela Superior de Ingeniería de la Universidad de California en Berkeley—. Estudié arte y el cannabis me ayudó a despertar mis talentos creativos y a mejorar mis capacidades intuitivas.

Después de acabar mis estudios, me embarqué en una búsqueda espiritual. Viajé por tierra por Europa y Asia; fui a treinta y cinco países y visité muchos lugares en los que se producía cannabis. Aterricé en la India, donde viví cinco años; ahí estudié música, yoga y meditación. En mi estancia en ese país, a petición de mi maestro, prometí abstenerme de consumir cannabis como parte de mi trabajo espiritual. Curiosamente, vivía en el valle de Kulu, en las montañas del Himalaya, donde plantas silvestres de *Cannabis indica* de cuatro metros y medio de altura crecían alrededor de mi casa. Yo seguía adorando la planta; sentía una estrecha relación con ella y observaba cómo los *sadhus* (hombres santos errantes) venían y preparaban a mano hachís a partir de nuestras plantas, para usarlo en sus propias prácticas espirituales.

A finales de la década de 1970, cultivadores de cannabis de Ámsterdam y el norte de California experimentaron con métodos que incrementaban enormemente su potencia. Usando la reproducción selectiva, pudieron encontrar y propagar las plantas concretas con mayor contenido en THC con el fin de aumentar los efectos psicoactivos (que les encantaban a muchos, pero que a otros les disgustaban). Al mismo tiempo, debido a que el CBD es antipsicoactivo, sus niveles se redujeron a cantidades minúsculas en muchas variedades. La combinación de un nivel alto de THC y bajo de CBD hace que el cannabis sea muy potente con fines recreativos. Además, comenzaron a cultivar el denominado *cannabis sinsemilla* (o *marihuana sinsemilla*) con el uso de una técnica que evita que las flores femeninas sean polinizadas por las masculinas. Este tipo de cannabis, «ansioso» de atraer polen masculino para fertilizar sus semillas potenciales, produce grandes cantidades de una resina jugosa y pegajosa, también conocida como *aceite de cannabis* puro. Este es el ingrediente activo más fuerte de la planta y la sustancia responsable de sus potentes efectos. La tecnología *sinsemilla* se puede utilizar para incrementar tanto los niveles de CBD como los de THC.

Durante los últimos veinte años, los investigadores han empezado a retomar el estudio del CBD en sí mismo. Han descubierto que este cannabinoide ofrece resultados prometedores en el tratamiento de muchos trastornos médicos sin el efecto de alteración mental del THC, y muchos han pedido más ensayos clínicos. La lista de problemas de salud que responden al CBD es bastante larga e incluye convulsiones, trastornos autoinmunes, inflamación, dolor, ansiedad, estrés y cáncer. En la segunda parte abarcamos estas enfermedades y otras dolencias; en ella nos referimos a pruebas y estudios que avalan los efectos y aconsejamos protocolos de tratamiento.

En la última década, la cantidad de estos estudios prometedores ha crecido de forma exponencial. Sin embargo, el CBD sigue viviendo en la sombra. El cannabis, y por tanto el CBD, aún figura como una droga en la Lista 1 de la Administración para el Control de Drogas estadounidense (si bien en marzo de 2017 este organismo aclaró que los productos derivados del cáñamo no son sustancias ilegales). Sin embargo, los productos de CBD de mayor calidad se fabrican a partir del cannabis de grado médico, tal como analizamos en el capítulo siete.

El hecho de que el cannabis esté en la Lista 1 significa que, a escala federal, los científicos tienen un acceso restringido a la planta y fondos limitados para realizar investigaciones. También significa que el cannabis no se puede utilizar para el tratamiento médico y que tiene un alto potencial adictivo, lo cual impone muchas barreras legales a los médicos, investigadores, productores, fabricantes y distribuidores de CBD. También implica que los bancos asegurados por la Corporación Federal de Seguro de Depósitos estadounidense no pueden hacer negocios con empresas ni individuos que cultiven, fabriquen o comercialicen el CBD; tampoco pueden otorgarles préstamos. Estas empresas se ven obligadas a operar «solo en efectivo», lo cual no solo hace que sea más arriesgado hacer negocios con ellas, sino que también dificulta en gran medida el crecimiento del sector. Además, las compañías de seguros no pueden reembolsar ninguna reclamación relacionada con el uso del CBD como remedio, aunque lo haya recetado un médico. Como guinda del pastel, el comercio interestatal está prohibido, incluso si el cannabis es legal dentro de los dos estados implicados.*

A pesar de los distintos factores que, por motivos legales, frenan el auge de este remedio emergente, su desarrollo y producción ha experimentado un gran avance, debido, en gran medida, a los muchos beneficios positivos que aporta el CBD a quienes sufren variados problemas de salud. Muchos niños que padecían epilepsia grave han descubierto que el CBD les ha dado una nueva vida. La gratitud de sus padres me ha conmovido profundamente. Muchos pacientes con cáncer a quienes les habían dicho que los tratamientos convencionales no podían hacer más por ellos y que tenían que irse a casa y prepararse para morir han obtenido un tratamiento paliativo eficaz después de llegar a Synergy Wellness. Muchos de estos pacientes no solo siguen vivos, sino que algunos de ellos ni siquiera sufren cáncer en la actualidad. Individuos con una ansiedad agobiante y trastornos autoinmunes pasan a tener una nueva oportunidad en la vida. El CBD tiene un efecto antiestrés y actúa en el plano celular. Como todo remedio verdaderamente holístico, induce curación en los ámbitos físico, mental, emocional y espiritual. El CBD ha querido que yo sea un pionero, un explorador y un paladín para ayudarlo a salir a la luz del día. El CBD ha atrapado y abierto mi corazón. En consecuencia, me he dedicado a ayudar

---

* En septiembre de 2018, después de la publicación del libro original en inglés, la Administración para el Control de Drogas estadounidense pasó a incluir en la Lista 5 los remedios, fármacos o sustancias que tuviesen un contenido en CBD más THC inferior al 0,1 %. Esta novedad se introdujo tres meses después de la legalización del primer fármaco basado en el cannabis en Estados Unidos, el Epidiolex. La Lista 5 engloba las sustancias y productos medicamentosos con menos potencial adictivo; en concreto, los preparados que contienen cantidades limitadas de ciertos narcóticos. (N. del T.)

a los pacientes a orientarse hacia su salud y plenitud a través de un territorio incierto y complicado.

ASPECTOS ETNOBOTÁNICOS DEL CANNABIS RICO EN CANNABIDIOL

Cuando yo (Juliana Birnbaum) presenté mi solicitud para trabajar en Synergy Wellness en 2015, necesitaba encontrar un empleo en mi localidad, pero era un tanto escéptica en relación con el concepto de *marihuana medicinal*. Creía que la mayoría de los consumidores la estaban usando para «colocarse», como suele decirse coloquialmente. No es que esto me resultara problemático; como persona a la que le gusta escribir, hacer música, efectuar caminatas, practicar yoga y bailar, hace tiempo que descubrí que el cannabis me ayudaba a sumergirme profundamente, con gran rapidez, en el trabajo creativo, y a tener pensamientos e ideas innovadores.

Durante muchos años había creído, intuitivamente, que era un remedio vegetal seguro y beneficioso, y que en pequeñas dosis contribuía a combatir la ansiedad y la depresión. Lo consumí para aliviar el dolor durante mi ciclo menstrual y en las primeras etapas del parto de mis dos hijas; de hecho, fue el único «remedio» que tomé para el parto (bajo sus efectos escribí un poema mántrico que usé para fortalecerme durante las fases más intensas de mi primer parto, que se prolongó mucho). Mi trabajo como partera y *doula* asistente en casi cien nacimientos en el Área de la Bahía de San Francisco me había demostrado que las microdosis de cannabis podían ser eficaces para facilitar las intervenciones y los partos sin tener que acudir a los productos farmacéuticos; también promovían unos embarazos saludables en las mujeres que tenían distintos grados de hiperémesis gravídica (náuseas y vómitos extremos que ponen en peligro al feto y causan deshidratación y pérdida de peso; consulta el capítulo cinco para obtener más información sobre problemas de salud de la mujer).

Durante mis primeros meses como gerente de oficina de Synergy Wellness, estuve buscando otros empleos, en secreto. Después de todo, tenía un título de posgrado en Antropología Cultural y había trabajado como reportera y editora. Hacía poco que había publicado un libro sobre el movimiento mundial de la agricultura y el diseño sostenibles, por lo que estaba buscando lo que consideraba un empleo más verdaderamente relacionado con la escritura, el medioambiente, la salud de las mujeres o la justicia social. El cannabis aún cargaba, y carga, con un estigma a partir de la larga historia de propaganda cuidadosamente orquestada en contra de su uso. Mi empleo actual no era el más fácil de explicar a otros padres en el parque infantil.

Luego comencé a escuchar, de primera mano, las historias de algunos de los miembros de Synergy Wellness cuyos pedidos tramitaba cada día. Un veterano de guerra que estaba tratando su trastorno de estrés postraumático me dijo que estaba probando nuestros productos después de que seis de sus amigos del Ejército se hubiesen suicidado; estaba decidido a dejar los medicamentos que ellos habían estado tomando. Pacientes ancianos estaban preocupados por la posibilidad de «colocarse», pero emocionados porque estaban obteniendo alivio de su artritis o sus temblores gracias al consumo de CBD, que no tenía efectos psicoactivos en ellos. Padres de todo el país que habían probado todos los medicamentos posibles para detener las convulsiones de su bebé lloraban en su conversación telefónica conmigo al contarme que habían visto reír a su hijo por primera vez o que su hija había alcanzado un nuevo hito en su desarrollo. Hubo personas que me dijeron que, después de usar nuestros productos, habían dormido bien por primera vez en años. También escuché la historia del hombre cuya esposa estaba en una silla de ruedas y empleaba nuestras tinturas para tratar el dolor que su miembro fantasma inducía a los nervios de la zona donde le habían amputado la pierna. Y luego estaban los pacientes con cáncer: sabía que el cannabis podía ayudar con las náuseas relacionadas con la quimioterapia, pero no tenía ni idea de sus potentes propiedades anticancerígenas hasta que escuché algunas de las increíbles historias de recuperación que contaron miembros de nuestro colectivo.

Hablé con profesionales de la medicina como el doctor Michael Moskowitz, médico jefe de la unidad del dolor en una clínica local y muy querido por sus pacientes. Moskowitz ha visto reducirse de forma importante su necesidad de recetar opiáceos y otros analgésicos similares desde que dirige a sus pacientes hacia la terapia con CBD (esto se analiza en el capítulo nueve). ¿Podría este remedio haber salvado a mi bella amiga, que perdió su vida a los treinta y cinco años de edad por una sobredosis accidental de fármacos, solo unos años después de haber sido yo dama de honor en su boda? Tuve la necesidad de indagar más profundamente.

La antropóloga que hay en mí se dio cuenta de que estaba presenciando una pequeña parte de un importante cambio cultural, un cambio en el péndulo de la opinión pública estadounidense, después de casi un siglo de desinformación e influencias corporativas en la atención médica. Vi que este cambio está facilitando un salto exponencial en nuestra comprensión científica de un remedio antiguo que tiene el potencial de curar enfermedades modernas. Mientras procuraba aprender rápidamente sobre el CBD para poder responder a las innumerables preguntas que me hacían, encontré conexiones con las investigaciones que había llevado a cabo para mi último libro, *Sustainable [R]evolution* ([R]evolución sostenible). Esta obra muestra lugares de todo el mundo que utilizan el diseño regenerativo, también conocido como *permacultura*, para obtener comida, agua y energía en abundancia. El diseño permacultural se basa en el concepto de *sinergia*, la interacción cooperativa entre los elementos de un sistema.

Leonard puso a su empresa el nombre de Synergy Wellness para poner de relieve cómo opera el CBD en nuestro organismo para inducir la salud: inspirando al cuerpo a curarse a sí mismo.

Su trabajo es un exponente de lo que podríamos denominar «remedios regenerativos», producidos y cultivados de forma ecológica en el ámbito local en una especie de modelo «de la granja al paciente».* Este enfoque fomenta el trabajo holístico con los sistemas naturales para obtener un resultado extraordinario, superior a la suma de las partes. El diseño permacultural se enfoca en la creación de diversos policultivos, de tal manera que una combinación de plantas cultivadas juntas fomenta la resiliencia y la abundancia en el huerto. Al priorizar la biodiversidad y el cultivo de variedades con un alto contenido en CBD que casi se habían perdido en la agricultura del cannabis de California, Leonard forma parte de un movimiento más amplio que está trayendo este remedio a la farmacopea moderna. Se puede decir que forma parte de la red global de preservación de semillas que está rescatando diversas plantas para evitar que el monocultivo corporativo acabe con ellas.

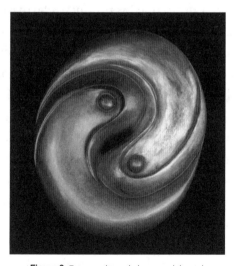

Figura 3. Esta escultura de bronce elaborada por Leonard ilustra el concepto de sinergia; el logo de Synergy Wellness está basado en ella

---

* Por analogía con el eslogan «De la granja a la mesa», que designa la agricultura y ganadería de proximidad. (N. del T.)

«El cannabis es inherentemente polifarmacológico –escribe el doctor John McPartland– y la sinergia surge de las interacciones entre sus múltiples componentes».[1] La sinergia es especialmente importante para el CBD y la forma en que interactúa con las otras sustancias químicamente activas del cannabis; el CBD y los fito-compuestos llamados *terpenos* incrementan los efectos beneficiosos del cannabis a la vez que mitigan la ansiedad inducida por el THC. Además, como explica el doctor Moskowitz en el capítulo dos, el uso de un amplio espectro de cannabinoides ofrece un beneficio óptimo en el caso de muchos problemas de salud.

En descubrimientos científicos recientes sobre la química del cannabis, este concepto clave de sinergia se denomina *efecto séquito* o *de comitiva*. Actualmente entendemos que el CBD, el THC y otros componentes individuales actúan de manera sinérgica, por lo que el impacto medicinal de toda la planta es mucho mayor que el de cada compuesto por separado.

Sin embargo, puesto que los productos farmacéuticos tienen como base el aislamiento de moléculas individuales y las empresas no pueden patentar una planta entera, las investigaciones científi-cas tienden a centrarse en determinados cannabinoides. Me sor-prendió descubrir que hace más de una década se concedió una patente que confería derechos exclusivos sobre el uso del CBD y otros cannabinoides para tratar ciertas enfermedades nada me-nos que a una agencia del Gobierno de Estados Unidos. La paten-te 6630507, denominada «Cannabinoides como antioxidantes y neuroprotectores», fue otorgada al Departamento de Salud y Ser-vicios Humanos en octubre de 2003. Científicos de los Institutos Nacionales de la Salud la habían solicitado cuatro años antes, en 1999. Esta patente abarca el uso de cannabinoides no psicoactivos para tratar enfermedades neurológicas como el alzhéimer, el pár-kinson y los derrames cerebrales y patologías causadas por el estrés oxidativo, como los ataques al corazón, la enfermedad de Crohn, la diabetes y la artritis. En otras palabras, el mismo Gobierno que está haciendo tan difícil que los pacientes accedan a este remedio es claramente consciente de su eficacia y quiere controlar su distribución. Pero los trámites burocráticos implican que la desregulación está avanzando a paso de tortuga para las multitudes de pacientes que están esperando opciones de tratamiento para enfermedades que podrían acabar con su vida.

No hace falta decir que me llamaron para ayudar a Leonard a crear esta obra, con la esperanza de que sea útil a muchos pacientes que están buscando información y consejos. Este volumen junta las pruebas e investigaciones científicas con la sabiduría y experiencia de Leonard en una guía sencilla que apunta a la obtención del bienestar a través del cannabis rico en CBD. Nosotros, junto con el doctor Moskowitz y los otros colaboradores y profesionales a quienes consultamos, creemos que ha llegado sobradamente la hora de que este remedio llegue a las manos de aquellos cuyas vidas tiene el potencial de transformar. Nuestra intención es que este libro contribuya a este objetivo, y que la legislación y la formación académica estén a la altura de las pruebas científicas y permitan el uso medicinal generalizado de esta planta sanadora tan mágica y misteriosa.

Primera parte

CANNABIS Y CBD: MANUAL DEL PACIENTE

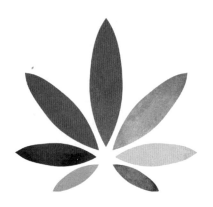

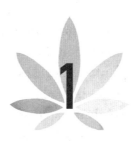

EL CANNABIS COMO REMEDIO
A TRAVÉS DE LAS ÉPOCAS

HISTORIA MUY BREVE DEL CANNABIS

Aunque ocupe un lugar especial en la historia mundial como una planta multidimensional que ha dado lugar a relatos opuestos, el cannabis es sencillamente un vegetal muy común, adaptable y amante del sol que se puede cultivar en muchos climas. Apareció hace treinta y seis millones de años en el macizo de Altái, ubicado en la meseta de Asia Central. Desde allí se extendió por todo el mundo; hacia el norte se expandió por China y Europa, donde prevaleció su uso como fibra (aunque existen pruebas de que también se usó como remedio en esas zonas). Hacia el sur se propagó por la India, Oriente Medio y África, donde sus propiedades curativas y su uso psicoactivo alcanzaron una gran popularidad. Dondequiera que se introdujera la planta tendía a quedarse; se dedicaban grandes extensiones de terreno a su cultivo y se le daban una notable variedad de usos medicinales, dietéticos y prácticos.

Este tipo de uso diverso de una planta es un indicador habitual de la duración de su relación con los humanos. Una característica de algunas de las plantas cultivadas más antiguas es que tienen múltiples propósitos, que van desde proporcionar fibra hasta constituir alimento y una fuente de sanación. En muchas partes de Eurasia, el cannabis crece como planta silvestre, especialmente a lo largo de los valles de los ríos donde los humanos solían asentarse y cambiar los entornos originales. Se adapta rápidamente a los hábitats recién saneados y, a menudo, es de las primeras plantas que aparecen en los montones de compost ricos en nitrógeno creados por el hombre. A medida que se encontraron nuevos usos para la planta, se fue cultivando más directamente en los asentamientos y alrededor de ellos. Ha recibido cientos de nombres y cuenta con una vasta historia, que está más allá del alcance de este libro, pero se utilizó mucho en el contexto de la antigua medicina griega. Su nombre científico más popular se remonta a Grecia. Dioscórides la denominó *kannabion* en el siglo I de nuestra era (un diminutivo que se traduce como 'cannabis pequeño' o 'cannabis querido', probablemente a partir de la raíz *kanna* o *cane*). Varias teorías diferentes sobre la etimología de la palabra apuntan a un origen sumerio o sánscrito. Algunos eruditos afirman que la planta se menciona en la Biblia como «caña o bastón aromático» o como parte de un «aceite sagrado» hecho con varias hierbas y que solo se podía usar para ungir a los miembros del sacerdocio aarónico.

A lo largo de los siglos, se han seleccionado y cultivado varios tipos de cannabis con distintos propósitos. Como producto no médico, el cáñamo fue ampliamente utilizado para producir fibra. Cuando se establecieron las trece colonias de Estados Unidos, se exigió a los agricultores que el cáñamo constituyese al menos un 25 % de sus cultivos: las velas y las cuerdas eran necesarias para los barcos mercantiles. El cáñamo constituía también la principal materia prima para la elaboración de papel y ropa: la Declaración de Independencia se escribió en papel de cáñamo. El cáñamo fue la columna vertebral del desarrollo de Estados Unidos, y dos de sus padres fundadores, George Washington y Thomas Jefferson, fueron agricultores centrados en su cultivo.

Aunque los etnobotánicos y los exploradores que describían sus aventuras a veces mencionaban el cannabis, los médicos occidentales supieron muy poco de él hasta mediados del siglo XIX. La introducción del cannabis en el mundo moderno se atribuye al médico irlandés William Brooke O'Shaughnessy, quien leyó un artículo revolucionario a un grupo de estudiantes y académicos de la Medical and Physical Society of Calcutta ('sociedad médica y física de Calcuta') en 1839. Además de su trabajo pionero en la terapia del cannabis, O'Shaughnessy inventó el tratamiento moderno para el cólera y efectuó importantes contribuciones en diversos campos, ¡incluida la ingeniería submarina!

O'Shaughnessy, que fue asistente quirúrgico y profesor de Química en una importante universidad de la India colonial, llevó a cabo los que probablemente fueron los primeros ensayos clínicos con el cannabis. Empezó llevando a cabo experimentos controlados con ratones, perros, conejos y gatos y, cuando estuvo convencido de su inocuidad, elaboró extractos manualmente a partir de recetas autóctonas y se los dio a algunos de sus pacientes. Su artículo de 1839 presentaba estudios de casos de pacientes con reumatismo, hidrofobia, cólera y tétanos. Uno de los casos era el de un bebé con convulsiones que respondió bien a la terapia con cannabis; según el artículo, en pocos días pasó de estar cerca de la muerte a «gozar de buena salud».[2] De todos modos, advertía a los médicos que comenzaran con dosis bajas, para evitar un tipo de delirio «ocasionado por una continua ebriedad producida por el cáñamo». En la conclusión del artículo manifestaba que los casos clínicos le habían «llevado a creer que la profesión [médica] ha ganado un remedio anticonvulsivo de gran valor con el cáñamo».[3] Entre 1839 y 1900 aparecieron más de cien artículos en revistas científicas que describían las propiedades medicinales de los cannabinoides.

El uso del cannabis, tanto como estupefaciente como con fines terapéuticos, fue cada vez más común en Europa y en toda América desde la década de 1850 hasta la de 1930. Las tinturas de marihuana o extracto de cannabis eran productos de uso frecuente; tenían la reputación de proporcionar un alivio efectivo para el dolor y las principales empresas farmacéuticas los vendieron, durante este período, en Estados Unidos y Europa.

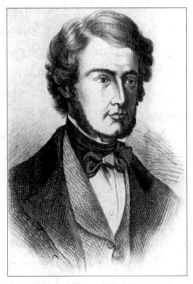

Figura 4. El médico irlandés William Brooke O'Shaughnessy (1809-1889) es considerado como el pionero de las investigaciones médicas modernas sobre el cannabis

La denominación *marihuana* se popularizó deliberadamente entre el mundo de habla inglesa durante la cruzada contra el cannabis de las décadas de 1920 y 1930, encabezada en los medios por el magnate de la prensa William Randolph Hearst, para fomentar la conexión entre la planta y los mexicanos. «Al estigmatizar la marihuana y a los "extranjeros" que la fumaban, Hearst logró exacerbar el sentimiento antimexicano durante la Gran Depresión, cuando muchos anglosajones sentían que estaban compitiendo con los inmigrantes de piel morena por los pocos empleos a los que se podía optar», escribió Martin A. Lee, periodista y activista del CBD, en *Smoke Signals* [Señales de humo], obra en la que narra la historia de la marihuana desde el punto de vista social.[4] Según Lee, «muy pocos estadounidenses sabían que la marihuana, la hierba que fumaban algunos afroamericanos y chicanos,* no era más que una versión menos potente de los remedios concentrados de cannabis que todos habían estado tomando desde la infancia». Curiosamente, la Administración para el Control de Drogas estadounidense insiste en emplear el término *marihuana* para referirse a los productos de cannabis hasta el día de hoy, lo cual refleja, tal vez, su anacrónica postura sobre la sustancia.

La convergencia de la prohibición del cannabis y el racismo es evidente en Estados Unidos, Inglaterra y otras naciones europeas. En 1937, cuando la marihuana fue criminalizada oficialmente en Estados Unidos, la propaganda utilizada para apoyar la prohibición puso el acento en que era consumida por afroamericanos y latinos, y se inventaron estadísticas sobre su relación con el crimen. El consumo de la planta fue ilegal para las siguientes generaciones de estadounidenses y continuó estando asociado con poblaciones marginadas y con aquellos que optaban por rebelarse contra la autoridad, a saber, los poetas de la generación *beat*** y la contracultura de la década de 1960 (En *Smoke Signals*, Lee habla exhaustivamente de ello y de lo ocurrido en las décadas posteriores).

La Ley de Sustancias Controladas estadounidense de 1970 puso la marihuana en la Lista 1, junto con la heroína y el LSD, con lo cual era clasificada como altamente adictiva e inaprovechable con fines médicos. En esos momentos, la mayor parte de la

---

* Chicano: persona de origen mexicano que vive en Estados Unidos, especialmente en las zonas próximas a México. (N. del T.)
** *Generación beat* hace referencia a un grupo de escritores estadounidenses de la década de 1950 y al fenómeno cultural sobre el cual escribieron, caracterizado por el rechazo a los valores estadounidenses clásicos. Fue la antesala del movimiento *hippie*. (N. del T.)

marihuana llegaba a Estados Unidos desde México, pero en 1975 el Gobierno mexicano acordó erradicar su producción rociando los cultivos con el herbicida Paraquat, altamente tóxico. A partir de entonces, el principal proveedor internacional pasó a ser Colombia. El clima de «tolerancia cero» de las administraciones de Reagan y Bush dio lugar a la aprobación de leyes estrictas y condenas obligatorias por posesión de marihuana y a una ofensiva contra el contrabando. La «guerra contra las drogas» hizo que se pasase de la dependencia respecto de los suministros importados a la proliferación del cultivo doméstico, en Hawái y California especialmente.

En 1973, el doctor Tod Mikuriya reimprimió el documento original de O'Shaughnessy como el artículo principal de *Marijuana: Medical Papers* (Marihuana: documentos médicos), un libro cuya publicación fue un hito dentro del movimiento contemporáneo de la marihuana medicinal. El año anterior, la Comisión Nacional sobre Marihuana y Abuso de Drogas estadounidense, nombrada por el presidente Nixon bajo la dirección del Congreso, revisó las leyes relativas a la marihuana y determinó que el uso personal de esta planta debería ser despenalizado. Nixon rechazó la recomendación, pero en el transcurso de la década de 1970 once estados despenalizaron el cannabis y la mayoría de los demás redujeron sus sanciones. Desde entonces, ha habido una tendencia general hacia la despenalización y un mayor acceso al uso medicinal del cannabis en Estados Unidos.

EL RESURGIMIENTO DEL CBD Y OTROS CANNABINOIDES COMO REMEDIOS

El cannabinol (CBN) fue el primero de los fitocannabinoides en ser aislado, a finales del siglo XX. Actualmente se cree que el CBN se forma a partir del THC durante el almacenamiento del cannabis cosechado. R. S. Cahn ilustró su estructura a principios de la década de 1930, y su síntesis química se logró por primera vez en 1940 en los laboratorios de R. Adams en Estados Unidos y de

A. R. Todd en el Reino Unido. El mismo año, Adams y sus colegas obtuvieron un segundo componente del cannabis, el cannabidiol (CBD). En 1942, Wollner, Matchett, Levine y Loewe extrajeron por primera vez el THC del cannabis. Tanto el THC como el CBD están presentes en el cannabis, principalmente como ácidos que dejan de serlo por acción del calor, un proceso conocido como *descarboxilación*.

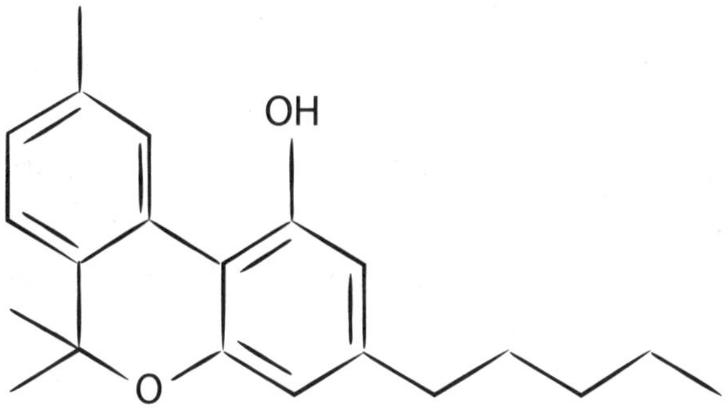

Figura 5. La estructura química del cannabinol (CBN)

Fue en Israel, en el laboratorio del doctor Raphael Mechoulam, donde se descubrieron la estructura y las propiedades estereoquímicas del CBD, en 1963, y donde al año siguiente se aisló el THC puro. Al principio la investigación se centró en el THC, ya que se creía que el CBD era un precursor no activo del THC. El CBD es el fitocannabinoide más abundante que se encuentra en todas las variedades de la planta, incluido el cáñamo, y sus efectos inmediatos son más sutiles. En las décadas de 1970 y 1980, Mechoulam y sus compañeros encabezaron numerosos estudios que demostraron la eficacia tanto del THC como del CBD en el tratamiento de los trastornos convulsivos y otros problemas de salud. Sin embargo, la prohibición legal del cannabis en Estados Unidos y en muchos otros países impuso muchas limitaciones a las investigaciones. De todos modos, continuaron en cierta medida en los laboratorios de Europa e Israel, así como en algunas universidades estadounidenses. Desde la década de 1970, se han estudiado las propiedades anticancerígenas de ambos cannabinoides, con resultados prometedores.

En 1998, el Gobierno británico contrató a una empresa llamada GW Pharmaceuticals para cultivar cannabis destinado a ensayos clínicos. El doctor Geoffrey Guy, cofundador de GW, creía que a partir de las variedades de plantas ricas en CBD podría crearse un fármaco efectivo para el tratamiento de numerosos problemas de salud sin que se produjesen efectos psicoactivos relevantes, o incluso sin que se produjese ninguno. Cuando informó sobre su trabajo ese año en la Sociedad Internacional de Investigación en Cannabinoides, quedó claro que el CBD no solo contrarrestaba la psicoactividad del THC presente en la planta, sino que también aportaba beneficios propios y merecía ser investigado en sí mismo para determinar su efecto en una larga lista de enfermedades y dolencias.

En las últimas décadas, el CBD pasó a ser cada vez más buscado en Estados Unidos cuando los padres de niños con trastornos convulsivos comenzaron a conocer el trabajo de Mechoulam. En muchos casos, sus hijos no respondían a los medicamentos convencionales para la epilepsia. Catherine Jacobson, neurocientífica, fue uno de esos padres. Después de que los productos farmacéuticos convencionales fallaron con su hijo epiléptico, se enteró de esas investigaciones. Pudo obtener algunas plantas en las que el CBD era predominante y comenzó a preparar fórmulas que administró en forma de gotas a su pequeño hijo. Sus convulsiones disminuyeron significativamente, y el trabajo de Jacobson para encontrar el mejor remedio para él la llevó a su actual puesto como jefa de investigación clínica en Tilray, una empresa canadiense que desarrolla remedios de CBD de calidad farmacéutica. Le dijo a un reportero que era doloroso para ella pensar en «lo que podría haber ocurrido si hubiéramos podido hacer esto [estas investigaciones] cinco o seis años atrás; sé que hoy sería un niño diferente si no hubiese sufrido todo ese daño cerebral».[5]

A finales de la primera década del nuevo milenio, muchos estadounidenses estaban al tanto de los resultados de las investigaciones que no dejaban de llevarse a cabo en el extranjero, pero no había forma de evaluar el contenido de CBD de las plantas porque ningún laboratorio podía realizar esa prueba. Muchos supusieron que solo se encontrarían pequeñas cantidades de CBD en la mayoría de las variedades domésticas populares del cannabis, de uso recreativo. Finalmente, en 2009, hubo laboratorios analíticos que empezaron a evaluar el contenido en CBD del cannabis. Se constató que aproximadamente una de cada seiscientas muestras contenía una cantidad significativa de CBD, del 4 % o más, lo que equivale a una proporción de CBD frente a THC de 1 a 1 o superior.[6]

Poco después, varias docenas de laboratorios ubicados en estados en los que el cannabis medicinal se había legalizado estaban evaluando los porcentajes de cannabinoides e identificando las variedades ricas en CBD. Para la finalidad de la recopilación de datos, Project CBD ['proyecto CBD'] (una fuente importante de información e investigación sobre el cannabidiol en Internet) definió que una variedad era «rica en CBD» si este componente constituía al menos el 4 % de su peso en seco.

Según Project CBD, «además de las variedades equilibradas en que las cantidades de CBD y THC eran más o menos las mismas (es decir, en que la proporción de cannabinoides era de 1 a 1), se descubrieron un puñado de variedades en las que el CBD era predominante, en una proporción de 20 a 1 o superior con respecto al THC, lo que fomentó la producción artesanal de concentrados, extractos de aceite y otros productos ricos en CBD».[7]

Agencias gubernamentales estadounidenses han aprobado y financiado estudios relacionados con el CBD y las convulsiones en niños con epilepsia resistente a otros tratamientos desde al menos el año 2014. Ese año, la importante cadena CNN transmitió *Weed* ['hierba'], el primero de una serie de documentales sobre la marihuana medicinal, que según parece influyó en una cantidad significativa de estadounidenses con respecto al CBD en particular. Las dramáticas historias de niños que tuvieron la oportunidad de gozar de salud y bienestar, cuando previamente los medicamentos no los habían ayudado, aparecieron en titulares e hicieron que miles de familias se desplazasen a estados en los que el tratamiento con cannabis había sido legalizado.

En los últimos años, a medida que se han ido divulgando las investigaciones y las historias relacionadas con el uso del CBD, este se ha hecho más conocido y ha ido gozando de mayor aceptación en todo el mundo. A pesar de las dificultades legales que siguen rodeando a los cannabinoides en Estados Unidos (y en muchos otros países), actualmente hay más acceso a los productos de CBD a escala mundial que nunca antes (consulta los sitios web de referencia en la parte final del libro).

NOTA: *Para los fines de este libro, consideramos que las variedades en las que «el CBD es predominante» son aquellas en las que la proporción de CBD frente a THC es de 20 a 1 o superior. Las variedades «ricas en CBD» son las que tienen un mayor porcentaje de CBD que de THC (por ejemplo, la proporción es de 4 a 1, o de 8 a 1). Y en las variedades «equilibradas» la proporción es prácticamente la misma (de 1 a 1, más o menos).*

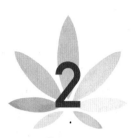

LA BIOLOGÍA Y LA QUÍMICA
DEL CANNABIS Y EL CBD

Para comprender la forma en que actúa la planta de cannabis dentro del cerebro y el resto del cuerpo animal y humano, debemos acudir a la neurociencia. En 1970 se otorgó el Premio Nobel de Medicina a un pequeño grupo de científicos que habían efectuado descubrimientos importantes en cuanto a los neurotransmisores, y se fundó la Society of Neuroscience ['sociedad de neurociencia']. Fue la fase inicial de un laborioso proceso de investigación centrado en los mensajeros químicos utilizados por el cerebro para comunicar información a través del cuerpo. Estos mensajeros, llamados neurotransmisores, transmiten señales entre las células nerviosas (neuronas) para regular los principales sistemas del organismo. En otras palabras, los neurotransmisores son los mensajeros que transmiten información entre las neuronas de todo el sistema nervioso (el autónomo, el central y el periférico), desde pequeños receptores presentes en la piel hasta la médula espinal y el propio cerebro.

Los neurorreceptores son moléculas proteicas especializadas presentes en las membranas celulares que, activadas por un neurotransmisor, permiten la comunicación por medio de señales químicas. En 1973, los investigadores habían identificado sitios receptores en el cerebro capaces de unirse a los opioides, y el descubrimiento de receptores similares para el cannabis podría haberse producido poco después. Pero, como escribió Martin A. Lee, cofundador de Project CBD, en un artículo de 2012, los esfuerzos se vieron «limitados por el programa politizado del National Institute of Drug Abuse ['instituto nacional sobre el abuso de drogas'], que subvencionó estudios concebidos para demostrar los efectos nocivos del cannabis al tiempo que impedía las investigaciones sobre sus beneficios potenciales».[8]

En 1992, el doctor Raphael Mechoulam (el mismo investigador que había identificado el THC como el principal compuesto psicoactivo del cannabis treinta años antes) descubrió que los cuerpos de los animales y los humanos producen de forma natural lo que denominó *endocannabinoides* (compuestos químicos similares a los fitocannabinoides vegetales presentes en el cáñamo y el cannabis).

Los investigadores han encontrado los dos receptores principales del cuerpo, el CB1 y el CB2, que responden de manera similar tanto a los endocannabinoides producidos en el cuerpo como a los de origen vegetal cuando se introducen en el organismo. Las células receptoras forman parte de una compleja red de mensajeros químicos del cerebro. Otros sistemas receptores de este tipo utilizan distintos neurotransmisores, como la serotonina, la dopamina, el ácido gamma-aminobutírico (GABA), la histamina o las endorfinas de tipo narcótico. Descritos como una llave que se ajusta a una cerradura, los cannabinoides encajan en los receptores y activan el sistema endocannabinoide.

La biología y la química del cannabis y el CBD

Los receptores endocannabinoides afectan, modulan o regulan la función de cada una de las células, tejidos, glándulas, órganos y sistemas en los que están contenidos.

LOS RECEPTORES CB1 ESTÁN UBICADOS EN LAS CÉLULAS DEL / DE LA:

LOS RECEPTORES CB1 y CB2 ESTÁN UBICADOS EN LAS CÉLULAS DEL:

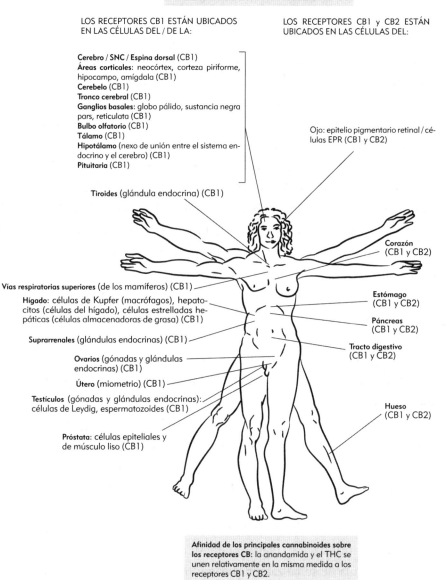

Cerebro / SNC / Espina dorsal (CB1)
Áreas corticales: neocórtex, corteza piriforme, hipocampo, amígdala (CB1)
Cerebelo (CB1)
Tronco cerebral (CB1)
Ganglios basales: globo pálido, sustancia negra pars, reticulata (CB1)
Bulbo olfatorio (CB1)
Tálamo (CB1)
Hipotálamo (nexo de unión entre el sistema endocrino y el cerebro) (CB1)
Pituitaria (CB1)

Ojo: epitelio pigmentario retinal / células EPR (CB1 y CB2)

Tiroides (glándula endocrina) (CB1)

Corazón (CB1 y CB2)

Vías respiratorias superiores (de los mamíferos) (CB1)

Hígado: células de Kupfer (macrófagos), hepatocitos (células del hígado), células estrelladas hepáticas (células almacenadoras de grasa) (CB1)

Estómago (CB1 y CB2)

Páncreas (CB1 y CB2)

Suprarrenales (glándulas endocrinas) (CB1)

Tracto digestivo (CB1 y CB2)

Ovarios (gónadas y glándulas endocrinas) (CB1)

Útero (miometrio) (CB1)

Testículos (gónadas y glándulas endocrinas): células de Leydig, espermatozoides (CB1)

Hueso (CB1 y CB2)

Próstata: células epiteliales y de músculo liso (CB1)

Afinidad de los principales cannabinoides sobre los receptores CB: la anandamida y el THC se unen relativamente en la misma medida a los receptores CB1 y CB2.

Figura 6. Ubicación de los receptores cannabinoides

EL SISTEMA ENDOCANNABINOIDE

por el doctor Michael Moskowitz, de la Bay Area Pain Medical Associates ('médicos del dolor asociados del Área de la Bahía de San Francisco')

Aunque se descubrió en fechas relativamente recientes, el sistema endocannabinoide es extremadamente importante y responsable de dos actividades básicas. La primera es modular el placer, la energía y el bienestar. La segunda es impulsar lentamente al cuerpo a recuperar la salud frente a las lesiones y enfermedades. La complejidad asociada a estas tareas ha generado una cantidad asombrosa de investigaciones en las últimas décadas, lo cual en los últimos diez años ha culminado en una comprensión básica del campo de acción de este sistema. Aún queda mucho por descubrir sobre él, y solo está empezando a incluirse en el plan de estudios de las facultades de Medicina y a incorporarse a la práctica clínica. Un estudio informal de 2014 sobre las facultades de Medicina de Estados Unidos mostró que solo el 13 % de las instituciones lo tenían al menos mínimamente en cuenta en la formación de los nuevos médicos.[9]

En 1988 se descubrió el receptor cannabinoide de tipo 1 (CB1) y unos cinco años más tarde el receptor cannabinoide de tipo 2 (CB2). Un año antes de que se descubriera el receptor CB2, un equipo encabezado por Raphael Mechoulam estaba siguiendo la pista a la primera molécula de señalización por endocannabinoides, la araquidoniletanolamida (AEA). Unos años más tarde, la identificaron y la llamaron *anandamida*, combinando la palabra sánscrita que significa 'felicidad' (*ananda*) y el nombre químico de una parte clave de la estructura molecular de este compuesto (amida). A continuación, el grupo de Mechoulam identificó la segunda molécula de señalización por endocannabinoides, el 2-araquidonilglicerol (2-AG). Este descubrimiento fue seguido por la continuación de la búsqueda y el descubrimiento de las enzimas responsables de sintetizar y descomponer la AEA y el 2-AG que había empezado una década atrás. Hoy en día aún se está tratando de comprender cómo funciona la totalidad de este sistema.

Debido a su papel en el restablecimiento del equilibrio cuando se produce una enfermedad o lesión, el sistema endocannabinoide desempeña un papel fundamental en la regulación de la enfermedad. Los investigadores Pacher y Kunos declararon en un artículo de revisión de 2013 que «la modulación de la actividad del sistema endocannabinoide puede tener un potencial terapéutico en casi todas las enfermedades que afectan a los humanos, incluidas la obesidad y el síndrome metabólico; la diabetes y las complicaciones diabéticas; las enfermedades neurodegenerativas, inflamatorias, cardiovasculares, hepáticas, gastrointestinales y cutáneas; el dolor, los trastornos psiquiátricos, la caquexia, el cáncer y las náuseas y vómitos inducidos por la quimioterapia, entre muchos otros problemas de salud».[10] Nunca se recalcará lo suficiente la importancia que tiene este sistema para nuestra supervivencia y bienestar.

Según la comprensión que tenemos del sistema endocannabinoide en la actualidad, consta de los siguientes componentes:

1. Dos receptores:
    * Receptor cannabinoide de tipo 1 (CB1)
    * Receptor cannabinoide de tipo 2 (CB2)
2. Dos moléculas de señalización:
    * Araquidoniletanolamida (AEA o anandamida)
    * 2-araquidonilglicerol (2-AG)
3. Cinco enzimas:
    * DAGL-α (para la síntesis del 2-AG)
    * DAGL-β (para la síntesis del 2-AG)
    * Fosfolipasa D selectiva para la NAPE (N-acil-fosfatidiletanolamina) (para la síntesis de la AEA)
    * MAGL (monoacilglicerol lipasa) (para la descomposición del 2-AG)

- FAAH (amida hidrolasa de ácidos grasos) (para la descomposición de la AEA)

Además, actualmente se están evaluando varias otras formas posibles de síntesis de la AEA. También está claro que el sistema endocannabinoide no se limita a trabajar dentro de sus propios límites. No es sorprendente que parezca interactuar fuertemente con otros sistemas no cannabinoides del cuerpo para llevar a cabo sus tareas de regulación de las enfermedades y el bienestar, incluidos el sistema de endorfinas, el inmunitario y el vaniloide (responsable de transformar el dolor agudo en crónico). Al modificar estos otros sistemas, el sistema endocannabinoide regula la inflamación, el dolor, la salud ósea, la formación de nuevas células nerviosas, el procesamiento de la grasa y el azúcar, el estado de ánimo, la energía, la salud cerebral y el equilibrio hormonal.

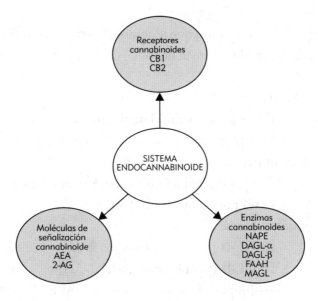

Figura 7. El sistema endocannabinoide (cortesía del doctor Michael Moskowitz)

El sistema endocannabinoide lleva a cabo varias acciones únicas de gran importancia. La AEA y el 2-AG son sustancias que se producen «bajo demanda». Existen como piezas moleculares de repuesto normales hasta que los receptores CB1 o CB2 aumentan en el sistema nervioso central o en otros sistemas orgánicos del cuerpo. Cuando esto ocurre, los transmisores se construyen bajo demanda, actúan en cuestión de segundos y vuelven a convertirse en piezas de repuesto; se van casi tan rápido como han aparecido.

Este sistema que tenemos incorporado supervisa la lucha constante del cuerpo entre construirse (anabolismo) y descomponerse (catabolismo). Cuando detecta que cualquiera de estos dos procesos es demasiado predominante, aparece, y desaparece casi con la misma rapidez, para hacer que el organismo vuelva a la normalidad. Este sistema no almacena sus componentes principales, sino que los fabrica bajo demanda. Es el «fantasma en la máquina», responsable de reequilibrar los sistemas más esenciales del cuerpo para controlar el dolor, el estado de ánimo, la inflamación, la energía, el bienestar y la enfermedad. Su papel va desde mantener un equilibrio entre la construcción y la destrucción física hasta combatir las enfermedades y lesiones. Su compleja interacción con otros sistemas corporales y cerebrales implica la interacción de los endocannabinoides con las endorfinas, las hormonas, las citoquinas, los factores de crecimiento, las moléculas del placer, las células inmunes, el sistema del tejido conectivo, el metabolismo óseo, la inflamación de los nervios y las células gliales, la regeneración celular y la muerte celular programada. No hace falta decir que este sistema tiene una importancia inconmensurable, y solo estamos empezando a comprender las abundantes complejidades que tienen lugar.

El mayor número de receptores CB1 se encuentran en el cerebro, mientras que los receptores CB2 son más numerosos en el cuerpo periférico. Las moléculas de señalización AEA y 2-AG activan ambos tipos de receptores, independientemente de dónde estén ubicados. La activación de los receptores CB1 del cerebro da como resultado una experiencia de alivio del dolor y de la ansiedad, estabilización del estado de ánimo, bienestar y placer. Cuando se activan los receptores CB2 situados en el cerebro, se producen respuestas antiinflamatorias locales. El resultado es muy superior al mero alivio del dolor, ya que está comprobado que la inflamación crónica del cerebro está relacionada con el alzhéimer, el trastorno de estrés postraumático, la esclerosis múltiple, el párkinson, la depresión, los trastornos autoinmunes y el cáncer.

Los receptores CB2, aunque están presentes en pequeñas cantidades en el cerebro, abundan en el cuerpo periférico en todos los tipos de tejidos, pero especialmente en el sistema inmunitario. La AEA y el 2-AG actúan como activadores del sistema inmunitario en el cuerpo periférico de manera más acentuada que como neurotransmisores. La actividad de la AEA y el 2-AG se centra en detener la inflamación. También alerta al sistema inmunitario de la presencia de células cancerosas, lo cual hace que ataque a estas células —las células cancerosas sobreviven a la vigilancia y la destrucción de que serían objeto por parte del sistema inmunitario haciéndose indetectables, pero la activación de los receptores CB2 revela este camuflaje—. Por su parte, los receptores CB2 ubicados en las células formadoras de hueso activan la formación ósea cuando son estimulados, y revierten así la osteoporosis. Y los receptores CB1 activados también afectan a la liberación de otros neurotransmisores, como la noradrenalina, la serotonina, la dopamina, la orexina, la histamina, el GABA y las endorfinas. Puesto que los receptores CB1 están ubicados sobre todo en el sistema nervioso autónomo, afectan a muchas de las funciones automáticas del cerebro y el resto del cuerpo, el resultado de lo cual es un buen ajuste general, que abarca desde la respiración y la frecuencia cardíaca hasta la salud del tejido conectivo y la frecuencia metabólica.

Los receptores CB1 y CB2 tienen un gran efecto en el intestino tanto en la salud como en la enfermedad: los autores de un estudio de 2016 concluyeron que prácticamente todas las funciones gastrointestinales principales están controladas por el sistema endocannabinoide.[11] Mientras que la activación del receptor CB1 promueve mayores niveles de lípidos en la sangre y la fibrosis hepática, los receptores CB2 reducen los niveles de lípidos en la sangre, la fibrosis y la inflamación del hígado, lo cual constituye un ejemplo de cómo estos receptores tienen, a menudo, efectos opuestos en el cuerpo. Por lo general, esto parece ocurrir más con dolencias vinculadas a enfermedades que con estados de salud.

Otro ejemplo de este comportamiento opuesto es el deterioro de la salud del corazón cuando los receptores CB1 se activan durante una enfermedad cardíaca, mientras que los receptores CB2 promueven la salud cardíaca en este caso. En cuanto a los receptores CB1, este comportamiento también puede producirse en el tejido muscular, cuando la activación de estos receptores puede o bien promover o bien inhibir el consumo de energía, lo que lleva a la formación o a la destrucción de este tipo de tejido.

La totalidad del sistema endocannabinoide desempeña un papel fundamental en la fertilidad masculina y femenina, así como en la implantación y el desarrollo embrionarios (puedes leer más al respecto en el capítulo cinco). Los receptores CB1 y CB2 tienen un gran papel en la inhibición de la inflamación cutánea y de la formación de melanomas. Su activación desempeña un papel en la forma en que se desarrolla el cerebro en el feto en crecimiento, lo cual también afecta al desarrollo de las células nerviosas que producen el GABA y ralentiza la actividad cerebral excesiva. Además, los receptores CB1 y CB2 participan en el desarrollo, la salud y la protección del cerebro del feto, así como en la regulación de la función intelectual de las células nerviosas de dicho cerebro. El sistema endocannabinoide también tiene un papel en la formación de nuevas células nerviosas en el cerebro adulto; el receptor CB2 es particularmente importante a este respecto. Por lo tanto, el sistema endocannabinoide tiene mucho que ver con la regulación de la neuroplasticidad adulta a lo largo de la vida. Los receptores CB1 y CB2, tanto por su complejidad como por su sutileza, tienen profundos efectos sobre la salud, la enfermedad y el desarrollo.

La actividad de la AEA y el 2-AG en los receptores CB1 también afecta al bienestar y la enfermedad. La AEA está asociada específicamente con los receptores CB1 y el 2-AG con los receptores CB2, pero cada uno activa ambos tipos de receptores. Estas dos moléculas de señalización incluso regulan entre sí sus respectivos niveles en el cerebro. En este órgano, no solo se oponen a la inflamación sino que también participan en la eliminación de las sinapsis antiguas para dar paso a la creación de otras nuevas. El 2-AG bloquea un modelo animal de esclerosis múltiple y causa degradación ósea y osteoporosis. Combinado con la AEA y el receptor CB1, el 2-AG protege contra enfermedades neurodegenerativas, como el párkinson, la esclerosis múltiple y el alzhéimer y otros tipos de demencia. Los receptores CB1 que hay dentro de las células nerviosas, que bloquean la AEA, eliminan el betaamiloide y la inflamación a la que este da lugar para evitar la muerte de las células nerviosas, uno de los principales procesos que tienen lugar en el alzhéimer.

Aunque la AEA y el 2-AG actúan en los receptores CB1 y CB2, también influyen en procesos corporales sin actuar sobre estos receptores cannabinoides. Se adhieren tanto a las células nerviosas como a las células gliales del cerebro y actúan profundamente en el sistema inflamatorio en múltiples aspectos de la inflamación. La AEA y el 2-AG también promueven el sueño y actúan contra la ansiedad. El sistema endocannabinoide es antitumoral en muchos tipos de cáncer, como el cáncer de mama, el cáncer de próstata, el cáncer de ovario, el cáncer de tiroides, el carcinoma de endometrio, el cáncer de hígado, el carcinoma de colon, el cáncer óseo, el glioma, el glioblastoma, el cáncer de piel no melanoma, el melanoma, la leucemia, los tumores linfoides y el cáncer metastásico.

El sistema endocannabinoide también tiene enzimas que actúan en la materia prima del cuerpo para fabricar la AEA y el 2-AG y descomponerlos después. Desafortunadamente, los medicamentos que inhiben completamente estas enzimas tienen profundos efectos negativos en el organismo, lo que da lugar a síntomas que van desde el daño cerebral hasta la muerte; esto demuestra la complejidad, la riqueza y la importancia del sistema endocannabinoide en el mantenimiento de la vida. A diferencia del sistema endocannabinoide, los medicamentos no actúan de manera precisa. Sus efectos tienden a ser más globales, y la acción que tienen sobre este sistema tan completo con efectos de tan largo alcance es muy arriesgada. «Como podría predecirse, un medicamento que inhibe la neuromodulación del CB1 en las sinapsis de todo el cerebro en relación con los principales transmisores estimulantes (en el caso del glutamato) y los principales transmisores inhibidores (en el caso del GABA) era probable que tuviese múltiples efectos no deseados».[12]

En resumen, el sistema endocannabinoide, descubierto recientemente, tiene una importancia extraordinaria para nuestra supervivencia. Mantiene y restablece el equilibrio de múltiples maneras en todo el cuerpo, lo que repercute en diversos problemas relacionados con la salud y la enfermedad. Si se produce una lesión o afección, este sistema pasa de regular el bienestar, el placer y la energía a restablecer el equilibrio y los procesos del funcionamiento normal. El sistema endocannabinoide determina simultáneamente sus acciones y está activo en todo el cuerpo. Está presente en el cerebro y el resto del organismo, y aparece y desaparece en cuestión de segundos. Afecta a cuestiones tan variadas como múltiples tipos de cáncer, enfermedades del corazón, la osteoporosis, enfermedades cerebrales degenerativas, la inflamación, el dolor y el estado de ánimo.

| Áreas cerebrales en las que los receptores cannabinoides son abundantes ||
ÁREA	FUNCIÓN
Ganglios basales	Control del movimiento
Cerebelo	Coordinación del movimiento corporal
Hipocampo	Aprendizaje y memoria, estrés
Corteza cerebral	Función cognitiva superior
Intrabulbar anterior	Vínculo entre los hemisferios cerebrales
Núcleo accumbens	Sistema de recompensa

Adaptado de una presentación de Raphael Mechoulam, *The Cannabinoids: Looking Back and Ahead* [Los cannabinoides: visión retrospectiva y de futuro], en CannMed 2016.

QUÍMICA Y CANNABIS: UN RECORRIDO POR LOS COMPUESTOS ACTIVOS DE LA PLANTA

Fitocannabinoides (CBD, THC y otros compuestos)

Si bien ha habido controversia con el uso del cannabis para tratar problemas de salud, en el ámbito científico se está aceptando cada vez más que esta planta tiene un valor medicinal significativo. Los cannabinoides de naturaleza vegetal son denominados *fitocannabinoides*. Estas sustancias se encuentran en el cannabis solamente, en todas las variedades de la planta. Aunque el THC es el fitocannabinoide, bien conocido, responsable de la mayor parte del efecto psicoactivo del cannabis, otros fitocannabinoides ejercen sus propios efectos, que son potentes. Los fitocannabinoides son diferentes de los endocannabinoides, pero interactúan con el sistema endocannabinoide corporal y también con sistemas no cannabinoides relacionados de manera similar. A diferencia de los endocannabinoides, el sistema fitocannabinoide actúa en todo el cuerpo todo el tiempo que está presente. Así, ¿por qué los fitocannabinoides no son letales en ningún caso? Algunos investigadores creen que el motivo es que no hay receptores endocannabinoides en el tronco cerebral, pero esto no explica por qué los fármacos sintéticos que inhiben o estimulan el sistema endocannabinoide han provocado muertes y han causado graves daños psiquiátricos, cardíacos y cerebrales. Lo más probable es que la complejidad de este sistema concuerde bien con la complejidad de nuestro propio sistema y que la evolución conjunta de ambos haya afectado positivamente a los genomas de cada uno.

El cannabidiol fue uno de los primeros fitocannabinoides en ser descubiertos. Se pensó, incorrectamente, que era un cannabinoide no activo, porque los investigadores estaban buscando el aspecto psicoactivo de la planta. El CBD no solo no presentaba esta actividad, sino que también resultó no tener una acción directa sobre los receptores CB1 o CB2 cuando se descubrieron más de sesenta años después. En cambio, el CBD tiene una acción indirecta: estimula el sistema cannabinoide endógeno del cuerpo mediante la inhibición de la enzima FAAH, responsable de descomponer la anandamida. Cuando hay más anandamida presente, el CB1 está más activo y el sistema endocannabinoide cuenta con mayor vitalidad. El CBD también se une a varios otros receptores del cerebro, como la serotonina 5HT1A (contribuyendo a su efecto antidepresivo), el TRPV1 (contribuyendo a su efecto antipsicoactivo), el receptor nuclear PPAR-gamma (que regula la expresión de los genes) y el receptor huérfano GPR55 (contribuyendo a sus efectos anticancerígenos y osteoprotectores), entre otros.

En el momento de escribir este capítulo, se han identificado ciento once fitocannabinoides. Sin embargo, solo conocemos algunos de los efectos farmacológicos del 10 % de estos. Las investigaciones al respecto han eclosionado en todo el mundo en la última década; PubMed contiene más de seis mil artículos revisados por pares sobre los fitocannabinoides y los endocannabinoides. El cuadro siguiente enumera algunos fitocannabinoides y sus acciones farmacológicas actualmente identificadas.

ACTIVIDAD FARMACOLÓGICA DE LOS FITOCANNABINOIDES	
FITOCANNABINOIDE	EFECTOS FARMACOLÓGICOS
Delta-9-tetrahidrocan-nabinol (Δ9-THC)	Anticancerígeno, antiproliferativo, antiinflamatorio y proinflamatorio, antioxidante, analgésico, ansiolítico y ansiogénico, antiepiléptico, antiemético (impide las náuseas y los vómitos), neuroprotector, euforizante, hedónico, favorecedor del sueño
Cannabidiol (CBD)	Anticancerígeno, antiproliferativo, antiemético (impide las náuseas y los vómitos), antiinflamatorio, antibacteriano, antidiabético, antipsoriásico, antidiarreico, analgésico, estimulante óseo, inmunosupresor, antiisquémico, antiespasmódico, vasorrelajante, neuroprotector, antiepiléptico, antipsicótico, ansiolítico, transforma la grasa blanca en grasa parda, aumenta la activación de los receptores CB1 y CB2 por parte de la anandamida
Delta-9-tetrahidrocan-nabivarina (Δ9-THCV)	Inhibidor del apetito, estimulante óseo, antiepiléptico, antidiabético, antilipidémico
Cannabigerol (CBG)	Antiproliferativo, antibacteriano
Cannabicromeno (CBC)	Antiinflamatorio, analgésico, estimulante óseo, antimicrobiano, antiproliferativo, antifúngico
Ácido cannabidiólico (CBDA)	Anticancerígeno, antiproliferativo, antiemético (impide las náuseas y los vómitos), antiinflamatorio
Ácido delta-9-tetrahidrocannabinólico (Δ9-THCA)	Antiespasmódico, antiproliferativo, analgésico, antiemético (impide las náuseas y los vómitos), antiinflamatorio, neuroprotector; induce placer, euforia leve y bienestar
Cannabidivarina (CBDV)	Estimulante óseo
Cannabinol (CBN)	Analgésico, antiinflamatorio, anticancerígeno

Al observar el cuadro, está claro que negar el valor medicinal de los fitocannabinoides es un acto político, no una determinación científica. Los fitocannabinoides desempeñan un papel complejo y a múltiples niveles en el sistema endocannabinoide del cuerpo. Los cultivadores han estado desarrollando variedades de plantas con un alto contenido en THC, pero también variedades con un bajo contenido en THC y un alto contenido en CBD. Como puede verse en el cuadro, el THC presenta beneficios terapéuticos. En cantidades excesivas, sin embargo, puede causar ansiedad, paranoia y un aumento de la inflamación. El enfoque del tratamiento médico debe ser lograr la dosis correcta de un espectro equilibrado de cannabinoides en función del caso concreto del paciente.

Un ajuste correcto de la dosis en los preparados con alto contenido en THC, la planificación de la vía de administración del remedio y el cronograma, la personalización del tratamiento y el equilibrio de los perfiles de fitocannabinoides pueden limitar o erradicar el efecto psicoactivo del cannabis. La planta puede consumirse de muchas maneras; no tiene por qué ser fumada. Se han cultivado múltiples variedades de plantas para distintos propósitos, y los perfiles de fitocannabinoides de estas plantas pueden mezclarse y combinarse para crear un tratamiento tan variado como lo son los sistemas endocannabinoide y fitocannabinoide.

Nacemos con un ADN que determina nuestra composición genética. Nuestro genoma cambia tan pronto como tiene lugar la implantación del óvulo fertilizado, influenciado por el entorno uterino. Este cambio, llamado *epigenético*, se produce en la superficie de los genes a lo largo de nuestra vida. Si bien hemos alterado conscientemente el genoma del cannabis, también ha cambiado nuestra epigenética. Los cambios epigenéticos son hereditarios, y más de cinco mil años de uso del cannabis han llevado a modificaciones en el genoma humano tanto en quienes lo han consumido como en quienes no lo han hecho.

Hay cuatrocientos veintiún compuestos químicos identificados en el cannabis, más de cien de los cuales son fitocannabinoides. La mayoría de las comprobaciones de este sistema se realizaron con el THC refinado y, más recientemente, con el CBD refinado. Los componentes no cannabinoides de la planta incluyen muchos compuestos conocidos como terpenos, fenoles y flavonoides, que se encuentran en muchas especies de plantas (más adelante en este capítulo se ofrece más información sobre los efectos medicinales de los terpenos del cannabis). Si bien los fitocannabinoides solo se hallan en el cannabis, la interacción de los fitocannabinoides con estas sustancias no cannabinoides habituales en todo el mundo vegetal puede incrementar los efectos generales del cannabis en el cuerpo.

Otra característica de los fitocannabinoides es que funcionan mejor en la planta entera o como extractos de plantas que como productos aislados, refinados y sintetizados. El THC puro tiene efectos psicoactivos que se ven parcialmente modificados y significativamente reducidos si hay unos niveles altos de CBD. Por ejemplo, en el tratamiento de la espasticidad de la esclerosis múltiple, la misma proporción de CBD y THC fue más efectiva que el THC puro o el CBD puro.[13] En un estudio aislado, un alto nivel de THC en un extracto de planta revirtió la progresión de la esclerosis múltiple, pero el CBD de un extracto de planta no lo hizo.[14] En un meticuloso estudio realizado en Israel en 2015 se comprobó claramente que el CBD puro tenía un intervalo de dosificación muy estrecho, dentro del cual aliviaba el dolor y la inflamación; en cambio, era ineficaz a este respecto por encima o por debajo del mencionado intervalo. El extracto de toda la planta enriquecido con CBD, con niveles muy bajos de THC, cannabicromeno (CBC), cannabigerol (CBG), cannabinol (CBN) y cannabidivarina (CBDV), mejoró como analgésico y antiinflamatorio a medida que aumentaba la dosis y se mostró mucho más efectivo que el CBD puro.[15] En efecto, el THC actúa como un catalizador que hace que el CBD funcione mejor.

La lección es que distintos fitocannabinoides tienen distintos efectos, y que incluso pequeñas cantidades de fitocannabinoides tienen un efecto séquito que varía según la enfermedad o incluso según aspectos diferentes de la misma enfermedad. Puesto que hay más de trescientas sustancias no cannabinoides en la planta, la sinergia entre ellas puede contribuir a los efectos: la acción antiinflamatoria, la tolerabilidad, etc.

El THC es el analgésico más potente, y sus principales efectos a este respecto se deben a la activación del receptor CB1 en el cerebro. También reduce la señalización de la parte sensorial del cerebro a la parte emocional de este, de manera que mitiga el dolor desconectando la sensación de dolor de su impacto emocional. Este efecto es extremadamente importante, porque es el componente emocional del dolor, la depresión y la ansiedad lo que conecta los aspectos crónicos del dolor con el sentido del yo de la persona. El THC también es antiinflamatorio en el cerebro y el resto del cuerpo: unido a los receptores CB2 del cerebro y del cuerpo da lugar a una respuesta antiinflamatoria. El THC también actúa sobre varios receptores no cannabinoides para reducir el dolor y la inflamación. Esto calma la respuesta nerviosa descontrolada y transforma el dolor crónico en dolor normal. Quizá el más importante de todos los efectos del THC es que, como la anandamida, inhibe los efectos inflamatorios de la acumulación de betaamiloide en las células nerviosas y acaba con los procesos inflamatorios celulares que, por lo general, destruyen la célula en un plazo de cuatro días.

El cannabis medicinal con alto contenido en THC ha sido eficaz para tratar los efectos secundarios de la quimioterapia, entre ellos el dolor de los nervios periféricos, la inflamación y los vómitos. Cada vez hay más pruebas de que el THC destruye las células cancerosas, limita el crecimiento tumoral y revela la presencia del tumor para que el sistema inmunitario lo detecte y destruya.

El efecto séquito

¿Por qué un capítulo de un libro sobre el CBD comienza centrándose en el THC? Es precisamente por el efecto séquito del cannabis, que es lo que hace que sea tan eficaz desde el punto de vista terapéutico. Hay problemas de salud que responderán al CBD puro, pero si tenemos en cuenta que nuestro propio sistema endocannabinoide es complejo, tiene sentido que el sistema fitocannabinoide, altamente compatible con él, explote las complejidades de nuestros procesos integrados. Contrariamente a la idea original de que el CBD era un componente inactivo del cannabis, tiene muchos efectos en común con el THC y también muchos efectos únicos. Incluso cuando producen efectos similares, como los antiinflamatorios, cada uno los logra de una manera diferente, y el resultado de que actúen juntos da lugar a una respuesta más variada y contundente. Más impresionante aún es el hecho de que varios otros fitocannabinoides son antiinflamatorios por naturaleza, y el hecho de que cada uno actúa de manera diferente a los demás. El CBD es el fitocannabinoide antiinflamatorio más potente y ocupa el segundo lugar en cuanto a efectos analgésicos; solo es superado por el THC a este respecto.

El CBD desempeña un papel importante en el sistema nervioso central y el sistema inmunitario al activar e inhibir los receptores no cannabinoides, además de mejorar la síntesis y la acción de la anandamida. El cannabis con alto contenido en CBD obstaculiza los procesos inflamatorios en el cerebro y el resto del cuerpo. El CBD mitiga los efectos psicoactivos del THC sin reducir los niveles de THC en la sangre o en los tejidos. Además, promueve la fusión ósea y aumenta el perfil del colágeno en la sanación ósea y en el sistema del tejido conectivo corporal, mientras que el THC no lo hace. El CBD también convierte de manera única la grasa blanca –inflamatoria, engordadora y dañina para el corazón– en grasa parda –antiinflamatoria, adelgazante y cardioprotectora–. El CBD, no los otros fitocannabinoides, también parece proteger contra la destrucción del músculo cardíaco causada por la diabetes.

La sinergia entre el CBD y el THC y de estos con algunos de los otros fitocannabinoides tiene unos efectos diferentes de los logrados por el CBD y el THC actuando solos. Un buen ejemplo lo encontramos en el tratamiento del cáncer de próstata, el más frecuente en la población masculina aparte del cáncer de piel y el segundo más mortífero entre los hombres, por detrás del cáncer de pulmón. Sin activar los receptores CB1, el THC hace que las células del cáncer de próstata implosionen. El CBD, el CBDA, el THCA, el CBN y el CBG obstaculizan la rápida proliferación de las células cancerosas de la próstata, lo que inhibe el tamaño y la propagación del tumor. El THC, el CBD y el CBC fortalecen el sistema inmunitario y son antiinflamatorios. Las células del cáncer de próstata independientes de la testosterona, que son más difíciles de tratar y más propensas a expandir el cáncer y a ser mortales, son sensibles al CBD.

Ni el THC ni el CBD están presentes en la planta en una cantidad significativa hasta que se calienta, lo cual se puede lograr fumándola, vaporizándola o precociéndola en un horno antes de añadirla a alimentos comestibles o líquidos, un proceso conocido como *descarboxilación*. La planta cruda contiene ácido delta-9-tetrahidrocannabinólico (THCA) y ácido cannabidiólico (CBDA). Como se ve en el cuadro anterior, estos cannabinoides tienen sus propias propiedades antiinflamatorias, anticancerígenas y analgésicas. Aunque el cuerpo no convierte el THCA en THC, sí convierte el CBDA en CBD; los niveles sanguíneos de este son hasta cuatro veces más altos si la planta se consume cruda o si las hojas frescas tienen jugo que si la planta está precalentada. El uso de la planta cruda proporciona una forma de consumo de cannabis que presenta un riesgo notablemente menor de que se produzcan efectos psicoactivos y, en cambio, los niveles de CBD en la sangre y en los tejidos son más elevados (en el capítulo tres hay más información sobre cómo exprimir el cannabis crudo).

El cannabis en que el CBD es predominante es eficaz por sí solo para varios tipos de trastornos cerebrales degenerativos, como la esclerosis múltiple, el párkinson, la ELA y las demencias. El CBD revierte la inflamación en el sistema inmunitario del cerebro.

Una cantidad muy pequeña de CBD se descompone en THC en el cuerpo, una acción que puede explicar que induzca somnolencia, un efecto secundario poco frecuente. Si tiene lugar dicho efecto, la dosis puede pasar a tomarse por la noche, y el sueño se verá favorecido. Aun así, puede ocurrir que algunos pacientes experimenten somnolencia durante el día. En este caso, puede ser útil pasar a consumir una variedad diferente de cannabis con alto contenido en CBD y bajo en THC. Por otra parte, parece que el THC, el CBD, el CBN y el CBC ayudan a mitigar los síntomas y las manifestaciones de la psoriasis. Y en dosis muy altas, estas variedades pueden reducir los niveles de cortisol.

El cannabicromeno (CBC) es antiinflamatorio a su propia manera: bloquea el óxido nítrico, lo cual, a su vez, inhibe la liberación del principal neurotransmisor del dolor, la sustancia P. También inhibe uno de los receptores del dolor, el PPAR-gamma. El CBC, el THC y el CBD han mostrado efectos antidepresivos en los estudios con animales, al contrario que el cannabigerol (CBG) y el cannabinol (CBN). El CBN tiene propiedades analgésicas y antiinflamatorias, así como efectos anticancerígenos. El CBN también tiene una buena acción coadyuvante contra los trastornos del sueño.

Uno de los problemas que presenta el cannabis medicinal como tratamiento es la ilegalidad de la planta a causa de los efectos del THC y de que es objeto de deseo como droga recreativa. En el capítulo tres se analizan los efectos secundarios del cannabis con alto contenido en THC, que son más pronunciados en los nuevos usuarios. Estos efectos secundarios no significan necesariamente que el THC deba eliminarse del tratamiento, sino que puede ponerse el foco en limitar los efectos psicoactivos secundarios y evitar las alteraciones mentales (podrás encontrar estrategias para limitar estas en la página 126).

Tanto el sistema fitocannabinoide como el endocannabinoide exhiben el efecto séquito de la sinergia entre varios componentes. No se ha encontrado que los fitocannabinoides sean letales en ninguna dosis en las pruebas estandarizadas. El cannabidiol da lugar a un amplio abanico de beneficios; es superior a otros fitocannabinoides, endocannabinoides y no cannabinoides, actúa en sinergia con ellos y modifica la acción de estos. No produce efectos psicoactivos significativos y actúa mejor en conjunto con otros fitocannabinoides. Como fitoquímico individual, puede usarse en muchas opciones de tratamiento para una amplia variedad de enfermedades y dolencias.

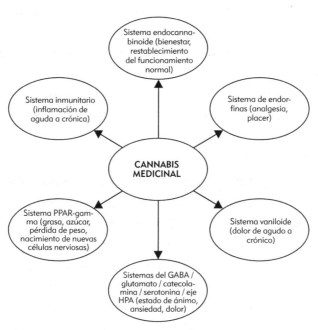

Figura 8. Mecanismos del cannabis medicinal
(cortesía del doctor Michael Moskowitz)

El sistema fitocannabinoide potencia el sistema endocannabinoide y luego actúa en él para mejorar su función de restablecimiento del equilibrio en caso de enfermedad y lesiones. La ciencia relativa a la comprensión del funcionamiento de estos productos de origen vegetal se está desarrollando rápidamente. El cannabis medicinal presenta varios problemas, como algunos efectos secundarios, efectos no deseados, problemas de abuso y mal uso y trastornos sociales, pero basta con escuchar los descargos de responsabilidad expresados al final de los anuncios televisivos de medicamentos aprobados por la Administración de Alimentos y

Medicamentos estadounidense para reconocer que los riesgos del cannabis medicinal son mucho más aceptables que los asociados a muchos fármacos. Hay afecciones graves, como el alzhéimer, el cáncer, los problemas autoinmunes, los trastornos psiquiátricos y la epilepsia, que requieren nuevos enfoques de tratamiento. Si cualquier otro compuesto inocuo tuviera efectos en la salud similares a los del cannabis medicinal, los investigadores, los médicos, las compañías farmacéuticas y el Gobierno estarían haciendo todo lo que estuviera en sus manos para ponerlo a disposición del público lo antes posible. Pero con el cannabis medicinal ha ocurrido justo lo contrario.

En la actualidad, la investigación sobre estas sustancias sigue estando muy restringida. El sesgo de las agencias nacionales de financiación hacia la búsqueda de investigaciones que respalden la prohibición y ofrezcan hipótesis y resultados negativos es evidente en el esfuerzo coordinado por mantener en los sitios web federales afirmaciones negativas que han sido refutadas. Los médicos están poco informados sobre los hallazgos científicos relativos a los sistemas endocannabinoide y fitocannabinoide. Las decisiones en clave moralista y política del pasado deben dar lugar a enfoques racionales con el fin de explorar el potencial sanador del cannabis.

LOS TERPENOS

(El texto de este apartado constituye una aportación de Sandeep Kumar para esta obra)

Además de los cannabinoides, hay otras moléculas biológicamente activas en la planta del cannabis. Estas moléculas también aportan olor y sabor. Los terpenos son compuestos químicos muy habituales en las plantas y animales, que actúan como importantes mensajeros celulares biosintéticos. Muchas hormonas, como los estrógenos, tienen la misma estructura química orgánica básica que los terpenos.

Todos los cannabinoides son terpenos desde el punto de vista químico, pero solo se encuentran en el cannabis. En este apartado se hablará de los terpenos que el cannabis tiene en común con otras plantas.

Los terpenos son aceites secretados por los pelos glandulares que se encuentran con mayor densidad en las hojas florales y las flores de las plantas femeninas. Su sabor y su olor permiten identificar la variedad de planta, y cada variedad tiene determinados efectos sobre la salud. Algunas variedades de la planta de cannabis son asociadas con el olor o el sabor del pino, el pomelo, el limón y la lavanda.

α-PINENO	LINALOOL	β-CARIOFILENO	MIRCENO	LIMONENO
Antiinflamatorio	Antiinflamatorio	Antiinflamatorio	Contribuye al efecto sedante de las variedades *indica* fuertes	Contra el reflujo ácido
Broncodilatador	Anticonvulsivo	Analgésico		Ansiolítico
Bueno para la memoria	Analgésico	Protege las células que revisten el tracto digestivo		Antidepresivo
Antibacteriano	Ansiolítico		Ayuda a dormir	
			Relajante muscular	
También se encuentra en la pinocha (la hoja del pino)	También se encuentra en la lavanda	También se encuentra en la pimienta negra	También se encuentra en el lúpulo	También se encuentra en el limón

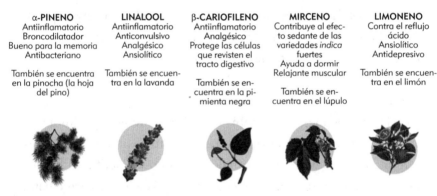

Figura 9. Algunos terpenos habituales y sus efectos

El mirceno

El terpeno más común producido por el cannabis es el mirceno (β-mirceno). En algunas variedades de cannabis, constituye hasta el 60 % de los aceites esenciales. Las variedades *indica* que tienen unos niveles de mirceno superiores al 0,5 % pueden tener un efecto sedante. El aroma del mirceno se ha descrito como almizclado, terroso y herbáceo, algo similar al del clavo. Plantas y elementos vegetales cuyos aceites contienen mirceno son el lúpulo, los cítricos, las hojas de laurel, el eucalipto, el tomillo silvestre y la hierba limón; estos son solo algunos ejemplos entre muchos.

El mirceno tiene determinadas propiedades medicinales. Actúa como relajante muscular y sedante. Reduce las resistencias en el paso por la barrera hematoencefálica, lo que permite que tanto el mismo mirceno como muchas otras sustancias químicas crucen dicha barrera con mayor rapidez y facilidad. El mirceno permite que cannabinoides como el THC surtan efecto más deprisa. Además, puede incrementar el nivel de saturación del receptor CB1, lo que a su vez puede estimular el efecto psicoactivo del cannabis.

Conocido como un potente analgésico, antiinflamatorio, antibiótico y antimutagénico, el mirceno inhibe la acción del citocromo y otros carcinógenos promutagénicos. Un estudio de 2014 reveló que actúa como inhibidor de las úlceras gástricas y duodenales y sugería que podría ser útil para prevenir la úlcera péptica. Además, sus efectos sedantes y relajantes también hacen que sea ideal para el tratamiento del insomnio y el dolor.[16]

El limoneno

Las variedades de cannabis con alto contenido en limoneno tienen un fuerte olor a cítrico (a naranja, lima o limón) y promueven una mejoría general del estado de ánimo y la actitud. El limoneno es un monoterpeno monocíclico y uno de los dos principales compuestos formados a partir del pineno. Es el componente principal de las cáscaras de cítricos, el romero, el enebro y la menta, así como de varios aceites de aguja de pino.

El limoneno se absorbe rápidamente en el torrente sanguíneo tras ser inhalado. Ayuda a que otros terpenos sean absorbidos a través de la piel y otros tejidos corporales. Es un agente antifúngico ideal para afecciones como los hongos de las uñas, pues evita la proliferación de muchas especies de hongos y bacterias. Puede ser beneficioso para proteger contra varios tipos de cáncer. El limoneno revirtió los tumores mamarios en ratones y estimuló la apoptosis (muerte celular programada) en el cáncer de mama. Además, se ha visto que favorece la pérdida de peso.

El limoneno es un insecticida natural del que se sirven las plantas para alejar a los depredadores. Aunque se utilizó sobre todo en alimentos y perfumes hasta hace un par de décadas, actualmente es más conocido por ser el principal ingrediente activo de los limpiadores cítricos, ya que tiene una toxicidad muy baja o muy pocos efectos adversos.

Durante unas pruebas efectuadas sobre los efectos del limoneno, los participantes experimentaron un incremento de la atención, la concentración, el bienestar e incluso el deseo sexual. El limoneno evita el deterioro del gen *RAS* —uno de los factores que contribuyen al desarrollo tumoral— y protege contra el hongo *aspergillus* y los carcinógenos presentes en el humo.[17]

El betacariofileno

Con un aroma picante, amaderado o especiado, el sesquiterpeno betacariofileno se encuentra en la albahaca tailandesa, el clavo, la hoja de canela y la pimienta negra, así como en la lavanda en pequeñas cantidades. Las investigaciones indican que el betacariofileno puede ser efectivo en los planes de tratamiento del cáncer. Es el único terpeno conocido que interactúa con el sistema endocannabinoide. Los estudios muestran que se une selectivamente al receptor CB2 y que es un agonista funcional del CB2. El betacariofileno es un ligando funcional no psicoactivo del receptor CB2 en los alimentos y un cannabinoide antiinflamatorio macrocíclico en el cannabis.

En 2012, unos investigadores indicaron que el betacariofileno podría ser un excelente agente terapéutico para prevenir la nefrotoxicidad (la toxicidad que afecta a los riñones) causada por medicamentos de quimioterapia anticancerígenos, como el cisplatino, si se administra a través de una vía del receptor CB2.[18] Ese mismo año, un estudio se centró en la composición química y las propiedades farmacológicas del aceite esencial de pimienta negra, uno de cuyos principales componentes es el betacariofileno. Se encontró que posee propiedades antioxidantes, antiinflamatorias y antinociceptivas. Las variedades de cannabis con alto contenido en betacariofileno, como la *omrita Rx*, pueden ser útiles para tratar el dolor relacionado con la artritis y la neuropatía.[19]

Un estudio de 2013 mostró que la combinación de fitocannabinoides, específicamente el cannabidiol y el betacariofileno, administrada por vía oral, parece constituir un tratamiento potencial para el dolor crónico.[20]

El pineno

El pineno es un monoterpeno bicíclico que posee aromas de pino y abeto. En la naturaleza se encuentran dos isómeros estructurales del pineno, el alfapineno y el betapineno; ambos son componentes importantes de la resina del pino. El alfapineno es el terpeno más presente en la naturaleza; se encuentra principalmente en la resina balsámica, algunos cítricos y los pinos, así como en muchas otras especies coníferas y no coníferas. Los dos isómeros constituyen el componente principal de la trementina presente en la madera. El pineno es uno de los principales monoterpenos, fisiológicamente importante tanto en las plantas como en los animales y los humanos, y tiende a reaccionar con otras sustancias químicas y dar lugar de esta manera a otros terpenos, como el limoneno y otros compuestos.

El pineno se ha utilizado como antiséptico local y expectorante antiinflamatorio. También es posible que sea un broncodilatador. El humo de las plantas ricas en pineno provoca la sensación de que se aspira más aire, lo que puede causar hiperventilación o, a veces, tos. El alfapineno es un compuesto natural que se puede aislar del aceite de aguja de pino y ha demostrado tener propiedades contra el cáncer. En la medicina tradicional china se ha utilizado como agente anticancerígeno. Los efectos del THC pueden mitigarse cuando este se combina con el pineno.

El pineno cruza fácilmente la barrera hematoencefálica para evitar la destrucción de moléculas responsables de la transmisión de información, el resultado de lo cual es una mejoría de la memoria. El romero y la salvia se han considerado beneficiosos durante miles de años en el contexto de la medicina tradicional debido, en parte, a su contenido en pineno. El pineno contrarresta los efectos del THC y tiende a mejorar la concentración. Los fallos de memoria suelen producirse más a menudo con el uso del THC puro que con el THC mezclado con pineno.

El terpineol

Los tres monoterpenoides estrechamente relacionados que son el alfaterpineol, el terpinen-4-ol y el 4-terpineol tienen aromas comparables a los de las lilas y otras flores. Las fragancias de terpineol se encuentran a menudo en las variedades de cannabis que también son ricas en pineno, y se ven superadas por las de otros terpenos más aromáticos. Se sabe que el alfaterpineol tiene efectos calmantes y relajantes y que presenta propiedades antibióticas, antioxidantes y antipalúdicas; también tiene propiedades antitumorales, antiinflamatorias, ansiolíticas y sedantes.

El linalool

Las variedades de cannabis con alto contenido en el monoterpeno no cíclico linalool promueven efectos calmantes y relajantes. El linalool presenta matices florales y de lavanda y se ha utilizado durante siglos para facilitar el sueño. Tiende a reducir la angustia que puede provocar el THC puro, lo que hace que sea útil para tratar la psicosis y la ansiedad.

Un estudio indicó que el linalool puede reducir significativamente la inflamación pulmonar inducida por el humo de los cigarrillos. Puede obstaculizar la carcinogénesis agravada por el benzo[α]antraceno, un componente del alquitrán generado por la combustión del tabaco.[21]

El linalool activa las células inmunitarias a través de receptores o vías específicos y puede estimular el sistema inmunitario en general. Las investigaciones han demostrado que su efecto anti-inflamatorio puede contribuir a la desaceleración y reversión del alzhéimer.

La Agencia de Protección Ambiental estadounidense ha aprobado su uso como pesticida, agente saborizante y aroma. Los vapores de linalool parecen constituir un insecticida efectivo para alejar la mosca de la fruta, las pulgas y las cucarachas.

El delta-3-careno (Δ3-careno)

El monoterpeno bicíclico Δ3-careno tiene un olor dulce y penetrante. En concentraciones más altas, puede tener un efecto depresor del sistema nervioso central. También tiene propiedades antiinflamatorias. Este terpeno, que se encuentra de forma natural en muchos aceites esenciales beneficiosos, como el aceite de ciprés, el de baya de enebro y el de aguja de abeto, se utiliza para secar los líquidos que están excesivamente presentes en el cuerpo, como las lágrimas, la mucosidad y el sudor. Aunque no es tóxico, puede causar irritación al ser inhalado. Las altas concentraciones de este monoterpeno presentes en algunas variedades de cannabis pueden causar en cierta medida síntomas de tos, picazón en la garganta e irritación ocular al fumar la planta. El Δ3-careno se puede encontrar en el extracto de pino, los pimientos, el aceite de albahaca y los zumos de pomelo y de naranja, así como en los aceites de cáscara de cítricos como el limón, la lima, la mandarina, la naranja y la naranja enana. El careno es un componente importante de la trementina.

El terpinoleno

El terpinoleno es un terpeno que se encuentra en la salvia y el romero, por ejemplo, y está presente en el aceite del ciprés de Monterrey. Muy utilizado en jabones y perfumes en todo Estados Unidos, también es un famoso repelente de insectos. Con aroma a pino y toques de hierbas y flores, el terpinoleno tiene un dulce sabor a naranja y limón.

Un estudio sobre el terpinoleno encontró que puede reducir la ansiedad y ayudar a dormir.[22] En otro estudio se vio que redujo significativamente la expresión proteínica del gen *AKT1* en las células K562, con lo cual inhibió la proliferación celular implicada en varios tipos de cáncer.[23]

El felandreno

Con su olor a menta y un ligero toque cítrico, el felandreno es quizá el terpeno más fácil de identificar en el laboratorio. La pimienta y el aceite de eneldo están compuestos casi en su totalidad por felandreno, y es el componente principal del aceite de jengibre. Se ha usado en la medicina tradicional china para tratar trastornos digestivos y es un componente fundamental del aceite de hoja de cúrcuma, que se usa para prevenir y tratar infecciones fúngicas sistémicas.

El humuleno

El humuleno, un sesquiterpeno, se encuentra en las variedades de *Cannabis sativa*, el cilantro vietnamita y el lúpulo. Es el componente que le da a la cerveza su distintivo aroma a lúpulo. El humuleno se considera antitumoral, antibacteriano, antiinflamatorio y anorexígeno (reduce el apetito). Habitualmente mezclado con el betacariofileno, se ha utilizado a lo largo de generaciones en el contexto de la medicina china y es un remedio importante contra la inflamación.

El nerolidol

Con su aroma a madera y corteza fresca, el nerolidol se puede encontrar en el jengibre y la citronela. Tiene propiedades antifúngicas y antipalúdicas, y un efecto sedante.

El alfabisabolol

El alfabisabolol se encuentra en la manzanilla y hace mucho tiempo que se utiliza en el sector de la cosmética. Tiene un aroma floral. Se emplea para curar heridas y se puede usar como desodorante. También se ha mostrado eficaz en el tratamiento de varios tipos de inflamación y es analgésico, antimicrobiano, antioxidante, antibacteriano y antiirritante.

El β-elemeno

El β-elemeno tiene un aroma dulce de intensidad media. La forma concentrada del β-elemeno se aísla del rizoma de la cúrcuma zedoaria. Es un terpeno volátil que se encuentra en plantas como el apio y la menta, y está muy presente en varias plantas medicinales. Tiene fuertes efectos antiproliferativos y anticancerígenos en relación con un amplio abanico de tumores.

El α-eudesmol

El α-eudesmol tiene un olor dulce y amaderado. Se ha demostrado que protege contra las lesiones cerebrales después de la isquemia focal en ratas. Recientemente, se han descubierto indicios de que puede llegar a ser útil para el tratamiento de la migraña.

El valenceno

El valenceno es un sesquiterpeno que recibe su nombre de la fruta en la que se encuentra principalmente: las naranjas. Sus aromas y sabores cítricos y dulces pueden recordar a las naranjas, los pomelos, las mandarinas y, en ocasiones, las hierbas frescas o la madera recién cortada. Su fragancia es responsable de los familiares aromas cítricos que se encuentran a menudo en muchas variedades de cannabis. Es antiinflamatorio, antifúngico y repelente de insectos.

EL ESPECTRO COMPLETO: LA TERAPIA CON LA PLANTA ENTERA

Aunque este capítulo se haya enfocado en los diversos fitocannabinoides y terpenos presentes en el cannabis, recuerda que el uso de toda la planta o los productos derivados de toda la planta es lo que ofrece los resultados más potentes y eficaces. Cuando todos los componentes trabajan juntos, la eficacia es mayor que la mera suma de la eficacia de las partes; esta es la sinergia del efecto séquito mencionado anteriormente. Sírvete de la información proporcionada para determinar qué compuestos (fitocannabinoides y terpenos) tienen más probabilidades de ser beneficiosos en tu caso. A continuación, busca las variedades de cannabis y los remedios elaborados a partir de plantas enteras que contengan los compuestos deseados en grandes cantidades. Otro aspecto que se debe considerar es la proporción de CBD frente a THC para lograr un beneficio óptimo. Se ha dicho que el CBD es el aspecto femenino del cannabis mientras que el THC es el aspecto masculino. Mientras que este último actúa directamente en los receptores endocannabinoides, el primero equilibra indirectamente el sistema endocannabinoide al permitir que las sustancias neuroquímicas del propio cuerpo actúen durante más tiempo. Si bien ambos son importantes, trabajan mejor juntos. Encontrar la proporción ideal para el problema de salud que se quiera tratar es determinante en el enfoque completo de la terapia con cannabinoides.

MANERAS DE TOMAR EL REMEDIO

E l uso de remedios en los que el CBD es predominante es más
fácil, en muchos sentidos, que el uso del cannabis, en que el
THC es más alto. El efecto tiende a estar más centrado en el
cuerpo, y la mente no suele experimentar alteraciones. El cuerpo
se siente más relajado, el estado de ánimo puede mejorar y la mente puede sentirse más tranquila como resultado. La mayoría de las
personas sometidas a tratamiento pueden trabajar, conducir y pro-
seguir con su rutina normal sin experimentar el efecto secundario
de sentirse «drogadas». Un pequeño porcentaje de consumidores
de CBD que son muy sensibles al THC pueden notar efectos mentales y emocionales que habitualmente están más asociados al consumo del cannabis, en que, como se ha indicado, el índice de THC
es más alto. Por esta razón, quienes consuman por primera vez
estos remedios no deben conducir u operar con maquinaria hasta
que se hayan familiarizado con los efectos y su respuesta a ellos.

Una peculiaridad que presenta el uso medicinal del THC es que una persona puede sentir relajación y liberación respecto del estrés, mientras que otra puede sentirse sobrestimulada y ansiosa, y una tercera puede sentirse activa y con energía. Hay muchos factores que inciden en el efecto, incluida la cantidad, la variedad y el tipo de cannabis, así como las características bioquímicas, la dieta, la historia, el estado emocional y el grado de experiencia del usuario.

VÍAS DE ADMINISTRACIÓN: ¿INGESTA, INHALACIÓN O USO TÓPICO?

La creciente popularidad del CBD ha provocado un renacimiento del uso del cannabis como remedio. Ha abierto los ojos a un amplio abanico de pacientes y profesionales de la salud que antes no habían considerado el cannabis como parte de la farmacopea moderna. El THC, más conocido, también tiene una categoría importante como remedio, pero el hecho de que el CBD sea un compuesto no psicoactivo permite un mayor acceso a los beneficios de las potentes propiedades medicinales de la planta sin que haya que preocuparse por las posibles alteraciones en el ámbito mental.

A diferencia de los medicamentos farmacéuticos, que se administran en dosis específicas, los remedios cannabinoides deben administrarse de forma muy individualizada. No ha habido investigaciones que hayan establecido unos estándares en cuanto a la potencia, el sistema de administración o las dosis que sirvan de guía a los médicos. En el caso del cannabis, las dosis pueden ser tan únicas como los pacientes, y hay muchas formas posibles de administrar el remedio para aprovechar los beneficios que el CBD tiene para la salud. El cannabis puede fumarse, vaporizarse, consumirse como alimento sólido, tomarse como tintura líquida o frotarse sobre la piel. Existen numerosas formas de aprovechar los beneficios que tienen para la salud el CBD y otros cannabinoides, y cada día surgen nuevas tecnologías e innovaciones en relación con ello.

	ADMINISTRACIÓN	MANIFESTACIÓN	DURACIÓN	BIODISPONI-BILIDAD
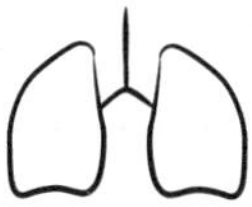	INHALACIÓN Fumado o en forma de vapor, el remedio entra en el torrente sanguíneo directamente desde los pulmones	Inmediata	De 2 a 4 horas	Del 10 al 35%
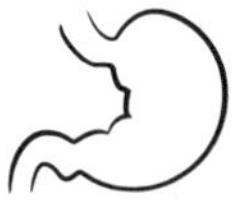	INGESTIÓN Con el consumo oral, la absorción es lenta y errática; las máximas concentraciones en plasma suelen tener lugar en un plazo de 60 a 120 minutos	De 30 minutos a 2 horas o más	De 6 a 8 horas	Del 8 al 15%
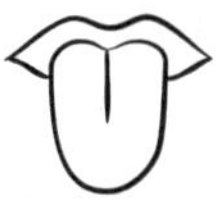	ORAL SIN INGESTIÓN Tinturas y pastillas que se disuelven en la boca (sin tragarlas). El remedio entra en el torrente sanguíneo a través de las membranas mucosas	De 15 a 60 minutos	De 4 a 6 horas	Del 6 al 20%
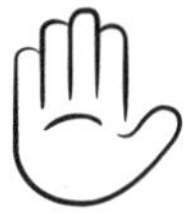	APLICACIÓN TÓPICA. Aplicación en la piel para alivio local, a menudo en forma de bálsamo o pomada. Los efectos son solo locales. El remedio no entra en el torrente sanguíneo	15 minutos (no psicoactivo)	De 2 a 4 horas	No se dispone de datos
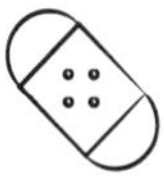	APLICACIÓN TRANSDÉRMICA Parche o gel concebido para ser absorbido a través de la piel y entrar en el torrente sanguíneo	15 minutos (posiblemente psicoactivo)	12 horas (parche) 4 horas (gel)	100%

Figura 10

Si bien el clásico «*brownie* de marihuana» no es cosa del pasado, las opciones se han vuelto más sofisticadas y variadas, desde las más básicas hasta las *gourmet*. A medida que se acerca el fin de la prohibición, las compuertas se van abriendo y empiezan a estar disponibles una gran variedad de productos.

Esta diversidad de opciones puede ser emocionante y empoderadora, y también confusa y desalentadora, especialmente para el nuevo usuario. Si te informas a fondo, podrás comprender tus opciones y elegir el tipo adecuado de remedio de CBD y la dosis correcta. Las reacciones individuales a los remedios de CBD pueden variar mucho de una persona a otra. Los efectos pueden ser distintos según la variedad de la planta, la dosis, la potencia, la vía de administración, la hora del día, la afección que haya que tratar, la cantidad de comida que se ha ingerido y cuánto tiempo hace que ha tenido lugar esta ingesta, y el efecto que se quiere obtener (por ejemplo, despejarse o dormirse). Antes de empezar a consumir CBD, consulta con tu profesional de la salud. Para no llevarse sorpresas desagradables y obtener los beneficios medicinales óptimos, presta atención a tu cuerpo y a tus propias reacciones, utiliza tu intuición, experimenta con distintos procedimientos y recuerda siempre este dicho sabio: «Una vez que hayas ingerido cannabis, siempre podrás tomar más, pero no podrás tomar menos». Te recomendamos encarecidamente que mantengas registros detallados de tu consumo y que abordes todos los parámetros enumerados anteriormente, pues cada tipo de uso te va a afectar de una determinada manera.

PRODUCTOS DE CBD DE USO ORAL Y COMESTIBLES

Tinturas

Hace miles de años que existen las tinturas. *Tintura* hace referencia a la infusión de una planta en una base líquida, a menudo alcohol, en la cual la planta ha sido remojada durante días, semanas o, a veces, meses. Las tinturas se han utilizado para administrar una amplia gama de remedios herbarios en todo el mundo. Son fáciles de usar, duran mucho tiempo y las dosis se pueden establecer con gran precisión. Las tinturas son líquidos concentrados que generalmente están contenidos en pequeñas botellas de vidrio, habitualmente en cantidades de 15, 30 o 60 ml, y la tapa es a la vez un cuentagotas.

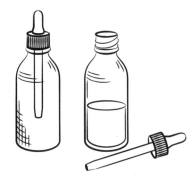

Figura 11. [MELNYK] © 123RF.COM

Un cuentagotas de tintura convencional facilita la administración de unas dosis precisas. Las tinturas son apropiadas para intervalos de dosis muy pequeños y estándar. En el caso de las tinturas de alcohol, entre veinticinco y treinta gotas equivalen a 1 mililitro (ml). El siguiente parámetro que hay que conocer es la potencia del líquido, que generalmente se especifica en la etiqueta como miligramos de CBD por mililitro de líquido (mg/ml). La potencia del CBD se encuentra con mayor frecuencia en el rango de 10 a 20 mg/ml, pero puede llegar a ser de 50 mg/ml. Por lo tanto, lee siempre la etiqueta y calcula la dosis con precisión.

Una vez que sepas cuántas gotas debes tomar, puedes abreviar el proceso midiendo cuántas gotas hay en un cuarto del cuentagotas, en la mitad y en tres cuartos. Así podrás basarte en la altura del líquido en el cuentagotas para efectuar una buena estimación, en lugar de contar las gotas.

Las tinturas se pueden tomar de muchas maneras, como las siguientes:

- Aplicación oral (dejar caer en la parte posterior de la lengua y tragar).

- Sublingual (colocar debajo de la lengua y dejar que se absorba lentamente; tragar el resto).
- En alimentos o líquidos.
- En cápsulas.

El sabor es comparable al de otras hierbas medicinales fuertes, a menudo descritas como amargas y picantes. Las tinturas en las que se ha usado alcohol puro (de 95 grados) pueden ser difíciles de tolerar. No se recomienda poner mezclas fuertes de alcohol directamente sobre la lengua o debajo de esta, ya que el alcohol puede quemar las membranas. Si la tintura se ha diluido pensando en el sabor, podría ser apropiado colocarla directamente sobre la lengua. En el caso de las tinturas de CBD a base de alcohol, se recomienda diluirlas en 30 ml de un zumo amargo o agrio, como el de arándanos, pomelo, limón y jengibre, o naranja. Otra opción es añadir la tintura a agua caliente o a un té caliente (esto permite que una pequeña cantidad de alcohol se evapore, pero no todo él; añade la tintura unos minutos antes de beber el líquido). Muchas personas realizan la dilución en agua a temperatura ambiente, lo cual también es efectivo; sin embargo, a menudo queda un sabor en la boca. Si este es el caso, se puede hacer un enjuague bucal con un poco de agua o de zumo. La dosis de tintura también se puede mezclar con alimentos sólidos, como compota de manzana, pan, yogur, pudín o sopa.

Una dosis oral suele tardar entre quince y sesenta minutos en surtir efecto. Una vez digerida, los efectos son de larga duración; se prolongan entre seis y ocho horas. Por ello, las tinturas se consumen a menudo tres veces al día, con una diferencia de siete u ocho horas. Sin embargo, en el caso de afecciones graves, algunas personas las toman seis veces al día. El objetivo de la dosificación es hacer que el remedio sea lo bastante fuerte como para que sus efectos sobre la mente se perciban en el fondo, pero que no incidan sobre la atención y la conciencia. Las tinturas a base de alcohol se absorben más rápidamente en el torrente sanguíneo que las infusiones a base de aceite. Y como ocurre con todos los comestibles, los efectos son más rápidos y fuertes si el remedio se toma con el estómago vacío. Las tinturas a base de alcohol tienen una vida útil de cinco años.

Infusiones de aceite

Las infusiones de aceite (tinturas con base de aceite) se están volviendo más populares, ya que el CBD es lipófilo (combina bien con las grasas) y se infunde fácilmente en el aceite. Este tipo de infusiones se pueden hacer con aceite de coco líquido, de oliva, de cáñamo, de semilla de girasol o cualquier otro aceite comestible. La mejor forma de administrar las tinturas de aceite es poner las gotas correspondientes directamente debajo de la lengua o encima de esta, ya que las membranas mucosas de la boca absorberán parte de la tintura directamente antes de que llegue al estómago (donde los ácidos estomacales empezarán a descomponerla). Al contar las gotas, puede ser más fácil ponerlas primero en una cuchara. Las dosis y el uso son similares a los de las tinturas de alcohol, con algunas diferencias. La velocidad de absorción del aceite hace que el efecto tarde más en advertirse, entre cuarenta y setenta y cinco minutos aproximadamente, pero tiene la misma duración, entre seis y ocho horas. En caso de observarse que los efectos se desvanecen en menos tiempo, la dosis se puede aumentar ligeramente. También se puede aumentar la frecuencia de la ingesta a tres o cuatro veces al día; hay quienes prefieren tomar este remedio hasta seis veces diarias.

La mayor parte de los aceites comestibles tienen una vida útil limitada, y es mejor consumirlos en el plazo de un año. Si conservas las infusiones a base de aceite en el frigorífico, durarán más tiempo, aunque puede ser que se solidifiquen con el frío.

Si bien la mayoría de las personas se aplican los aceites de CBD directamente debajo de la lengua o sobre ella, también se pueden mezclar con los alimentos. Funcionan bien añadidos a líquidos espesos como batidos, sopas, mantequilla de cacahuete o almendra, miel, compota de manzana o yogur. En cambio, el aceite no se mezcla bien en el agua o en zumos. Las tinturas (o infusiones) de aceite también se pueden aplicar tópicamente, por ejemplo sobre erupciones, músculos doloridos e incluso heridas abiertas.

Normalmente, las dosis se recomiendan en cantidad de miligramos (mg). Para saber cuántos mg de CBD o THC vas a tomar, multiplica el volumen (en ml) por la potencia (mg por ml). El resultado es la cantidad de mg.

Volumen (en ml) $\times$ potencia (en mg/ml) = dosis (en mg)

O, procediendo a la inversa, puedes encontrar el volumen (cantidad de gotas que tomarás en ml) dividiendo la dosis recomendada (en mg) por la potencia (mg/ml). Luego, divide los ml resultantes por 0,85 para obtener la cantidad de gotas.

Para calcular una dosis de infusión de aceite hay que seguir el mismo proceso que se acaba de describir, pero teniendo en cuenta que, en el caso de las infusiones de aceite, veinte gotas equivalen a 1 ml. Por ejemplo, si en la etiqueta de una infusión pone «17,0 mg de CBD por ml», esto significa que cada mililitro (veinte gotas) contiene 17 mg de CBD o, lo que es lo mismo, cada gota contiene 0,85 mg de CBD. Por lo tanto, si quisieras tomar una dosis de 5 mg de CBD, deberías dividir 5 entre 0,85 para obtener la cantidad de gotas que deberías tomar; en este caso, la cantidad sería 5,88 gotas (6, redondeando).

Tinturas de glicerina

La glicerina vegetal, también conocida como glicerol, es un líquido transparente, empalagoso e inodoro producido a partir de lípidos vegetales. Se obtiene mediante un proceso de extracción llamado *hidrólisis*, que implica el uso de presión y agua y cierta temperatura. La glicerina vegetal tiene muchas aplicaciones; se utiliza en alimentos, cosméticos y tinturas de hierbas sin alcohol, incluidas las tinturas de cannabis. Como el cannabis es soluble en lípidos, la glicerina es útil para elaborar infusiones.

Hay varias tinturas de cannabis basadas en la glicerina a la venta, y son una opción válida para las personas que no toleran las tinturas con base de alcohol. Se pueden ingerir, ya sea directamente o mezcladas con alimentos o bebidas. Aplicadas sublingualmente, estas tinturas son discretas, fáciles de consumir y de acción rápida.

Vale la pena mencionar que no toda la glicerina vegetal se produce de la misma manera. La que es de baja calidad puede ser que esté elaborada con maíz y soja modificados genéticamente o con subproductos del procesamiento industrial de biocombustibles, así que elige un producto ecológico siempre que puedas.

Absorción sublingual

Los productos sublinguales tardan entre treinta segundos y dos minutos en surtir efecto y este se prolonga el mismo tiempo que en el caso de otros productos ingeridos, aproximadamente (es decir, entre seis y ocho horas). Debajo de la lengua y dentro de la boca, una gran cantidad de pequeños vasos sanguíneos pueden absorber los cannabinoides en el torrente sanguíneo antes de que sean tragados. Ejemplos de este tipo de remedios son las tin-

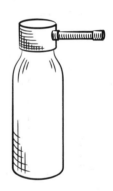

Figura 12. [SEAMARTINI] © 123RF.COM

turas e infusiones, las tiras solubles, los aerosoles bucales y las pastillas que se disuelven en la boca. La administración sublingual no solo es cómoda, sino que, además, la ingesta a través de las membranas de la mucosa bucal permite una absorción directa, rápida y efectiva. En comparación con otras vías de administración, la captación a través de los vasos sanguíneos y los microcapilares de la boca es una de las mejores formas de aumentar la biodisponibilidad de los cannabinoides. Ello permite que el remedio no tenga que pasar a través del sistema digestivo y el hígado, donde se descompondría, lo cual haría que estuviese significativamente menos disponible para el torrente sanguíneo. Cada vez que tomas cualquier medicamento o remedio por vía oral (es decir, siempre que tragas píldoras o tomas un producto comestible), un pequeño porcentaje de ese medicamento o remedio se metaboliza en el hígado antes de llegar a la circulación sistémica (es decir, antes de ser absorbido en el torrente sanguíneo), lo cual disminuye su biodisponibilidad general.

Además, la administración sublingual proporciona efectos rápidos similares a fumar o a la vaporización sin exponer los pulmones al calor, el alquitrán u otros subproductos; evita que la persona tenga que lidiar con el olor, el sabor ahumado, la boca seca y otros problemas, como la irritación de la garganta y la tos, durante la administración.

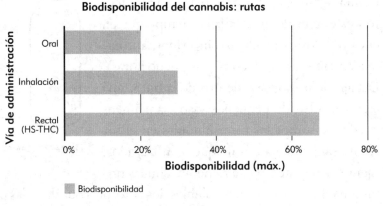

Figura 13. Biodisponibilidad del cannabis: rutas

Cápsulas

Las cápsulas de cannabis constituyen un remedio práctico y fiable. Aceites concentrados, polvos y otros concentrados están alojados en un gel blando o dentro de una cápsula sólida, generalmente de gelatina, almidón vegetal o celulosa. Al contener, cada cápsula, una dosis muy concreta, se evitan las confusiones o inexactitudes a este respecto. En general, las cápsulas pueden tardar entre treinta y noventa minutos en surtir efecto, el cual se prolongará entre seis y ocho horas. Se pueden tomar dos o tres veces al día para lograr un efecto continuo. Las cápsulas son efectivas a largo plazo; están especialmente indicadas para tratamientos duraderos que

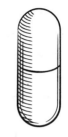

Figura 14. [SEAMARTINI]
© 123RF.COM

requieran que los niveles de CBD se mantengan constantes en el cuerpo. La mayoría de las personas las toleran bien, pero un pequeño porcentaje de individuos tienen dificultades para digerir las cápsulas o los materiales vegetales crudos (este es otro ámbito en el que conviene que uno experimente consigo mismo).

Comestibles

Comer el remedio en forma de alimentos y tentempiés puede ser una forma placentera de recibir los beneficios del CBD. Esta opción está ganando terreno rápidamente dentro del sector emergente que es la industria del cannabis. Hay productos de todas las formas, tamaños y sabores: macarrones, magdalenas, gominolas, piruletas, fruta deshidratada, barritas energéticas, chocolate y salsas picantes son solo algunos de los comestibles disponibles, dulces y salados.

Los comestibles se pueden elaborar con materia prima vegetal, infusiones de aceite, mantequilla o cualquier tipo de extracto. Como el cannabis es lipófilo, como se mencionó anteriormente, puede disolverse en la grasa y, por lo tanto, añadirse a casi cualquier alimento que uno pueda imaginar. Algunos comestibles están hechos de modalidades más concentradas de cannabis, como el extraído con la ayuda de etanol y CO_2. Cada modalidad presenta una determinada combinación y unas determinadas proporciones de CBD en relación con otros componentes.

Una de las dificultades que presentan los comestibles es que puede ser difícil calcular la dosis. Su uso efectivo requiere una dosificación precisa, ir probando y ser constante. Puesto que los comestibles tienen que pasar por el aparato digestivo, se puede tardar entre una y tres horas en percibir los efectos. A causa de ello, es frecuente que los consumidores cometan el error de pensar que los comestibles que han ingerido no son efectivos; a partir de ahí, comen una dosis superior a la ideal. Tomar demasiado CBD no suele causar efectos secundarios adversos, pero sí provocar molestias temporales, que pueden prolongarse ocho horas o más. Otra precaución que hay que tener es que, al haber opciones cada vez más sabrosas y deliciosas a la venta, el consumidor puede tener la tentación de ingerir dosis más altas de lo necesario o deseable. Los comestibles también pueden ser atractivos para los niños o las mascotas, así que asegúrate de mantenerlos alejados y encerrados en un lugar seguro.

Pastillas para chupar

Las pastillas con CBD para chupar constituyen una manera fácil y discreta de administrar una dosis oral y obtener efectos calmantes y relajantes. La absorción del remedio tiene lugar con bastante rapidez; tarda entre veinte y cuarenta minutos en producirse. Estas pastillas se disuelven en cuestión de minutos y su contenido se va absorbiendo con relativa lentitud por las membranas mucosas bucales, a través de las cuales llega eficazmente al torrente sanguíneo. Fíjate bien en las etiquetas. Las pastillas para chupar contienen, en general, entre 10 y 20 mg de CBD. A menudo se pueden adquirir modalidades sin azúcar o con miel, y pueden contener otras hierbas (como la equinácea) o sabores que proporcionan efectos calmantes para la garganta.

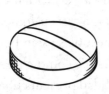

Figura 15. [SEAMARTINI]
© 123RF.COM

Tiras de CBD solubles sublinguales

Las tiras de CBD solubles sublinguales (similares a las tiras nasales) son de acción rápida. Son cómodas de transportar y consumir, y muy discretas. No desprenden ningún olor y se disuelven muy rápidamente, en pocos minutos. Tardan entre quince y treinta minutos en surtir efecto, que puede prolongarse las típicas seis u ocho horas. Como no pasan por el aparato digestivo o el hígado, presentan una biodisponibilidad elevada. La cantidad de CBD que contienen estas tiras oscila entre los 5 y los 40 mg, y algunas empresas las ofrecen en varios sabores. Si la tira se coloca entre la mejilla y la lengua, la liberación será más lenta, y la experiencia más duradera.

Aceites concentrados extraídos utilizando CO_2

El aceite extraído utilizando CO_2 se puede mezclar con otros aceites vehiculares para hacer comestibles o cápsulas (consulta la página 112 para obtener más información sobre cómo se elaboran estos concentrados). Este aceite es el preferido por los pacientes que necesitan una dosis muy elevada para tratar su problema de salud. Es un aceite extremadamente concentrado: su contenido en cannabinoides es, con frecuencia, del 50 al 75 %. Se suele indicar una dosis «equivalente, en tamaño, a un grano de arroz»; esto son unos 50 mg de CBD. Este concentrado puede venir en un dispensador de jeringa para facilitar su uso. Es un aceite muy espeso y viscoso; se adhiere como el alquitrán a todo lo que toca. Por lo tanto, la jeringa permite una fácil aplicación y colocación sin que haya necesidad de tocar el aceite. Además, la jeringa generalmente tiene marcadas rayas de medición para permitir una aplicación precisa. Desafortunadamente, las dosis pequeñas no pueden administrarse de esta manera, por lo que este sistema es mejor para aplicar dosis de 50 mg y superiores. Una forma preferida de tomar este remedio es colocar la dosis deseada en una cápsula vacía para consumirla oralmente.

Zumo de cannabis crudo

Que el alimento sea tu medicina
y la medicina sea tu alimento.

HIPÓCRATES, 431 a. de C.
(considerado el padre de la medicina occidental)

El zumo de las hojas de cannabis crudas (que no han sido sometidas a la acción del calor) contiene las formas ácidas del cannabinoide. Cuando el cannabis crece, produce el ácido cannabidiólico (CBDA) y el ácido tetrahidrocannabinólico (THCA). Cuando se seca y se calienta, en un proceso llamado *descarboxilación*, el calor hace que el CBDA y el THCA se conviertan en el cannabidiol (CBD) y el tetrahidrocannabinol (THC), respectivamente. El THCA no es psicoactivo, por lo que puede consumirse en grandes cantidades sin experimentar este tipo de efectos. El CBDA y el THCA han demostrado tener propiedades antiinflamatorias, antioxidantes y neuroprotectoras. El cannabis está lleno de enzimas y nutrientes beneficiosos cuando se consume como alimento. Muchas personas hablan de que este consumo les aporta grandes beneficios. Sin embargo, hay que tener en cuenta algunas dificultades importantes. Por una parte, el jugo de las hojas de cannabis tiene una vida útil extremadamente corta: una vez que las hojas se han prensado con un exprimidor de barrena, el jugo debe consumirse dentro de un lapso de cuatro a doce horas. Se puede congelar, pero antes se debe añadir un poco de agua, porque el jugo fresco no cristaliza bien. La otra dificultad consiste en encontrar un buen suministro de hojas frescas. El doctor William Courtney es un defensor del zumo de cannabis fresco y recomienda añadirlo a otros zumos, como el de remolacha o zanahoria, o a los zumos verdes. Muchos de los usuarios que acuden a este sistema cultivan sus propias plantas para extraer el zumo de ellas.

PRODUCTOS INHALABLES

Fumar las flores (los cogollos)

Fumar cannabis es la convención tradicional. Se trata de un procedimiento de eficacia comprobada que se ha practicado a lo largo de los siglos. La inhalación tiene un efecto inmediato porque las moléculas activas entran en el torrente sanguíneo a través de los pulmones, evitando el aparato digestivo. A la hora de comprar flores, busca las variedades con un alto contenido en CBD, muchas de las cuales están disponibles en la actualidad: telaraña de Charlotte, *harlequin*, *sour tsunami* (tsunami agrio), *cannatonic*, *remedy*, *valentine X* y ACDC (consulta el capítulo ocho para obtener información sobre variedades específicas).

Existen innumerables dispositivos y aparatos que pueden usarse para fumar las flores y concentrados de CBD. Algunos requieren un esfuerzo significativo; otros son prácticos y el esfuerzo que requieren es mínimo. Los hay que parecen bolígrafos; estos son muy discretos

OPCIONES PARA FUMAR

El cigarrillo de marihuana. Tradicionalmente, los cigarrillos de cannabis se han enrollado en un papel fino hecho de materiales como cáñamo o papel de arroz. Esta es la manera de fumar cannabis más conocida, y puede constituir una forma muy rápida de administrar el CBD. Sin embargo, el olor relativamente fuerte que se desprende no es muy discreto y tiende a pegarse a la ropa y el cabello, donde persiste. Además, mientras que la primera o segunda calada tienen un sabor relativamente poco intenso, el sabor se intensifica a medida que se va avanzando hacia el final del cigarrillo, porque el cannabis restante actúa como un filtro concentrador para que pase el humo.

Se llegó a creer que fumar cannabis podía contribuir al cáncer de pulmón o de las vías respiratorias superiores. Investigaciones recientes indican que no es así. Un estudio publicado en el *International Journal of Cancer* [Revista internacional del cáncer] mostró que los fumadores de cannabis no corrían un riesgo mayor de desarrollar cáncer de pulmón.[24] De hecho, los fumadores de cannabis a menudo tenían una tasa de cáncer de pulmón significativamente más baja que los que no lo fumaban.

La pipa. Las pipas son otra herramienta habitualmente utilizada para fumar. Las hay de muchos tamaños y materiales: vidrio soplado a mano, madera, metal, cerámica y piedra. Es sencillo tallar una pipa de un solo uso a partir de dichos materiales, ya que solo hay que hacer un recipiente para que contenga la materia vegetal y una cámara para que fluya el aire. ¡Incluso un pedazo de papel de aluminio puede convertirse en una pipa improvisada! Las pipas pequeñas son un recurso muy eficaz para fumar, ya que solo se puede emplear un cogollo (racimo floral) muy pequeño para un solo uso.

La pipa de agua o *bong* constituye otra forma popular de fumar flores o concentrados de cannabis. Hace al menos dos mil cuatrocientos años que se utiliza este instrumento, en todo el mundo.

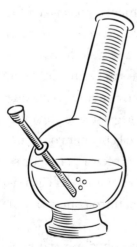

El humo pasa a través del agua y se filtra y enfría antes de ser inhalado. Los *bongs* están hechos de una amplia variedad de materiales, como vidrio, material acrílico, bambú, metales y cerámica. Se presentan en un amplio abanico de formas y tamaños, y el coste también es muy variable. Algunos estudios sobre el tabaco sugieren que la filtración por medio del agua puede ser una forma efectiva de reducir la exposición a los riesgos potenciales para la salud asociados con el hábito de fumar, pues los tóxicos conocidos de los subproductos del material vegetal quemado serían

Figura 16. [KERNELPANIC74]
© 123RF.COM

filtrados. Cuando el humo se enfría, es menos irritante para las vías respiratorias. Las pipas de agua son relativamente fáciles de usar y mantener, pero deben conservarse limpias, pues el agua que contienen puede tardar muy poco en oler muy mal. Generalmente, los *bongs* se utilizan en casa, porque lo habitual es que no sean fáciles de transportar.

Vaporización

La vaporización es el proceso de calentar flores, aceites o concentrados de cannabis a una temperatura inferior al punto de combustión (aquel en el que aparece la llama). De esta manera, los cannabinoides son liberados al aire sin que se generen los subproductos potencialmente nocivos del humo. La vaporización del cannabis reduce el humo nocivo y las toxinas asociadas a este (es decir, los hidrocarburos carcinógenos) que se generan por encima del punto de combustión, que es de unos 230 °C. Puesto que la vaporización puede proporcionar dosis de cannabinoides al tiempo que reduce la ingesta de humo carcinogénico por parte del usuario, es un procedimiento probablemente más seguro que la inhalación de humo para la administración del cannabis. Los usuarios lo prefieren.

En los últimos años, la vaporización del cannabis ha ganado en popularidad, tanto por los potenciales beneficios para la salud que presenta este sistema frente al fumar como por el carácter discreto y práctico de los vaporizadores portátiles; ha habido muchos avances en este ámbito. Además, el vapor no desprende el olor intenso del humo de marihuana (a menudo no huele en absoluto) y, por lo tanto, es más discreto. Cuando se ingieren o se inhalan, los concentrados de cannabis puros pueden producir efectos terapéuticos beneficiosos en quienes padecen la enfermedad pulmonar obstructiva crónica.

El punto de ebullición del CBD se encuentra entre los 160 y los 180 °C, según la presión. El punto de ebullición del Δ9-THC es de 157 °C y el del Δ^8-THC está entre los 175 y los 178 °C. Algunos expertos creen que la temperatura ideal para vaporizar el cannabis es de unos 170 °C, aunque ciertos cannabinoides comienzan a vaporizarse a temperaturas incluso más bajas. Otros prefieren vaporizar a unos 204 °C para asegurarse de que todo el CBD se libere completamente. Un cigarrillo de marihuana puede arder a temperaturas de hasta 1093 °C o superiores. Algunos vaporizadores cuentan con un control de temperatura digital que se puede ajustar para calentar el cannabis a temperaturas más bajas y, por lo tanto, mantener los perfiles de sabor de los terpenos, que pueden quemarse a temperaturas más altas. Las temperaturas elevadas son adecuadas para producir remedios que favorecen el sueño y combaten el insomnio.

Los sistemas de calentamiento utilizados en los vaporizadores son esencialmente dos:

1. **La conducción.** En este caso, la hierba o el aceite se calientan por contacto directo con una superficie calentada eléctricamente. Puede ser difícil regular la temperatura en los vaporizadores con este sistema, pero tienen la ventaja de que son fáciles de construir, son portátiles y funcionan con pilas. Las plumas de vapor y la mayoría de los vaporizadores portátiles se calientan por conducción.
2. **La convección.** El calentamiento por convección es más complejo. Se hace pasar aire caliente sobre el material vegetal de manera uniforme y eficiente. El elemento calefactor nunca entra en contacto directo con el material vegetal. Los vaporizadores de escritorio y de uso doméstico utilizan este sistema de calentamiento, más fácil de controlar. Es la opción ideal para tener la mejor experiencia posible.

Bolígrafos vaporizadores y plumas de vapor. Estos vaporizadores electrónicos digitales son increíblemente compactos, fáciles de usar y más baratos que otros tipos de vaporizadores. Una característica común de algunas plumas de vapor es el «arranque directo»: para iniciar el uso, basta con aspirar aire a través de la boquilla. Esta acción pone en marcha el mecanismo de calentamiento, y el vapor fluye directamente desde el elemento calefactor hasta el usuario. En el caso de otros bolígrafos vaporizadores hay que presionar un botón para activarlos, y el

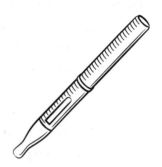

Figura 17. [YLIVDESIGN] © 123RF.COM

botón debe presionarse continuamente durante la inhalación para vaporizar el material. Los bolígrafos vaporizadores son muy discretos, compactos, prácticos e inodoros. Por lo general, son muy pequeños y pueden confundirse fácilmente con un utensilio de escritura o un marcador. Se abastecen con cartuchos precargados, que son bastante económicos; a menudo dan para trescientas inhalaciones. Por lo general, tienen una pila recargable de iones de litio incorporada. Si se utiliza un aceite que no contenga toxinas o productos químicos residuales, no se sabe que la vaporización tenga efectos secundarios o consecuencias indeseables para la salud, pero hay que ir con cuidado al inhalar para no absorber demasiado contenido.

Portátiles (de mano). Los vaporizadores portátiles son un poco más grandes que las plumas de vapor, pero siguen siendo relativamente pequeños en comparación con otros dispositivos. En ellos se pueden poner distintos tipos de aceites, concentrados o flores. Pueden contar con accesorios para varios tipos de materiales vegetales. Los más evolucionados desde el punto de vista tecnológico cuentan con controles digitales avanzados para regular la temperatura.

De escritorio/para usar en el hogar. Estos vaporizadores son unidades fijas más grandes y requieren electricidad. A menudo utilizan el calentamiento por convección, el cual hace que la calidad del vapor sea máxima, ya que el calor se distribuye de manera uniforme y nunca entra en contacto directo con el material vegetal.

Dabbing. El *dabbing* es un tipo de vaporización que da lugar a concentraciones de cannabis muy elevadas. Se administra utilizando un tipo específico de pipa de agua que tiene una superficie extremadamente caliente, que lo que hace esencialmente es evaporar el concentrado con gran rapidez. El *dabbing* es una tendencia más reciente, que generalmente se utiliza para obtener concentrados con un alto contenido en THC para lograr el máximo «colocón» recreativo. Pero también se pueden «dabbear» los concentrados de CBD. Si se requieren altas dosis, esta es una forma muy potente y rápida de obtenerlas.

Concentrados

Los concentrados son cada vez más populares y hay de muchos tipos, lo cual puede dar lugar a ambigüedades y confusiones. También se los conoce como *extractos de cannabis*, y son mucho más potentes que las flores. Ejemplos de concentrados son los conocidos como *kief*, hachís, aceite de hachís, *wax* (cera), *shatter* (rompedor), *crumble*, *RSO*, *rosin* (colofonia), *sap*, *nectar* y otros. El proceso de la creación de concentrados puede ser complejo y potencialmente peligroso. Hay una gran cantidad de métodos de extracción, muchos de los cuales emplean procesos de alta tecnología que dan lugar a un producto final altamente concentrado.

Extracción utilizando alcohol. Se trata de un proceso relativamente sencillo desde el punto de vista tecnológico que utiliza alcohol o etanol de alta graduación como disolvente para extraer los ingredientes activos de la planta. El alcohol se mezcla con el material vegetal y se almacena en un lugar oscuro y fresco durante varias semanas. A continuación, el material vegetal se extrae del alcohol, se desecha y el alcohol se utiliza para hacer tinturas. La solución de tintura se somete luego a evaporación a baja presión, y el producto resultante es el aceite de cannabis puro. Con este método no se elimina la clorofila, y el aceite final tiene un color verde oscuro.

RSO (aceite de Rick Simpson). Este sistema fue uno de los primeros procedimientos de concentración y se popularizó en Internet. Es similar a la extracción con alcohol: se utiliza un disolvente, que después se evapora. Pero cuando Rick Simpson comenzó a fabricar su aceite, empleó algunos disolventes muy tóxicos, como la nafta, un destilado del petróleo. Se pueden usar muchos disolventes diferentes, como el hexano, el pentano o el butano. Simpson afirmó que su proceso eliminaba estas sustancias tóxicas por completo, pero es difícil conseguir este resultado, especialmente si no se cuenta con unos químicos expertos que guíen el proceso. No recomendamos el uso de ningún producto que pueda contener residuos tóxicos como resultado del procesamiento químico; si no estás absolutamente seguro de cómo se elaboró, evita introducirlo en tu cuerpo.

Extracción con fluidos supercríticos. Este sistema requiere una máquina sofisticada que separe un componente de otro mediante el uso de dióxido de carbono, lo cual da lugar a un estado líquido «supercrítico». Este proceso de extracción no es tóxico y se ha convertido en el convencional para obtener concentrados de cannabis limpios y seguros. Este sistema se sirve de las propiedades extrañas de gases que han sido comprimidos más allá de su «punto supercrítico». El dióxido de carbono (CO_2) es el gas que se usa con más frecuencia porque su punto crítico se puede alcanzar con unos 32 °C, una temperatura lo bastante fría como para que los terpenos y los cannabinoides no se vean desactivados.

Butano (BHO). El aceite de hachís extraído con butano, también conocido como BHO, es un concentrado de cannabis en cuya elaboración se utiliza el butano como disolvente para eliminar los cannabinoides. Muchos concentrados se incluyen en esta categoría, como el *wax* (cera), el *shatter* (rompedor), el *crumble*, el aceite de hachís y otros. El n-butano es altamente inflamable y puede dejar un residuo tóxico en el producto final. El BHO puede ser extremadamente peligroso. Por desgracia, se ha vuelto popular, debido a que es barato y fácil de adquirir. No recomendamos ingerir nada que pueda contener residuos de butano. La mayoría de los productos *wax* se elaboran con butano.

PRECAUCIÓN SOBRE LA COMPRA DE ACEITE DE CBD EXTRAÍDO DEL CÁÑAMO INDUSTRIAL

El aceite de CBD extraído del cáñamo industrial es una sustancia espesa similar al alquitrán que a menudo debe diluirse con un compuesto como el propilenglicol, un aditivo muy utilizado. El propilenglicol, que se encuentra en los cartuchos de aceite de CBD para plumas de vapor, podría convertirse en formaldehído, un conocido carcinógeno, al ser calentado e inhalado.

TIPOS DE CONCENTRADOS

Kief. Este es el menos complicado de los concentrados y es completamente natural. El *kief* es un conjunto de tricomas (las estructuras cristalinas que recubren la superficie exterior de las flores secas). Puede atraparse utilizando pantallas de filtrado y parece un polvo fino.

Hachís. Hace siglos que el hachís se elabora a partir de plantas de cannabis en todo el mundo. En Estados Unidos, hacer burbujear el hachís usando agua helada es el procedimiento más habitual de producción sin utilizar disolventes. Los tricomas de la planta se congelan, se aíslan con varias capas de filtros, se secan y se prensan. Hay muchos otros sistemas, como frotar las flores femeninas a mano, lo cual deja una especie de alquitrán negro en las manos y los dedos que luego se raspa con un cuchillo y se enrolla en bolitas.

Rosin (colofonia). La colofonia son tricomas de resina vegetal obtenidos al inducir alta presión y calor al material vegetal seco. Se puede utilizar una prensa de calor industrial, o incluso un secador de pelo para cantidades pequeñas. Es una técnica relativamente simple que permite obtener un producto final de alta calidad sin emplear disolventes.

Aceite obtenido utilizando CO$_2$. Este aceite se elabora empleando un sistema de extracción supercrítico. Sometido a alta presión y a una baja temperatura, el CO$_2$ ya no es un gas, sino un líquido que se usa como disolvente para extraer el aceite de cannabis. Requiere una maquinaria muy costosa y es el principal sistema utilizado en el ámbito comercial. Los pacientes con afecciones médicas lo prefieren, ya que es el procedimiento de extracción más puro y saludable. Por lo general, las ceras que permanecen después de la concentración se eliminan mediante otro proceso que requiere congelación o el uso de etanol o disolventes. No recomendamos ingerir o fumar productos en cuya elaboración se hayan utilizado disolventes.

USO TÓPICO, TRANSDÉRMICO Y EXTERNO DE LOS PRODUCTOS DE CBD

Ungüentos, lociones, aceites

Los productos de cannabis se pueden aplicar tópicamente en el cuerpo, donde se absorben por vía transdérmica (a través de la piel), para el alivio localizado del dolor, la inflamación, la psoriasis, las erupciones, la artritis y otras afecciones. Los productos de aplicación tópica son ungüentos, bálsamos, aceites y lociones. Estos remedios no son psicoactivos y constituyen la forma menos invasiva de usar el cannabis con fines terapéuticos. Los ungüentos tópicos son útiles para

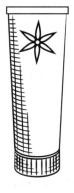

Figura 18.
[YLIVDESIGN]
© 123RF.COM

Figura 19.
[FOXROAR] ©
123RF.COM

afecciones que no se extiendan, hacia el interior, más de 2,5 cm desde la superficie de la piel, pues no penetran en zonas más profundas. Son excelentes para el tratamiento de diversas afecciones cutáneas. Para enfermedades muy importantes, como el cáncer de piel, se pueden usar concentrados de aceite de cannabis puro; por ejemplo, los extractos obtenidos utilizando CO_2.

Parches transdérmicos

Los parches transdérmicos son parches adhesivos medicinales que se colocan en la piel y liberan pequeñas cantidades de sustancia medicamentosa en el torrente sanguíneo durante un largo período de tiempo. Los parches se distinguen de los productos de aplicación tópica en que pueden penetrar las siete capas epidérmicas de la piel y llegar al torrente sanguíneo. Además, tienen un efecto sistémico en lugar de localizado, a diferencia de la mayoría de los productos tópicos. Y su acción es más prolongada: puede durar de seis a diez horas. Los parches se pueden cortar en trozos más pequeños si se necesita menos medicación. Puesto que actúan a nivel sistémico, los parches de THC tienen efectos psicoactivos.

Supositorios

Hace siglos que los supositorios se utilizan como una forma de administrar medicamentos al colon, donde se pueden absorber directamente, sin haber pasado por el estómago y el hígado. Constituyen una excelente manera de obtener los beneficios que el CBD tiene para la salud, especialmente cuando la ingesta oral está restringida. Cuando la sustancia medicamentosa se administra a través de los tejidos rectales o vaginales, la absorción y la biodisponibilidad son mayores. Los supositorios son especialmente útiles para los pacientes con cáncer de pelvis, recto, colon, próstata u ovario. Además, la mayoría de las personas afirman ser capaces de tomar grandes dosis de THC en supositorios sin experimentar el «colocón» psicoactivo asociado a otros tipos de administración. Se recomiendan para los pacientes de cáncer que necesitan grandes dosis de CBD y THC y que desean reducir al mínimo los efectos secundarios psicoactivos. La mejor forma de elaborar estos supositorios consiste en mezclar el aceite concentrado de cannabis con manteca de cacao.

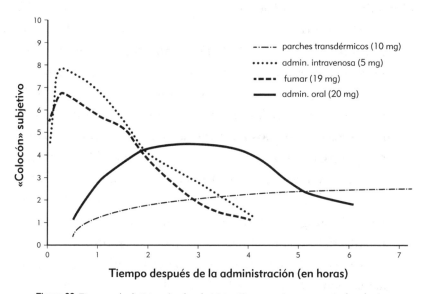

Figura 20. Tiempos de distintas vías de administración necesarios para sentir el «colocón»

VERSIONES FARMACÉUTICAS Y SINTÉTICAS DEL CANNABIS

La siguiente lista incluye algunos de los principales productos farmacéuticos relacionados con el cannabis que se han desarrollado o se están desarrollando actualmente.

El **Sativex (nabiximol)** es un medicamento de GW Pharmaceuticals elaborado a partir de la planta de cannabis que ha sido aprobado en más de veinte países para el tratamiento de la esclerosis múltiple y la espasticidad. La fórmula incluye la misma proporción de THC y CBD y el producto se presenta como un aerosol bucal. Se aprobó y lanzó en el Reino Unido en 2010 como el primer medicamento con receta del mundo basado en el cannabis.* En Estados Unidos se otorgó una patente para el uso del Sativex para el tratamiento del dolor en pacientes con cáncer en 2011, pero el medicamento no se ha legalizado en este país.

El **Epidiolex (cannabidiol)** es una formulación farmacéutica oral de CBD puro de origen vegetal, fabricada por GW Pharmaceuticals, que en junio de 2018 se convirtió en el primer medicamento basado en la marihuana aprobado por la Administración de Alimentos y Medicamentos estadounidense (FDA, por sus siglas en inglés), para el tratamiento de las convulsiones asociadas con dos modalidades poco frecuentes y graves de epilepsia, el síndrome de Lennox-Gastaut (LGS) y el síndrome de Dravet, en pacientes mayores de dos años. El Epidiolex también ha sido designado medicamento huérfano por parte de la Agencia Europea de Medicamentos para el tratamiento del LGS, el síndrome de West, el síndrome de Dravet y el complejo de esclerosis tuberosa. GW está evaluando actualmente programas de desarrollo clínico adicionales en otros trastornos huérfanos que implican convulsiones.**

El **dronabinol (comercializado como Marinol)** es una versión sintética del THC fabricada por Solvay Pharmaceuticals. Lo aprobó la FDA en Estados Unidos para las náuseas en 1985 y para la estimulación del apetito en 1992; pasó a ser un medicamento incluido en la Lista 3*** en 1999. En Dinamarca se aprobó para

---

* España, México y Colombia son algunos de los países en los que el Sativex está aprobado desde finales de 2018. (N. del T.)

** El párrafo correspondiente al Epidiolex está actualizado por el traductor, pues dicho fármaco aún no había sido aprobado en el momento de la publicación de la obra original (en inglés). (N. del T.)

*** La Lista 3 de la Administración para el Control de Drogas estadounidense incluye los medicamentos, drogas y sustancias químicas cuyo potencial de inducir dependencia física y psicológica es entre medio y bajo. Su potencial adictivo es mayor que el de las drogas, sustancias y fármacos incluidos en las listas 1 y 2, pero menor que el que tienen los incluidos en la Lista 4. (N. del T.)

la esclerosis múltiple en 2003 y en Canadá está aprobado para la caquexia relacionada con el sida (desde 2000) y para las náuseas y vómitos asociados con la quimioterapia (desde 1988).

La **nabilona (comercializada como Cesamet)*** es un fármaco cannabinoide sintético fabricado por Valeant Pharmaceuticals, recetado para tratar las náuseas y los vómitos que son un efecto secundario de la quimioterapia y como analgésico para el dolor neuropático. Es un imitador sintético del THC, el principal compuesto psicoactivo que se encuentra de forma natural en el cannabis. Originalmente aprobado por la FDA para su consumo en Estados Unidos en 1985, se retiró del mercado hasta que se volvió a aprobar en el 2006. Se legalizó en Canadá en 1981, en el Reino Unido y Australia en 1982 y en México en 2007. En 2006, la FDA aprobó revisiones del etiquetado de seguridad de la nabilona para que constasen advertencias y precauciones relacionadas con su uso, como el potencial que tiene de afectar al estado mental del paciente.

Cannabinoides sintéticos

La denominación *cannabinoides sintéticos* hace referencia a una cantidad creciente de sustancias químicas modificadas por el hombre que o bien se pulverizan sobre material vegetal desmenuzado y secado para que puedan fumarse (incienso de hierbas) o bien se venden en forma líquida para vaporizarlas e inhalarlas en cigarrillos electrónicos y otros dispositivos (incienso líquido).

Estas sustancias químicas se llaman cannabinoides porque tienen relación con componentes químicos que se encuentran en la planta de cannabis. Los cannabinoides sintéticos a veces se denominan, engañosamente, *cannabis sintético*, *marihuana sintética* o *falsa marihuana*, y a menudo se comercializan como alternativas seguras y legales, aunque no lo son. De hecho, pueden afectar al cerebro de manera mucho más potente que el cannabis; sus efectos reales

---

* En España, la nabilona se comercializa como Nabilone. (N. del T.)

pueden ser impredecibles y, en algunos casos, graves o incluso potencialmente mortales.

Los cannabinoides sintéticos forman parte de un grupo de drogas llamadas *nuevas sustancias psicoactivas* que están disponibles en el mercado desde fechas recientes y cuya finalidad es inducir los mismos efectos que las drogas ilegales. Algunas de estas sustancias puede ser que existan desde hace años, pero hayan vuelto a introducirse en el mercado con nuevas características químicas o debido a que se han hecho populares de nuevo.

Los fabricantes presentan estos productos de incienso a base de hierbas en coloridos paquetes de aluminio y venden productos similares de incienso líquido, como otros líquidos para cigarrillos electrónicos, en botellas de plástico. Los comercializan bajo una amplia variedad de marcas; en años anteriores, K2 y Spice eran las habituales. Actualmente existen cientos de otras marcas, como Joker, Black Mamba, Kush y Kronic.

Durante varios años, las mezclas de cannabinoides sintéticos han sido fáciles de comprar en las tiendas de parafernalia de drogas, tiendas de novedades, estaciones de servicio y por Internet. Puesto que las sustancias químicas utilizadas en ellos tienen un alto potencial adictivo y no presentan ningún beneficio médico, las autoridades han declarado ilegal vender, comprar o poseer muchas de estas sustancias.

PAUTAS DE DOSIFICACIÓN

La dosificación es todo.

PARACELSO,
médico y químico suizo del siglo XVI

Encontrar la dosis correcta de CBD para un paciente en particular no es una tarea fácil, incluso para los expertos, porque hay muchos factores distintos que tienen un papel importante en la experiencia del paciente:

- La enfermedad o el tipo de dolencia.
- La etapa en la que se encuentra la afección, o su intensidad.
- Las características biológicas y el metabolismo del paciente y cómo responde al CBD.
- El sistema endocannabinoide del paciente y su funcionamiento y adaptación al CBD con el tiempo.
- Su peso corporal.
- Su sensibilidad al cannabis (este es el factor más importante).
- Las sustancias químicas presentes en su cuerpo, para lo cual hay que tener en cuenta los fármacos y alimentos que ha ingerido.
- La forma en que más de cien moléculas diferentes pueden tener un impacto en él (esto se desconoce en gran medida).

En general, se considera que el consumo de CBD es seguro (siempre que esté limpio y no tenga toxinas); sin embargo, nos basamos en el principio de precaución para hacer recomendaciones. Este principio sirve como orientación para tomar decisiones más inteligentes ante la incertidumbre. Nos guía para actuar con cautela frente a lo desconocido: se trata de no perjudicarnos a nosotros mismos y prevenir los daños; debemos ir observando los resultados y hacer pequeños ajustes con el tiempo.

Lo más adecuado es dar pequeños pasos de forma progresiva para permitir que se vayan produciendo ajustes lentamente. Este proceso reduce el riesgo de problemas como la sobredosis, la saturación o las reacciones excesivas. Siempre recomendamos proceder de esta manera como la mejor opción para introducir el CBD en el cuerpo. Implica comenzar en la parte baja del intervalo posológico e ir ajustando poco a poco la dosis en sentido ascendente hasta alcanzar el efecto deseado. Este enfoque caute-loso ha sido muy útil a nuestros pacientes, y muchos expertos lo recomiendan actualmente como protocolo de administración de las dosis del cannabis medicinal.

Dado que existe una amplia gama de posibilidades en cuanto a la posología, hemos identificado tres intervalos de dosis que son útiles para distintas afecciones: las microdosis, las dosis estándar y las macrodosis (terapéuticas). Estos tres intervalos, en combina-ción con el peso corporal del paciente, determinan la dosis inicial recomendada:

1. Se considera que las microdosis constituyen un nivel de medicación bajo. Abarcan el intervalo que va de los 0,5 a los 20 mg de CBD por dosis y día.
   - Las microdosis pueden ser efectivas para los trastornos del sueño, el dolor de cabeza, los trastornos del estado de ánimo, las náuseas, el estrés, el trastorno de estrés postraumático y los trastornos metabólicos.
2. Las dosis estándar corresponden al intervalo medio, que va de los 10 a los 100 mg de CBD por dosis y día.
   - Las dosis estándar han demostrado ser eficaces para el dolor, la inflamación, los trastornos autoinmunes, la enfermedad de Lyme, la ansiedad, la depresión, la artritis, algunos trastornos mentales, la fibromialgia, la esclerosis múltiple, la enfermedad inflamatoria intesti-nal, el autismo y la pérdida de peso.
3. Las macrodosis (o dosis terapéuticas) corresponden al in-tervalo alto, que va de los 50 a los 800 mg de CBD por dosis y día.
   - Se suele acudir a las macrodosis para tratar el cáncer, la epilepsia, los trastornos convulsivos, las enfermedades hepáticas y otras afecciones graves que ponen la vida en peligro.

Estas son las instrucciones relativas a cómo usar las tablas:

1. Primero, decide si usarás el protocolo relativo a las micro-dosis, las dosis estándar o las macrodosis y a continuación localiza esa tabla.

2. Identifica tu peso corporal en la columna de la izquierda* y lee a lo largo de la fila.

3. Hemos proporcionado cinco intervalos de mg de CBD por dosis y día en los protocolos micro y estándar, y diez intervalos en el protocolo macro.

4. La dosis de CBD puede ser el total de CBD + THC. Si estás tomando un producto en que la relación entre el CBD y el THC es de 1 a 1, y la tabla indica 20 mg, eso significa que estás tomando 10 mg de CBD más 10 mg de THC por día.

5. Si solo estás tomando una dosis diaria, el número de la tabla corresponde a tu dosis. Si estás tomando dos do-sis diarias, haz que cada una de ellas incluya la mitad de lo que se recomienda. Si estás tomando tres dosis al día, haz que cada una de ellas incluya un tercio de la cantidad recomendada. Deja pasar de siete a ocho horas entre una dosis y la siguiente.

6. Comienza con la dosis más baja (la que se indica en la co-lumna izquierda) y tómala al menos media hora antes de una comida (consulta el punto 5 para determinar la dosis si tomas el remedio más de una vez al día). Esta es tu dosis inicial, no tu dosis objetivo.

7. Sigue con esta dosis durante dos o cuatro días antes de aumentarla. Te aconsejamos que tomes nota de todos los parámetros con respecto a tus dosis y cómo te afectan para que puedas efectuar ajustes.

---

* Una libra equivale a 0,45 kilos.

8. Presta atención a cualquier reacción desagradable o negativa. En caso de producirse, reduce la dosis a la mitad y tómala durante un período de dos a cuatro días antes de aumentarla.

9. Mantente en el siguiente nivel de dosis durante otros dos o tres días antes de incrementarla. Si no utilizas las tablas, súbela en un 20 %.

10. Continúa con este patrón, observando la reacción de tu cuerpo y cualquier cambio en tu problema de salud.

11. Al ir subiendo la dosis, puede ser que llegues al punto en que experimentes una reducción de los beneficios o alguna reacción desagradable o negativa. Si ocurre esto, regresa a la dosis anterior y sigue con ella durante cuatro días como mínimo. Luego, con cuidado, vuelve a aumentar ligeramente la dosis. Si tu cuerpo responde positivamente a este nivel, mantente ahí: esta es tu dosis objetivo.

Sigue observando y registrando las necesidades y deseos de tu cuerpo. Efectúa los ajustes necesarios, hacia arriba o hacia abajo, siempre que tu cuerpo o tu intuición te indiquen que es necesario realizar un cambio.

Microdosis

LIBRAS (LB)	0,01 MG/LB/ DÍA	0,03 MG/LB/ DÍA	0,05 MG/LB/ DÍA	0,075 MG/LB/ DÍA	0,1 MG/LB/ DÍA
20	0,2	0,6	1	1,4	2
30	0,3	0,9	1,5	2,1	3
40	0,4	1,2	2	2,8	4
50	0,5	1,5	2,5	3,5	5
60	0,6	1,8	3	4,2	6
70	0,7	2,1	3,5	4,9	7
80	0,8	2,4	4	5,6	8
90	0,9	2,7	4,5	6,3	9

LIBRAS (LB)	0,01 MG/LB/ DÍA	0,03 MG/LB/ DÍA	0,05 MG/LB/ DÍA	0,075 MG/LB/ DÍA	0,1 MG/LB/ DÍA
100	1	3	5	7	10
110	1,1	3,3	5,5	7,7	11
120	1,2	3,6	6	8,4	12
130	1,3	3,9	6,5	9,1	13
140	1,4	4,2	7	9,8	14
150	1,5	4,5	7,5	10,5	15
160	1,6	4,8	8	11,2	16
170	1,7	5,1	8,5	11,9	17
180	1,8	5,4	9	12,6	18
190	1,9	5,7	9,5	13,3	19
200	2	6	10	14	20
220	2,2	6,6	11	15,4	22
240	2,4	7,2	12	16,8	24

Dosis estándar

LIBRAS (LB)	0,15 MG/LB/ DÍA	0,2 MG/LB/ DÍA	0,3 MG/LB/ DÍA	0,4 MG/LB/ DÍA	0,5 MG/LB/ DÍA
20	3	4	6	8	10
30	4,5	6	9	12	15
40	6	8	12	16	20
50	7,5	10	15	20	25
60	9	12	18	24	30
70	10,5	14	21	28	35
80	12	16	24	32	40
90	13,5	18	27	36	45
100	15	20	30	40	50
110	16,5	22	33	44	55
120	18	24	36	48	60
130	19,5	26	39	52	65
140	21	28	42	56	70
150	22,5	30	45	60	75
160	24	32	48	64	80

LIBRAS (LB)	0,15 MG/LB/ DÍA	0,2 MG/LB/ DÍA	0,3 MG/LB/ DÍA	0,4 MG/LB/ DÍA	0,5 MG/LB/ DÍA
170	25,5	34	51	68	85
180	27	36	54	72	90
190	28,5	38	57	76	95
200	30	40	60	80	100
220	33	44	66	88	110
240	36	48	72	96	120

Macrodosis

LIBRAS (LB)	0,75 MG/ LB/ DÍA	1 MG/ LB/ DÍA	1,25 MG/ LB/ DÍA	1,5 MG/ LB/ DÍA	2 MG/ LB/ DÍA	2,5 MG/ LB/ DÍA	3 MG/ LB/ DÍA	3,5 MG/ LB/ DÍA	4 MG/ LB/ DÍA	5 MG/ LB/ DÍA
20	15	20	25	30	40	50	60	70	80	100
30	22,5	30	37,5	45	60	75	90	105	120	150
40	30	40	50	60	80	100	120	140	160	200
50	37,5	50	62,5	75	100	125	150	175	200	250
60	45	60	75	90	120	150	180	210	240	300
70	52,5	70	87,5	105	140	175	210	245	280	350
80	60	80	100	120	160	200	240	280	320	400
90	67,5	90	112,5	135	180	225	270	315	360	450
100	75	100	125	150	200	250	300	350	400	500
110	82,5	110	137,5	165	220	275	330	385	440	550
120	90	120	150	180	240	300	360	420	480	600
130	97,5	130	162,5	195	260	325	390	455	520	650
140	105	140	175	210	280	350	420	490	560	700
150	112,5	150	187,5	225	300	375	450	525	600	750
160	120	160	200	240	320	400	480	560	640	800
170	127,5	170	212,5	255	340	425	510	595	680	850
180	135	180	225	270	360	450	540	630	720	900
200	150	200	250	300	400	500	600	700	800	1000
220	165	220	275	330	440	550	660	770	880	1100
240	180	240	300	360	480	600	720	840	960	1200

Pautas generales de administración de las dosis para los nuevos pacientes

- No existe una misma dosis recomendada para todo el mundo.

- Consulta con tu médico o profesional de la salud y escucha atentamente su recomendación. Háblale de la información contenida en este libro y de tus propias necesidades y preferencias. Esta decisión tan importante deberíais tomarla conjuntamente.

- Decide la forma en que prefieres tomar tu remedio de cannabis. Los productos de cannabis están disponibles como aceites, tinturas, aerosoles, cápsulas, comestibles, vaporizadores, flores, etc. (este tema se ha tratado anteriormente en este mismo capítulo).

- Encuentra tu proporción óptima de CBD y THC. Los productos de cannabis tienen cantidades variables de estos dos cannabinoides, que son los más importantes. Se pueden clasificar según la proporción de CBD frente a THC (generalmente se encuentra escrito como CBD: THC, pero a veces como THC: CBD). Encuentra la combinación adecuada para ti de modo que le saques el máximo partido a tu uso terapéutico del cannabis. En la segunda parte de este libro analizamos el conocimiento que se tiene en la actualidad acerca de la proporción óptima de CBD frente a THC para el tratamiento de trastornos específicos. Encuentra un producto que contenga el equilibrio correcto para tu problema. Si no estás seguro de cuál elegir, empieza con alguno que tenga un alto contenido en CBD (estos contienen poco o nada de THC, que es la sustancia que altera los procesos mentales). Siempre puedes introducir el THC más tarde y ver cómo responden tu organismo y tu mente.

CUANDO SE REQUIEREN DOSIS ALTAS:
OPCIONES PARA INCREMENTAR LENTAMENTE EL THC
Y REDUCIR AL MÍNIMO LAS ALTERACIONES

- Para las aplicaciones orales, empieza con una dosis baja de la proporción 1 a 1 y auméntala cada tres o cuatro días. El cuerpo tiene la capacidad de ajustarse y adaptarse y, después de cuatro o seis semanas, los pacientes podrán tolerar dosis muy altas sin experimentar tantos efectos secundarios psicoactivos.

O bien

- Comienza con macrodosis en que la proporción entre el CBD y el THC sea de 20 a 1 en los productos para aplicaciones orales. El cuerpo es capaz de manejar grandes cantidades de CBD sin experimentar efectos secundarios psicoactivos. Cuando haya desarrollado tolerancia al CBD, introduce el THC poco a poco; pasa por la proporción 4 a 1 y ve avanzando hasta alcanzar la proporción 1 a 1.

O bien

- Toma dosis más bajas de THC durante el día, cuando puede ser que tengas que conducir o trabajar. Esto se puede lograr tomando dosis reducidas o de utilizar productos en los que la proporción de CBD sea elevada. Luego, por la noche, antes de acostarte, utiliza un producto más fuerte, en que la proporción de CBD y THC sea de 1 a 1 (en general se recomiendan las variedades *indica*, en que las propiedades sedantes son predominantes).

O bien

- Toma una dosis alta de la proporción 1 a 1 como supositorio, preferiblemente dos o tres veces al día. El THC administrado por vía rectal en dosis altas no causa efectos secundarios psicoactivos en la mayoría de las personas. Algunos enfoques del tratamiento del cáncer abogan por este procedimiento, aunque es necesario investigar más para abordar las mejores prácticas en relación con distintos tipos de cáncer.
- Utiliza grandes dosis de la planta cruda, rica en THCA (ya que el THCA comparte muchas similitudes con el THC pero no produce ningún deterioro psicoactivo).

- Elige la variedad o el quimiotipo que pueda dar el mejor resultado. Hay más de mil variedades disponibles. Busca los resultados de laboratorio de cualquier producto que estés tomando en consideración y fíjate especialmente en los niveles de cannabinoides y terpenos. Las variedades a veces se identifican como *sativa* o *indica* solamente, lo cual no proporciona suficiente información. Busca los productos que identifiquen la potencia del CBD y el THC en mg/ml o en tantos por ciento. En la cuarta parte de este libro se trata en detalle el tema de las variedades y la potencia.

- No te excedas. En la terapia del cannabis, a menudo encontramos que «menos es más». Si no estás obteniendo los efectos deseados aunque hayas probado a aumentar la dosis, prueba a reducirla. Esto ha ayudado a muchas personas a encontrar su intervalo de dosis ideal para su problema de salud específico durante un determinado período de tiempo. Recuerda que el intervalo de dosis ideal puede ir cambiando; tienes que ir observándote y ajustándolo según sea necesario.

- Permanece atento a los posibles efectos secundarios y a las posibles interacciones entre remedios y medicamentos. Más adelante en este capítulo podrás leer más a este respecto.

- Procede con cautela, especialmente si en algún momento has abusado del alcohol, los fármacos o las drogas, o si tienes o has tenido una enfermedad mental, o si estás embarazada o amamantando.

Tolerancia

Cuando una persona consume cannabis a lo largo del tiempo, durante un período que puede ir desde unos pocos meses hasta unos pocos años, el cuerpo se adapta al remedio y se puede desarrollar tolerancia. Muchos se encuentran con que tienen que incrementar lentamente su uso del remedio para que el efecto medicinal siga siendo el mismo. Algunos alcanzan un techo en el que el aumento de la dosis no mejora el efecto. Y es que el uso exhaustivo del cannabis insensibiliza los receptores CB1 del cerebro y el sistema nervioso. Esto puede ser bueno para quienes luchan contra el cáncer u otras enfermedades que requieren protocolos de macrodosis, especialmente si desean aumentar su tolerancia a los altos niveles de THC. Aquellos que quieran restablecer su sensibilidad anterior tienen varias soluciones a su alcance:

- Tomarse un «descanso de tolerancia». Cada tres meses aproximadamente, deja de ingerir cannabis durante tres días o una semana. Este «ayuno de tolerancia» no debería tener ningún impacto porque los cannabinoides se almacenan en los tejidos grasos, que el cuerpo utiliza cuando cesa el suministro externo. Una vez que se agotan los suministros almacenados, la tolerancia generalmente desciende y el sistema endocannabinoide se «reinicia».
- Reduce tu dosis considerablemente y luego vuelve a aumentarla poco a poco.
- Alterna las variedades de cannabis. Cada variedad tiene un perfil cannabinoide completamente diferente; por ello, si tienes diversas variedades entre las que alternar, es probable que no desarrolles tolerancia. Esta es a menudo la mejor solución.

El efecto bifásico

La palabra *bifásico* significa sencillamente 'dos fases'. Los compuestos de cannabis tienen propiedades bifásicas, lo que significa que, a medida que aumenta la dosis, los efectos no mejoran necesariamente. De hecho, una dosis más alta puede producir el efecto contrario. En general, las dosis bajas de cannabis tienden a estimular el cuerpo, mientras que las dosis elevadas tienden a sedarlo. El exceso de THC puede incrementar la ansiedad, la paranoia o los trastornos del estado de ánimo. Y el exceso de CBD es posible que sea menos efectivo desde el punto de vista terapéutico que las dosis moderadas. El dicho «menos es más» se puede aplicar a menudo a la terapia con cannabis. Si una determinada dosis deja de funcionar, prueba a bajarla, en lugar de aumentarla o de probar otra variedad de planta.

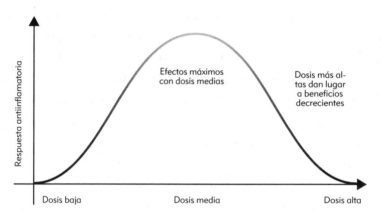

Figura 21. El efecto bifásico

PRECAUCIONES, EFECTOS SECUNDARIOS E INTERACCIONES CON MEDICAMENTOS

El CBD presenta muy pocos efectos secundarios adversos conocidos en cualquier dosis. En cuanto al THC, en dosis altas puede hacer que la persona se sienta muy rara durante un tiempo, pero no se conocen muertes por sobredosis de cannabis, al contrario de lo que ocurre con muchos fármacos.

Muchos estudios demuestran la efectividad del tratamiento con CBD para diversas enfermedades y muchas dolencias; la mayoría llegan a la conclusión de que es seguro y de que prácticamente no genera efectos secundarios. Un artículo de revisión de 2011 concluyó que, aunque era necesario hacer más pruebas, la administración controlada de cannabidiol parece ser relativamente segura y no tóxica en humanos y animales y no afecta a la ingesta de alimentos o parámetros fisiológicos como la frecuencia cardíaca, la temperatura corporal o la presión arterial. Según ese artículo, las dosis altas de CBD, de hasta 1.500 mg diarios, parecen ser bien toleradas por los seres humanos.[25]

Los productos de cannabis que contienen THC, el compuesto responsable del «colocón» asociado con el cannabis, tienen más contraindicaciones y precauciones asociadas con ellos. También hablaremos de esto a continuación, ya que la mayor parte de los productos contienen al menos una pequeña cantidad de THC, y algunos proporciones mayores. Es importante tener en cuenta que, si bien la mayoría de las personas no experimentan los efectos secundarios asociados con el THC cuando toman productos en que el CBD es predominante («predominante» quiere decir, en este libro, que está presente en una proporción de 20 a 1 o superior), *algunos pacientes pueden ser sensibles a las pequeñas cantidades*. Por esta razón, se recomienda comenzar siempre con una microdosis e ir aumentándola hasta que los síntomas disminuyan.

Ten en cuenta que todos los cannabinoides son *remedios no tóxicos y no letales*. Los investigadores no han podido encontrar una dosis aguda letal de cannabis; han descubierto en cambio que las dosis de cannabis requeridas a largo plazo para inducir toxicidad y la muerte en animales eran tan altas que sería casi imposible que un humano consumiera tales cantidades mediante ingestión o inhalación.

Precauciones y efectos secundarios

El CBD y otros cannabinoides vegetales tienen el potencial de interactuar con muchos fármacos y reducir su efectividad al inhibir la actividad del citocromo P450, una familia de enzimas hepáticas. Este grupo muy importante de enzimas metaboliza muchos medicamentos que se recetan habitualmente (puedes leer más al respecto en el subapartado dedicado a las interacciones con medicamentos, un poco más adelante).

La mayoría de los medicamentos llevan asociada una serie de posibles efectos secundarios adversos, y algunas de estas listas son terribles. Los efectos secundarios más habituales del cannabis (principalmente asociados con las altas cantidades de THC) son mareos, sequedad bucal, náuseas, fatiga, somnolencia, euforia, depresión, vómitos, diarrea, desorientación, ansiedad, confusión, deterioro del equilibrio, deterioro de la memoria a corto plazo, alucinaciones y paranoia. Un buen número de personas informan de que el cannabis les baja un poco la temperatura corporal temporalmente, aunque algunas informan del efecto contrario (profundizaremos al respecto más adelante en este mismo apartado).

Las variedades de cannabis con un alto contenido en THC pueden elevar la frecuencia cardíaca durante quince o veinte minutos. Este efecto, la denominada taquicardia, desaparece por sí sola, y lo hace más rápido si el paciente permanece tranquilo. Las variedades *indica* parecen causar menos manifestaciones de taquicardia que las *sativa*. El CBD no produce este efecto, y hay datos que indican que es beneficioso para los pacientes que tienen ciertas afecciones cardíacas. Actualmente se está estudiando su posible uso en el tratamiento de la aterosclerosis (endurecimiento y estrechamiento de las arterias que acaba por conducir a una enfermedad cardiovascular).

Se ha demostrado que conducir mientras se consume cannabis con un alto contenido en THC aumenta significativamente el riesgo de accidentes, especialmente entre los nuevos consumidores. Si bien el CBD no suele estar asociado con estos riesgos, es aconsejable evitar conducir o utilizar maquinaria pesada al empezar a consumir este remedio, o ajustar la dosis. Ten precaución cuando tomes cualquier remedio de cannabis hasta que tengas suficiente experiencia con él como para que te sientas cómodo al realizar ciertas actividades.

No se recomienda beber alcohol mientras se consuman productos basados en el cannabis. La combinación de alcohol y cannabinoides puede causar mareos, somnolencia y alteración del juicio. Además, los productos de cannabis pueden aumentar los efectos secundarios de medicamentos que causan somnolencia, como antidepresivos, antihistamínicos, sedantes, analgésicos, ansiolíticos, anticonvulsivos y relajantes musculares.

Algunas investigaciones mostraron que el consumo permanente e intensivo de productos con alto contenido en THC puede causar una disminución a corto plazo de la capacidad de concentración, de la memoria y de ciertos procesos de pensamiento y toma de decisiones. La mayoría de los resultados mostraron que estos efectos ya no son significativos unas pocas semanas después de haber dejado de consumir el producto, aunque algunas investigaciones revelaron que tiene lugar un impacto a largo plazo si el uso intensivo empieza en la adolescencia (más adelante en este apartado hablaremos del consumo de remedios de cannabis entre el público adolescente).[26]

EFECTO BIDIRECCIONAL

Muchos de los efectos adversos enumerados son, curiosamente, los mismos síntomas que el cannabis puede aliviar. Este fenómeno interesante, conocido como *efecto bidireccional*, tiene que ver con la función del sistema endocannabinoide. Puesto que su función está relacionada con el mantenimiento de la homeostasis o el equilibrio celular, tiene la capacidad de influir en los aspectos fisiológicos en sentidos opuestos según la dosis, la química corporal individual y otros factores. Por ejemplo, un cannabinoide en particular puede afectar a una pequeña minoría de individuos en sentido contrario a como afecta a la mayoría en cuanto al apetito, el estado de ánimo, la temperatura corporal o el sueño.

«Al sobrestimular el sistema endocannabinoide, los pacientes pueden desencadenar o empeorar accidentalmente los mismos síntomas que el cannabis aliviaría si se usara correctamente», afirma Dustin Sulak, médico osteópata con experiencia en los remedios cannabinoides.[27]

Por esta razón, es esencial que sigas las recomendaciones de tu médico en lo que respecta a la dosis, en combinación con los consejos que se ofrecen en este libro, y que empieces a utilizar cualquier nuevo producto basado en los cannabinoides en microdosis para evaluar tu sensibilidad a él.

RIESGOS POTENCIALES

Cuando se fuma o inhala de forma intensiva y permanente, el cannabis puede causar irritación en los pulmones y hacer que se corra un mayor riesgo de desarrollar bronquitis crónica. El humo del cannabis *no* se ha relacionado definitivamente con el cáncer en los seres humanos, incluidos los cánceres asociados con el consumo de tabaco. Si bien contiene muchos de los mismos carcinógenos que el humo del tabaco, entre ellos elevadas concentraciones de ciertos hidrocarburos aromáticos como el benzopireno, también tiene un alto contenido en cannabinoides que demuestran tener propiedades contra el cáncer. Por el contrario, la nicotina promueve el desarrollo de las células cancerosas y el suministro de sangre que necesitan.

Además, los cannabinoides estimulan otras actividades y respuestas biológicas que pueden mitigar los efectos cancerígenos del humo, como la regulación a la baja de la parte inflamatoria del sistema inmunitario que es responsable de producir radicales libres potencialmente cancerígenos.

La vaporización del cannabis limita las toxinas respiratorias al calentarse este a una temperatura en la que se forman vapores de cannabinoides pero que es inferior al punto de combustión, en el que se producen el humo nocivo y las toxinas asociadas a este (puedes leer más sobre la vaporización y la elección de los productos más saludables en la página 107).

Dependencia o adicción. El consumo de cannabis no conlleva el riesgo de adicción física, a diferencia de lo que ocurre con la mayoría de los narcóticos. Sin embargo, se ha comprobado que el cannabis con altos niveles de THC tiene el potencial de que la persona desarrolle dependencia emocional o mental. Es probable (aunque no haya investigaciones que lo hayan demostrado) que el uso terapéutico apropiado dentro de las pautas de dosificación recomendadas no conlleve el riesgo de dependencia.

Los productos con alto contenido en THC pueden ocasionar síntomas de abstinencia cuando dejan de tomarse de repente. Estos síntomas pueden incluir irritabilidad, agresividad, disminución del apetito, ansiedad, inquietud y dificultades para dormir. Aparecen unos días después de haber dejado el cannabis y duran una o dos semanas. Los pacientes han comparado la gravedad de la abstinencia del cannabis con la abstinencia de la cafeína. El CBD no se ha asociado con estos riesgos, según las investigaciones más recientes disponibles en el momento de la publicación de esta obra. De hecho, el CBD ha demostrado su eficacia en el tratamiento de la adicción a la nicotina, el alcohol y otras drogas. Quienes son contrarios al cannabis acuden al viejo argumento propagandístico de que es una «droga de iniciación» (o «de entrada») que conduce a la adicción a drogas más duras, como la metanfetamina y la heroína. Según nuestras investigaciones y experiencia, el CBD puede constituir una puerta de *salida* de la adicción, no de entrada a ella (puedes leer más sobre la adicción en la página 162).

CONTRAINDICACIONES

Si bien los productos de CBD pueden tener valor terapéutico para los problemas de salud que se enumeran en este apartado, antes de consumir productos que contengan más de una cantidad mínima de THC (unos 5 mg) consulta con un médico si te han diagnosticado cualquiera de los siguientes trastornos o tienes un alto riesgo de desarrollarlos:

- Esquizofrenia, trastorno bipolar o depresión profunda.
- Cardiopatía, presión arterial alta, angina de pecho o arritmia.
- Trastornos inmunes o autoinmunes.

EMBARAZO Y LACTANCIA

Consulta el capítulo cinco para conocer las precauciones y obtener información sobre los problemas de salud de la mujer.

JUVENTUD Y ADOLESCENCIA

Se recomienda precaución al usar productos que contengan THC para tratar a niños, adolescentes y adultos jóvenes. El efecto del THC en el cerebro en desarrollo es diferente de su efecto en el cerebro adulto y, aunque hay casos claros en los que su uso es médicamente necesario y está justificado, resulta esencial controlar las dosis, y se debe consultar con un médico antes. Para las personas menores de veintidós años se recomiendan los productos que contienen cannabinoides alternativos al THC, como el CBD y el THCA (consulta el capítulo cuatro para ver, en función del problema de salud, lo que haya que tener en cuenta a la hora de tratar a los jóvenes con productos en los que el CBD sea predominante).

Los adolescentes que consuman THC tienen más probabilidades de volverse dependientes que los consumidores mayores, y varios estudios han buscado correlaciones entre el consumo de marihuana con alto contenido en THC y el menor rendimiento académico o las puntuaciones bajas en los test de determinación del cociente intelectual. Algunos estudios han encontrado estos vínculos, especialmente con el «uso intensivo», definido como cinco o más porros a la semana, aunque el efecto sobre la inteligencia global no fue medible a largo plazo.[28] Dos estudios han mencionado una disminución del funcionamiento intelectual y pérdida de volumen cerebral en áreas específicas del cerebro en adolescentes y adultos con el consumo diario de cannabis.[29, 30] A pesar de haber sido criticados por no haber tenido en cuenta el estatus

135

socioeconómico y el consumo y abuso continuo del alcohol, estos estudios se han citado en la legislación de los estados que restringen el uso del cannabis medicinal.

En un estudio más reciente (de 2015) llevado a cabo en la Universidad de Colorado, los investigadores compararon a consumidores habituales de cannabis y a no consumidores, tanto adultos como adolescentes, y evaluaron estos factores: el consumo de alcohol y tabaco, la depresión, la ansiedad, la impulsividad, la búsqueda de sensaciones y la educación. Compararon imágenes cerebrales de alta resolución que mostraban los volúmenes cerebrales en las áreas en las que tenía lugar una reducción según los estudios previos, pero no encontraron diferencias de estructura, volumen o forma en ninguna de las partes seleccionadas ni en ninguna otra región del cerebro.[31] En un estudio de 2016 en el que participaron más de dos mil doscientos estudiantes se estableció, como conclusión, que cuando se controlan factores como el consumo de tabaco, el consumo moderado de cannabis entre los adolescentes puede tener un menor impacto cognitivo de lo que sugerían los estudios de cohorte epidemiológicos anteriores.[32]

Otras investigaciones han relacionado el consumo intensivo de cannabis con alto contenido en THC en adolescentes con una mayor probabilidad de desarrollar esquizofrenia. La autora de un estudio de 2016 escribió: «La adolescencia es un período determinante en el desarrollo cerebral, y el cerebro de los adolescentes es especialmente vulnerable. Los responsables de las políticas de salud deben asegurarse de que la marihuana, especialmente las variedades con altos niveles de THC, se mantengan fuera del alcance de los adolescentes. En contraste, nuestros hallazgos indican que el consumo de marihuana por parte de los adultos no presenta un riesgo sustancial».[33]

EN CASO DE SOBREDOSIS DE THC

El tipo más común de sobredosis accidental está relacionado con el consumo de comestibles de cannabis. Es tranquilizador saber que incluso dosis increíblemente altas de cannabis no producen daño cerebral, daño a otros órganos u otro tipo de toxicidad física, aunque pueden causar delirios y alucinaciones. Estos efectos pasan en un plazo de tres a ocho horas, normalmente. El uso de un desactivador del citocromo P450, como el CBD o el pomelo, puede reducir los efectos no deseados de una sobredosis de THC. Para tu mayor tranquilidad, debes saber que en los cinco mil años de historia registrada no hay constancia de que alguien haya muerto por sobredosis de cannabis o THC.

Interacciones con medicamentos

Cuando se ingiere por vía oral en dosis lo bastante altas, el CBD altera temporalmente la actividad del citocromo P450, una familia de enzimas hepáticas. Esto tiene el potencial de afectar al metabolismo corporal de una amplia gama de compuestos, hasta el 60 % de los fármacos que se recetan habitualmente. La cuestión es que el CBD es metabolizado por las enzimas del citocromo P450 (enzimas CIP), con lo cual mantiene ocupada la actividad enzimática y evita que se metabolicen otros compuestos. Curiosamente, hay componentes del pomelo que pueden tener el mismo efecto, lo que hace que algunos médicos recomienden no consumirlo si se están tomando ciertos fármacos.

«La medida en que el cannabidiol se comporta como un inhibidor competitivo del citocromo P450 depende de lo fuertemente que se adhiere el CBD al sitio activo de la enzima metabólica antes y después de la oxidación –escribe Adrian Devitt-Lee, investigador de Project CBD que ha estudiado exhaustivamente el tema de las interacciones farmacológicas–. Esto puede cambiar enormemente en función de cómo y cuánto se administre el CBD, de las características únicas de la persona que tome este remedio y de si el CBD se consume aislado o si se administra un remedio elaborado a partir de la planta entera».[34] Esto significa que los pacientes que ingieran productos de CBD deben prestar mucha atención a los cambios en los niveles sanguíneos de medicamentos importantes que estén tomando y ajustar la dosis en consecuencia bajo la supervisión de un médico.

Devitt-Lee señala que la dosis precisa de quimioterapia es extremadamente importante en el tratamiento del cáncer, y que el objetivo suele consistir en alcanzar la dosis máxima que no sea catastróficamente tóxica. En los pacientes que consumen CBD, *la misma dosis de quimioterapia puede producir concentraciones más altas en la sangre de los medicamentos de quimioterapia*. Si el CBD inhibe el metabolismo de la quimioterapia mediado por el citocromo y las dosis no se ajustan, el agente quimioterapéutico podría acumularse en el cuerpo a niveles altamente tóxicos.

Dicho esto, rara vez se ha informado de interacciones adversas con los remedios cannabinoides entre los muchos pacientes de cáncer que consumen cannabis para hacer frente a los tremendos efectos secundarios de la quimioterapia. Es posible que el cannabis elaborado con la planta entera, con sus ricas sinergias compensatorias, interactúe de manera diferente al CBD aislado que se administra en la mayoría de los entornos de investigación. Además, los efectos citoprotectores de los cannabinoides pueden mitigar parte de la toxicidad quimioterapéutica.

En pacientes con epilepsia, se ha demostrado que el CBD eleva los niveles plasmáticos y aumenta las concentraciones sanguíneas a largo plazo del anticonvulsivo clobazam y del norclobazam (un metabolito activo de este fármaco). La mayoría de estos pacientes necesitaban que se les redujera la dosis de clobazam debido a los efectos secundarios. En un informe de 2015 se llegaba a la conclusión de que el CBD es seguro y eficaz para el tratamiento de la epilepsia refractaria en los pacientes que reciben clobazam, pero se subrayaba la importancia que tiene hacer un seguimiento de los niveles en sangre del clobazam y el norclobazam en aquellos que consumen tanto CBD como clobazam.[35]

Según otra investigación, el CBD podría aumentar la actividad de ciertas enzimas CIP. Este indicio sugiere que el CBD podría incrementar o reducir la desintegración de otros medicamentos, dependiendo del fármaco en cuestión y las dosis utilizadas.[36]

«Las interacciones farmacológicas deben tomarse especialmente en consideración cuando se utilizan medicamentos que salvan vidas o que salvan los sentidos, fármacos que tienen una ventana terapéutica estrecha o medicamentos que presentan unos efectos secundarios adversos importantes –manifiesta Devitt-Lee–. En particular, los pacientes que consumen altas dosis de CBD (como concentrados o como planta) deben tener en cuenta estos factores al mezclar remedios».[37]

Ten en cuenta que la lista que sigue no contiene necesariamente todos los tipos de medicamentos que podrían verse afectados por el CBD, y que no todos los de cada una de las categorías enumeradas darán lugar a una interacción. Por este motivo, consulta con un médico antes de tomar cualquier combinación de medicamentos y remedios al mismo tiempo, ya que pueden requerirse fármacos alternativos o ajustes de las dosis. «Si te preocupa que tu sistema de enzimas del citocromo P450 no funcione correctamente –escribe Devitt-Lee–, los médicos pueden comprobar dicho sistema para asegurarse de que los medicamentos que tomes se metabolicen de la forma esperada».[38]

Estos son los tipos de medicamentos que utilizan el sistema citocromo P450:

- Esteroides.
- Inhibidores de la HMG-CoA reductasa.
- Bloqueadores de los canales de calcio.
- Antihistamínicos.
- Procinéticos.

- Antivirales para el VIH.
- Moduladores de la respuesta inmune.
- Benzodiacepinas.
- Antiarrítmicos.
- Antibióticos.
- Anestésicos.
- Antipsicóticos.
- Antidepresivos.
- Antiepilépticos.
- Betabloqueantes.
- Inhibidores de la bomba de protones.
- Antiinflamatorios no esteroideos.
- Bloqueadores del receptor de la angiotensina II.
- Agentes hipoglucemiantes por vía oral.
- Sulfonilureas.

EL ENFOQUE SUBJETIVO E INTUITIVO DEL CANNABIS MEDICINAL

Aunque siempre es ideal consultar con un médico para obtener un diagnóstico y orientación, el hecho es que muy pocos profesionales son expertos en los matices de la terapia con cannabis, la selección de variedades, la selección de la proporción entre el CBD y el THC y las dosis adecuadas (estas son las razones por las que decidimos escribir este libro). Además, cada persona tiene un peso corporal y una constitución química distintos, así como una sensibilidad o tolerancia únicas a los cannabinoides. Estos factores se combinan con otros que van cambiando constantemente, como la ingesta alimentaria y de medicamentos de cada individuo y sus niveles de estrés hormonal y emocional. La composición del conjunto del cuerpo es una «diana móvil», y la terapia con cannabis puede ajustarse sutilmente cada vez que la persona toma el remedio, en consonancia con la información intuitiva sobre qué es lo mejor en ese momento.

Consulta con un profesional de la salud experimentado cuando sea posible. De todas maneras, si no estás en contacto con lo que tu cuerpo te está comunicando, corres el riesgo de otorgarle poder a alguien que no tiene la formación o el conocimiento necesarios para tomar decisiones fundamentadas sobre lo que puede ser mejor para ti. Si bien muchas personas pueden no sentirse seguras respecto a sus propias habilidades intuitivas, nuestra experiencia es que el cannabis ayuda a abrir la puerta a esta información y facilita la comunicación en todos los niveles. El cuerpo es un organismo inteligente y complejo y tiene la capacidad de comunicar lo que necesita para alcanzar la salud, el equilibrio y la plenitud. Al final de este libro, en el epílogo, encontrarás un ejercicio guiado para conectarte de forma intuitiva con tu remedio de cannabis.

Cada paciente debe escuchar la respuesta de su propio cuerpo para descubrir cuál es la vía de administración óptima en su caso, cuál es la variedad de cannabis o el remedio más apropiado para él y cuál es la ventana terapéutica que le conviene en cuanto a la dosis. Una dosis demasiado pequeña es inferior a la óptima y puede ser que no tenga un efecto detectable, mientras que una dosis excesiva puede empeorar los síntomas que uno intenta tratar. Por ejemplo, el cannabis se puede usar para reducir el estrés y la ansiedad y entrar en un estado de relajación calmada. Sin embargo, si se abusa de él, puede aumentar el estrés y causar más ansiedad y aprensión, o incluso paranoia. Este es el aspecto bifásico del cannabis. El establecimiento de la propia ventana terapéutica por medios subjetivos e intuitivos debe regirse por tres factores: el estado de equilibrio o carencia de endocannabinoides en el cuerpo en el momento presente, el perfil de cannabinoides característico del medicamento que se va a tomar y la forma en que se va a consumir.

Toda vida tiene conciencia, y toda vida está conectada. Esta es la premisa de la que partimos cuando elaboramos y ofrecemos nuestros remedios de cannabis en Synergy Wellness. Además, creemos que el cuerpo es un organismo inteligente y tiene el poder de equilibrarse y curarse a sí mismo. Nuestra visión holística es que el CBD permite y mejora la capacidad de autocuración del cuerpo. Logra esta maravilla a través del sistema endocannabinoide, que facilita el equilibrio en los ámbitos físico, mental, emocional y espiritual. El cannabis puede ayudar a activar tu capacidad de acceder a tu intuición y a tu base de conocimientos subjetivos (o universales) para que puedas determinar la dosis específica y la variedad de cannabis que necesitas en este momento.

Para ilustrar este punto, usemos el dolor como ejemplo. ¿Por qué hay dolor en tu cuerpo? Dado que el cuerpo es un organismo inteligente y consciente, debe de estar tratando de comunicarle algo a tu conciencia. Está tratando de llamar su atención; te está diciendo: «Algo está mal, o desequilibrado. Necesito ayuda con esto». Cuando envía señales de dolor, quiere que respondas. Si no obtiene una respuesta adecuada, las señales se hacen más fuertes y el dolor empeora. El universo nos presenta importantes lecciones para aprender. Si no las aprendemos adecuadamente, las lecciones se vuelven más duras, y las consecuencias también.

La mayoría de los médicos recomiendan un enfoque farmacológico para el dolor y recetan medicamentos opioides. Los opioides logran controlar el síntoma adormeciendo los receptores del dolor y atenuando las señales de dolor que viajan al cerebro. Esto, esencialmente, «mata al mensajero» por un tiempo. La capacidad del individuo para detectar el dolor puede cesar, pero a menudo se producen unos efectos secundarios graves. En muchos casos los opioides no funcionan muy bien, sobre todo a medida que aumenta la tolerancia a ellos. En consecuencia, es frecuente que se consuman en exceso, y el uso a largo plazo suele ser adictivo. Hay ocasiones en las que un opioide es la solución perfecta para un problema; no siempre son malos. Sin embargo, los opioides en realidad no curan la causa subyacente del problema. Lo que hacen es tratar el síntoma del dolor cortando la señal e impidiendo la transmisión del mensaje de que algo está mal. Constituyen una herramienta para ser utilizada en ciertos momentos, pero no pueden ser la base del proceso de curación.

En lugar de apagar el sistema de comunicación del cuerpo, como hacen los opioides, el cannabis aumenta la comunicación celular, lo que aporta más conciencia sobre la causa subyacente del problema. En primer lugar, alivia el dolor. Es analgésico y antiespasmódico, lo cual permite que los músculos se relajen para que el cuerpo no se contraiga en reacción al dolor. En segundo lugar, es antiinflamatorio: reduce la hinchazón, que a menudo es una de las causas del dolor. En tercer lugar, estimula el proceso de curación general: permite que la energía vital alcance la zona afectada, relaja el conjunto del organismo y aumenta la conciencia de la salud y la integridad corporal.

Hace unos cincuenta años, un accidente tonto que tuve en la universidad me dejó con una vértebra aplastada, y varios accidentes de esquí me dejaron con una rodilla gravemente afectada y la zona lumbar debilitada. Hace veinte años, mi cirujano ortopédico me recomendó un reemplazo de rodilla para tratar la degeneración del menisco medial y el desgarro del ligamento cruzado anterior. Pero utilicé el cannabis para controlar el dolor de la rodilla y evitar la cirugía de reemplazo. Además, el cannabis estimuló mi intuición, la cual me orienta sobre los mejores ejercicios para mi afección y sobre cómo tratar los brotes de inflamación cuando se presentan.

A los setenta y cuatro años de edad, aún puedo esquiar, y cada semana doy un paseo en mi bicicleta de montaña; subo trescientos metros de desnivel por la ladera de nuestra montaña local, el monte Tamalpais, hasta llegar a los hermosos lagos que se encuentran cerca de la cumbre. El cannabis me ha permitido controlar mi salud escuchando la inteligencia de mi cuerpo. Hago ejercicios de fortalecimiento para mantener la salud y, cuando ocurre un incidente que me causa una inflamación, mi intuición me guía a emprender las acciones correctas de inmediato. A veces, esto incluye el uso de hielo o un soporte para la espalda o la rodilla; en ocasiones tengo que hacer reposo absoluto. Y utilizo la planta sagrada que es el cannabis para curar la lesión.

He tenido el privilegio de participar en el proceso de curación de muchos pacientes. De esta experiencia he aprendido que el cannabis se puede combinar con otras modalidades de tratamiento, incluidos los enfoques médicos occidentales y otros que surgen del propio sistema de guía interna del paciente. Muchas personas encuentran que visualizar unos resultados positivos acelera su curación; esta técnica reduce la inflamación y aumenta el flujo de energía curativa a las partes del cuerpo afectadas. La energía fluye allí donde se pone la atención. Esto puede mejorar el efecto de cualquier medicamento, y el cuerpo parece responder con mayor rapidez.

La curación es un proceso que tiene lugar en muchos niveles a la vez: el físico, el mental, el emocional y el espiritual. Las prácticas como la meditación, el taichí, el yoga y la respiración profunda pueden ayudar a reducir el estrés y la ansiedad. Caminar por la naturaleza, escuchar música y leer textos inspiradores tiene efectos curativos. El amor y la alegría son dos de las mayores energías curativas que puedes llevar a tu proceso de curación, y tu intuición puede guiarte hacia un tipo de remedio específico o hacia un profesional en particular que pueda ayudarte. Todas estas modalidades de curación trabajan juntas de una manera sinérgica, y esta es una de las razones por las que nuestro nombre comercial es Synergy Wellness. Te deseo lo mejor en tu viaje de sanación hacia tu salud óptima. Cuentas con mis mejores deseos y apoyo mientras recorres tu camino.

LEONARD LEINOW

Segunda parte

EL CBD PARA PROBLEMAS DE SALUD

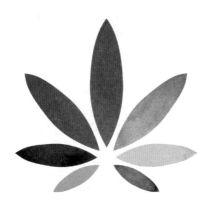

os antiguos médicos y curanderos de todo el mundo que recetaron el cannabis hace miles de años lo hicieron porque fueron testigos de primera mano de sus beneficios para la salud. En el último medio siglo, la ciencia moderna ha comenzado a arrojar luz sobre los procesos biológicos implicados en la curación, en los que la química vegetal y la animal (y la humana) trabajan en conjunto. La cantidad de investigaciones sobre el CBD, el THC y otros cannabinoides ha crecido exponencialmente en la última década. Reunimos a continuación los últimos estudios científicos e historias de pacientes y médicos con consejos sobre el tratamiento de síntomas específicos. También incluimos sugerencias de dosis e información sobre los tipos de remedios basados en cannabinoides recomendados para determinadas enfermedades y diferentes dolencias.

Una declaración de opinión de 2016 de los autores de un estudio sobre los cannabinoides y los trastornos gastrointestinales resume el clima actual y exige que la comunidad médica pase a la acción en el sentido de armonizar la medicina basada en el cannabis con los conocimientos actuales en el ámbito de la neuroquímica. Dicen estos autores:

A pesar de la controversia política y social que conlleva, la comunidad médica debe darse cuenta de que los cannabinoides constituyen un sistema de señalización ubicuo en muchos sistemas orgánicos. La comprensión que tenemos de los cannabinoides y de cómo se relacionan con la homeostasis, y del papel que tienen frente a los estados patológicos, debe mejorarse a través de la investigación, tanto clínica como en el laboratorio.[39]

Las palabras de estos científicos reflejan la importancia que tiene el sistema endocannabinoide, identificado por primera vez por Raphael Mechoulam a mediados de la década de 1990. Constituye posiblemente uno de los descubrimientos recientes más importantes acerca de los transmisores químicos endógenos que participan en el mantenimiento de la salud. Los cannabinoides endógenos (creados de manera natural dentro del cuerpo) y sus receptores no solo se encuentran en el cerebro sino también en muchos otros órganos, así como en el tejido conectivo, la piel, las glándulas y las células inmunitarias (puedes leer mucho más al respecto en el apartado dedicado al sistema endocannabinoide con el que ha contribuido el doctor Michael Moskowitz, en el capítulo dos). La lista de problemas de salud que se pueden tratar con el CBD es muy larga porque estos receptores forman parte integral de muchos sistemas corporales. Esta es también la razón por la que los cannabinoides se pueden usar como un remedio preventivo general, al proteger al cuerpo contra los daños causados por el estrés y el envejecimiento.

EL CBD COMO REMEDIO PREVENTIVO

La terapia cannabinoide está conectada a la parte de la matriz biológica donde se encuentran el cerebro y el resto del cuerpo. Dado que el CBD y otros compuestos presentes en el cannabis son tan similares a las sustancias químicas creadas por nuestro propio organismo, se integran mejor que muchos fármacos sintéticos. Afirma Bradley E. Alger, un científico destacado en el estudio de los endocannabinoides y doctorado en la Universidad de Harvard en Psicología Experimental:

Con la compleja actividad desarrollada por nuestro sistema inmunitario, nuestro sistema nervioso y prácticamente todos los órganos del cuerpo, los endocannabinoides son literalmente un puente entre el cuerpo y la mente. Al comprender este sistema, comenzamos a ver un mecanismo que podría conectar la actividad cerebral y los estados de salud y enfermedad del cuerpo.[40]

Menor riesgo de diabetes y obesidad

Varios estudios han demostrado que los consumidores regulares de cannabis tienen un índice de masa corporal más bajo, circunferencias de cintura más reducidas y menor riesgo de desarrollar diabetes y obesidad. Un informe de 2011 publicado en el *American Journal of Epidemiology* [Revista estadounidense de epidemiología] basado en una encuesta efectuada a más de 52.000 participantes llegaba a la conclusión de que las tasas de obesidad son aproximadamente un tercio más bajas entre los consumidores de cannabis.[41] Esto a pesar del hallazgo de que los participantes tendían a consumir más calorías por día, lo cual puede estar relacionado con la estimulación de la grelina por parte del THC (la grelina es una hormona que estimula el apetito, pero también el metabolismo de los carbohidratos). En 2006 se constató que el CBD por sí solo redujo la incidencia de diabetes en ratas de laboratorio,[42] y en 2015 un colectivo biofarmacéutico israelí-estadounidense emprendió ensayos de fase 2 en relación con el uso del CBD para tratar la diabetes.[43] Las investigaciones han demostrado que el CBD ayuda al cuerpo a convertir la grasa blanca en grasa parda (o grasa marrón), reductora de peso; junto con ello, promueve la producción normal de insulina y el correcto metabolismo del azúcar.

Al estudiar a más de 4.600 sujetos, un grupo de investigadores encontró que los que estaban consumiendo cannabis tenían niveles de insulina en ayunas hasta un 16 % más bajos que los participantes que no lo estaban consumiendo; también tenían niveles más altos del colesterol HDL, que protege contra la diabetes, y niveles un

17 % más bajos de resistencia a la insulina. Los participantes que habían consumido cannabis anteriormente en su vida pero que no lo estaban haciendo en ese momento mostraron asociaciones similares pero menos pronunciadas, lo que indica que el efecto protector del cannabis se desvanece con el tiempo.[44]

El exceso de insulina promueve la conversión de azúcares en grasas que son almacenadas, y conduce al aumento de peso y la obesidad. Las investigaciones que están surgiendo acerca de la interacción entre los cannabinoides y la regulación de la insulina pueden conducir a algunos avances importantes en la prevención de la obesidad y la diabetes tipo 2.

Mejores perfiles de colesterol y menor riesgo de enfermedades cardiovasculares

Un estudio de 2013 en el que se midieron datos de 4.652 participantes sobre el efecto del cannabis en los sistemas metabólicos comparó a los que no consumían con los que lo estaban consumiendo en esos momentos y con los que lo habían hecho anteriormente. Este estudio reveló que los consumidores actuales tenían niveles sanguíneos más altos de lipoproteínas de alta densidad o HDL (el «colesterol bueno»). Ese mismo año, un análisis de más de setecientos miembros de la comunidad inuit de Canadá encontró que, en promedio, los consumidores regulares de cannabis tenían mayores niveles de colesterol HDL y niveles ligeramente más bajos de colesterol lipoproteínas de baja densidad o LDL (el colesterol «malo»).

Relacionada con la dieta y el estilo de vida, la aterosclerosis es habitual en los países occidentales desarrollados y puede conducir a enfermedades cardíacas o accidentes cerebrovasculares. Es un trastorno inflamatorio crónico que implica el depósito progresivo de placas ateroscleróticas (células inmunitarias que llevan lipoproteínas de baja densidad oxidadas). Cada vez hay más datos que apuntan a que la señalización por endocannabinoides juega un papel determinante en la patología de la aterogénesis. Actualmente se sabe que la aterosclerosis es el resultado de una respuesta física a lesiones en el revestimiento de las paredes arteriales causadas por la presión arterial alta, microbios infecciosos o la excesiva presencia del aminoácido homocisteína. Los estudios han demostrado que las moléculas inflamatorias estimulan el ciclo que conduce a las lesiones ateroscleróticas. Los tratamientos existentes son medianamente efectivos, pero conllevan numerosos efectos secundarios. Los receptores CB2 se triplican en respuesta a la inflamación y esto permite que la anandamida y el 2-AG, los cannabinoides naturales del cuerpo, mitiguen las respuestas inflamatorias. El receptor CB2 también es estimulado por los cannabinoides de origen vegetal.

Un ensayo llevado a cabo con animales en 2005 mostró que los cannabinoides orales, en dosis bajas, retardaban el avance de la aterosclerosis. Al año siguiente, los investigadores escribieron que la capacidad de modulación inmunitaria de los cannabinoides estaba «bien establecida» científicamente e indicaron que estos tenían un amplio potencial terapéutico para diversas afecciones, incluida la aterosclerosis.[45]

Por su parte, un estudio efectuado con animales sobre el CBD en 2007 mostró que este tenía un efecto cardioprotector durante los ataques cardíacos.[46] Ese mismo año se publicaron más detalles sobre el papel de los receptores CB1 y CB2 en las enfermedades cardiovasculares y la salud.[47]

Menor riesgo de cáncer

El uso del CBD para tratar el cáncer se analiza en el capítulo cuatro, pero ¿podría el cannabidiol ayudar a prevenir la formación de tumores y la aparición de otros tipos de cáncer? Un estudio de 2012 mostró que los animales tratados con CBD eran significativamente menos propensos a desarrollar cáncer de colon después de haberles inducido carcinógenos en un laboratorio.[48] Varios estudios habían mostrado ya que el THC previene los tumores y los reduce, incluido uno de 1996 efectuado con modelos animales en el que el THC redujo la incidencia de adenomas tanto benignos como hepáticos.[49] En 2015, un equipo científico analizó los registros médicos de más de 84.000 pacientes masculinos en California y encontró que los que consumían cannabis, pero no tabaco, tenían una tasa de cáncer de vejiga un 45 % inferior a la media.[50] Los productos tópicos se pueden usar para tratar y prevenir los cánceres de piel. La investigación continua se centra en la mejor proporción de CBD frente a THC y en la dosis más eficaz para la prevención y el tratamiento del cáncer.

Los cannabinoides ayudan a mantener la salud cerebral y generan resistencia frente al trauma y la degeneración

Los cannabinoides son neuroprotectores, lo que significa que ayudan a mantener y regular la salud cerebral. Los efectos parecen estar relacionados con varias funciones que tienen en el cerebro, como la eliminación de las células dañadas y la mejoría de la eficiencia de las mitocondrias. El CBD y otros compuestos antioxidantes del cannabis también ayudan a reducir la toxicidad del glutamato. El glutamato adicional, que estimula las células nerviosas del cerebro a dispararse, hace que pasen a estar sobrestimuladas, lo que finalmente lleva al daño celular o la muerte. Por lo tanto, los cannabinoides ayudan a que las células cerebrales no se vean dañadas, lo cual hace que el órgano permanezca sano y funcionando correctamente. También se ha demostrado que el CBD tiene un efecto antiinflamatorio en el cerebro.

A medida que el cerebro envejece, la creación de nuevas neuronas se ralentiza significativamente. Para mantener la salud cerebral y evitar las enfermedades degenerativas, es necesario que se creen nuevas células de forma continua. Un estudio realizado en 2008 mostró que las dosis bajas de cannabinoides similares al CBD y el THC fomentaban la creación de nuevas células nerviosas en modelos animales, incluso en los que tenían el cerebro envejecido.[51] El CBD también ayuda a prevenir otras enfermedades relacionadas con el sistema nervioso, como la neuropatía y el alzhéimer.

Protegen contra las enfermedades óseas y las roturas de huesos

Los cannabinoides facilitan el proceso del metabolismo óseo, esto es, el ciclo del reemplazo del material óseo viejo por material nuevo, a un ritmo aproximado del 10 % anual. Este ciclo es crucial para mantener los huesos fuertes y sanos a lo largo del tiempo. Se ha demostrado que el CBD, en particular, bloquea una enzima que destruye los compuestos de construcción ósea del cuerpo, con lo cual reduce el riesgo de enfermedades óseas relacionadas con la edad como la osteoporosis y la osteoartritis. En ambas enfermedades, el cuerpo ya no crea nuevas células de hueso y cartílago. El CBD contribuye a estimular el proceso de formación de nuevas células óseas, por lo que se ha encontrado que acelera la curación de los huesos rotos y, al dar lugar a la formación de un callo óseo más fuerte en caso de fractura, reduce las probabilidades de que el hueso vuelva a fracturarse (los huesos son entre un 35 y un 50 % más fuertes que los de los sujetos no tratados).

Protegen y sanan la piel

La piel tiene la mayor cantidad y concentración de receptores CB2 en el cuerpo. Cuando se aplican tópicamente como loción, suero, aceite o ungüento, los antioxidantes del CBD, que son más potentes que las vitaminas E y C, pueden reparar el daño provocado por los radicales libres, como los generados por los rayos ultravioleta y los contaminantes ambientales. Los receptores cannabinoides se pueden encontrar en la piel y parece ser que tienen un papel en la regulación de la producción de grasa por parte de las glándulas sebáceas. Se están desarrollando productos tópicos a base de cannabis para tratar problemas relacionados, desde el acné hasta la psoriasis, y pueden promover una curación más rápida de la piel dañada. De hecho, hay documentos históricos que muestran que los preparados de cannabis se han utilizado para la curación de heridas tanto en animales como en personas en muchas culturas de todo el mundo durante miles de años. El empleo de aceites concentrados de cannabis para tratar el cáncer de piel está ganando popularidad; hay varios casos bien documentados de personas que se han curado de cánceres de piel tipo melanoma y carcinoma con la aplicación tópica de productos de CBD y THC. El más conocido es el caso de Rick Simpson, quien curó su carcinoma de células basales con aceite de cannabis y ahora tiene una línea de productos que cuenta con una gran distribución. El cannabis aplicado tópicamente no es psicoactivo.

Son antiinflamatorios

Hay numerosos estudios en que los cannabinoides han demostrado tener un efecto antiinflamatorio. El CBD conecta con el sistema endocannabinoide en muchos órganos del cuerpo y ayuda a reducir la inflamación en todo el organismo. El potencial terapéutico tiene un alcance impresionante, dado que la inflamación está implicada en un amplio abanico de enfermedades.

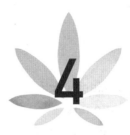

LISTA DE PROBLEMAS DE SALUD

Nota sobre el sistema de clasificación del índice de salud del cannabis

En pocas palabras, la puntuación del índice de salud del canna-bis (ISC) proviene de un sistema de clasificación de base empírica desarrollado por Uwe Blesching que muestra grados de confianza en el cannabis (en general, no descompuesto por cannabinoides es-pecíficos como el CBD) como tratamiento eficaz para un problema de salud concreto. Para establecer la puntuación se tiene en cuenta el tipo de estudio científico y su importancia, pues esto afecta a la fiabilidad de las conclusiones que ofrece el estudio. Cada experi-mento recibe una puntuación del 1 al 5 según el tipo de estudio, y luego este número se multiplica por +1 (positivo) si en las conclu-siones del estudio se indica que el uso medicinal del cannabis fue efectivo, o por -1 (negativo) si la conclusión fue que el cannabis se había mostrado ineficaz como tratamiento para esa enfermedad o dolencia. Finalmente, todas las calificaciones correspondientes a los estudios incluidos en el análisis de una afección se suman para llegar a una puntuación del ISC general. Una puntuación general alta significa que se han realizado una gran cantidad de investiga-ciones importantes y que la probabilidad de que el cannabis sea eficaz para esa afección es grande a partir de los indicios y pruebas disponibles actualmente. De todos modos, la puntuación refleja la cantidad de estudios publicados disponibles en un grado mucho mayor de lo que refleja el grado real de eficacia del cannabis para tratar cada problema de salud en particular.

Posibles puntuaciones del ISC a partir de los resultados de estudios

CARACTERÍSTICAS DEL ESTUDIO	POSIBLES PUNTUACIONES DEL ISC A PARTIR DE LOS RESULTADOS OBTENIDOS
Ensayos en humanos cruzados de doble ciego y controlados por placebo	+/-5
Ensayos clínicos en humanos y estudios de cohorte	+/-4
Revisiones de literatura y estudios relevantes y casos de estudios con humanos	+/-3
Estudios con animales	+/-2
Estudios de laboratorio	+/-1

La escala de puntuación va del 0 al 5; el 0 indica que no se observa ningún valor terapéutico y el 5 señala un valor terapéutico significativo y científicamente demostrable. La puntuación del ISC es el resultado de dividir la puntuación total de cada estudio por la cantidad de estudios llevados a cabo para esa enfermedad o dolencia.

Un punto
Posible eficacia en el tratamiento de ese problema de salud

Dos puntos
Eficacia entre posible y probable en el tratamiento de ese problema de salud

Tres puntos
Eficacia probable en el tratamiento de ese problema de salud

Cuatro puntos
Eficacia entre probable y demostrable en el tratamiento de ese problema de salud

Cinco puntos
Eficacia demostrable en el tratamiento de ese problema de salud

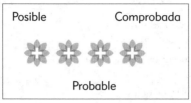

Posible   Comprobada

Probable

Figura 22. Esquema de la escala del ISC

TRASTORNO POR DÉFICIT DE ATENCIÓN E HIPERACTIVIDAD (TDAH)

El TDAH se caracteriza por la dificultad para concentrarse en las tareas y el exceso de actividad, y es el trastorno del desarrollo que se diagnostica con mayor frecuencia en niños y adolescentes. También lo padecen entre el 2 y el 5 % de los adultos. Existe controversia en relación tanto con el diagnóstico como con el tratamiento del TDAH, que a menudo se maneja combinando la terapia conductual y los estimulantes farmacéuticos. Los pacientes que lo sufren se dividen en tres subtipos: predominio de la hiperactividad-impulsividad, predominio del déficit de atención y una combinación de ambos.

Se dice que el TDAH es un factor de riesgo para las adicciones, entre las que se incluye el consumo problemático de cannabis con alto contenido en THC. Sin embargo, se ha visto que el cannabis mitiga los síntomas del trastorno, y las variedades en las que el CBD es predominante muestran resultados prometedores cuando se dosifican correctamente y se administran de forma segura. Si bien la reacción de la mayoría de las personas a los estimulantes es ver incrementado su nivel de energía, el cerebro de los sujetos con TDAH muestra la reacción opuesta: los estimulantes lo calman.

La mayor parte de los medicamentos que se recetan para estos trastornos hacen que pase a haber más dopamina disponible en el cerebro, lo que ayuda a regular el comportamiento y enfocar la atención. Sin embargo, estos fármacos tienen efectos secundarios negativos, especialmente cuando se administran a niños, y su empleo a largo plazo se está cuestionando. Son necesarios más estudios, pero los que se han realizado hasta la fecha y pruebas incidentales indican que el déficit de dopamina observado en los pacientes con TDAH se puede equilibrar mediante la terapia con cannabinoides. Los remedios con alto contenido en CBD pueden permitir una mayor atención y concentración sin que tengan lugar efectos psicoactivos, aunque en algunos estudios también se ha visto que el THC es beneficioso para estos pacientes, en quienes incluso ha mejorado el desempeño en la conducción.

El doctor David Bearman, una figura importante en la investigación del cannabis, tiene cuarenta años de experiencia trabajando en programas relacionados con el abuso de sustancias y fue miembro de la comisión especial sobre el abuso de drogas de Ronald Reagan. Ha estudiado la relación entre el sistema cannabinoide y el TDAH y ha descubierto el posible valor terapéutico de la interacción de los cannabinoides con los sistemas cerebrales de control de la dopamina.

«El cannabis parece tratar el TDA [trastorno por déficit de atención] y el TDAH aumentando la disponibilidad de la dopamina —afirma Bearman—. Esto tiene el mismo efecto, pero por medio de un mecanismo de acción diferente, que los estimulantes como el Ritalin (metilfenidato) y la anfetamina Dexedrina, que actúan uniéndose a la dopamina e interfiriendo en la descomposición metabólica de esta».

«La teoría más aceptada sobre el TDAH se basa en el hecho de que aproximadamente el 70 % de la función cerebral consiste en regular los datos que llegan al otro 30 % —dice Bearman—. Básicamente, el cerebro se ve abrumado por demasiada información que entra en él con demasiada rapidez. En el TDAH, el cerebro está saturado por todos los matices de la experiencia diaria de la persona, de los que es demasiado consciente».[52]

Cómo tomar el remedio: dosis y vías de administración

Es aconsejable que los pacientes trabajen con un profesional de la salud que tenga experiencia en recomendar el CBD o el cannabis medicinal para que los procedimientos de dosificación y administración puedan establecerse y ajustarse de forma individual. Al mismo tiempo, los pacientes bien informados y conscientes pueden autoasesorarse en materia de salud (consulta la página 140 para obtener información sobre el enfoque subjetivo e intuitivo relativo al uso de remedios basados en el cannabis).

En cuanto a todos los remedios administrados por vía oral, consulta las tablas de dosis de las páginas 122 en adelante para obtener orientación sobre la dosis de CBD en relación con el peso corporal. El nivel de la dosis debe corresponder al rango **micro** o al **estándar**. Comienza siempre con una microdosis baja para comprobar la sensibilidad y auméntala según sea necesario dentro del rango de dosis correspondiente a tu peso corporal hasta que los síntomas disminuyan.

En el tratamiento del TDAH en personas jóvenes, se recomienda usar gotas o comestibles correspondientes a variedades que tengan una proporción muy alta de CBD frente a THC; por ejemplo, de 24 a 1. En los niños, se recomiendan infusiones de aceite de CBD, tinturas de glicerina, productos sublinguales o concentrados puros extraídos con CO_2 (no tinturas de alcohol). Pueden consumir el aceite directamente o mezclado con yogur u otro alimento. Los concentrados son más apropiados cuando se requieren dosis más altas y también se pueden mezclar con alimentos, como la compota de manzana o la mantequilla de frutos secos, o se pueden tomar como cápsulas.

Los adultos pueden acudir a cualquiera de las vías de administración mencionadas, así como a tinturas a base de alcohol, cápsulas y otros comestibles.

A partir de la página 92 se ofrece más información sobre las diversas vías de administración (sublingual, consumo oral, inhalación) de los remedios basados en cannabinoides.

Para el TDAH se aconsejan variedades con alto contenido en pineno y terpinoleno, sin altos niveles de mirceno. Cuando el mayor problema es la hiperactividad, unos niveles más altos de mirceno y linalool pueden tener un efecto calmante.

Eficacia del tratamiento con cannabis del TDAH según los conocimientos científicos actuales

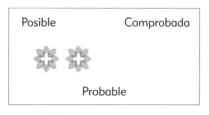

Figura 23

El índice de salud del cannabis (ISC) es un sistema de puntuación basado en las pruebas científicas disponibles en relación con el cannabis (en general, no solo el CBD) para valorar su eficacia en diversos problemas de salud (consulta la página 157 para obtener más información sobre las puntuaciones del ISC). Usando este índice, la eficacia del cannabis en el tratamiento del TDAH es entre posible y probable, a partir de los resultados arrojados por los siete estudios disponibles en el momento de la publicación de este libro.

El tratamiento con cannabis del TDAH es de aparición reciente. Si bien varios estudios analizan los pros y los contras del THC en el tratamiento del trastorno en adultos, se han realizado pocos estudios centrados en el CBD exclusivamente. Uno realizado con animales en 2012 mostró que el CBD redujo significativamente la hiperactividad y «las carencias en la interacción social».[53]

En un estudio de 2014, se subdividieron en los tres subtipos un conjunto de pacientes con trastornos relacionados con el déficit de atención. Los que pertenecían al tipo hiperactivo-impulsivo eran mucho más propensos a «automedicarse» con cannabis. Los hallazgos efectuados en ese estudio apoyan indirectamente las investigaciones que relacionan los receptores cannabinoides relevantes con el control regulador.[54]

ADICCIONES

Se cree que el cannabidiol modula varios circuitos neuronales implicados en la adicción a las drogas y los fármacos. Varios estudios indican que el CBD puede tener propiedades terapéuticas para tratar la adicción a los opioides, la cocaína y los psicoestimulantes, y según algunos datos puede ser beneficioso para la adicción a la nicotina en los seres humanos. Es evidente que se necesitan más estudios para evaluar completamente el potencial del CBD como recurso para los trastornos adictivos.

Dicho esto, en los estados donde se legaliza la marihuana medicinal, la tasa de mortalidad debida a opioides recetados comienza a disminuir de manera mensurable inmediatamente, y esta tendencia se acentúa con el tiempo. Datos aportados en el *Journal of the American Medical Association* [Revista de la Asociación Médica Estadounidense] mostraban que los estados que contaban con un programa de cannabis medicinal tenían una tasa de sobredosis por opioides un 24,8 % más baja que los estados que no contaban con un programa de este tipo.[55] Esto en sí mismo es muy indicativo del potencial que tiene el cannabis para tratar la adicción a los analgésicos farmacéuticos. En una práctica sobre el dolor que está en marcha en el Área de la Bahía de San Francisco, más de cuatrocientos pacientes han sido guiados a través del tratamiento medicinal con cannabis para reducir el dolor inflamatorio y neuropático, la ansiedad crónica y la dependencia respecto de los fármacos opiáceos, con excelentes resultados preliminares en estos tres ámbitos.[56] (Tienes más información sobre la epidemia de opioides en la quinta parte, y más sobre el uso del CBD para aliviar el dolor en el apartado dedicado al dolor en este capítulo).

Los resultados de un estudio con animales de 2013 en el que se utilizó morfina indican que el cannabidiol interfiere en los mecanismos de recompensa cerebral responsables de la expresión de las intensas propiedades de refuerzo de los opioides, lo que indica que el cannabidiol puede ser clínicamente útil para «bajar el volumen» de los efectos gratificantes de los opioides.[57] Otros estudios han mostrado resultados igualmente prometedores en relación con otros fármacos.

El CBD también puede ser eficaz para tratar los síntomas del síndrome de abstinencia (por ejemplo, ansiedad, insomnio o migraña) derivados del consumo excesivo de cannabis con alto contenido en THC, el cual podría causar la desensibilización de los receptores CB1 según algunos estudios preliminares. En las conclusiones del informe de un caso se decía que el CBD atenuó con éxito todos esos síntomas durante el período de tratamiento.[58]

«Se puede muy bien decir que el CBD es justo lo contrario de una "droga de entrada" [de iniciación], ya que se ha visto que trata los síntomas del síndrome de abstinencia relacionados con otros tipos de abuso de drogas —escribe el doctor Kenneth Stoller—. El CBD se puede usar en pacientes con adicciones a la nicotina, al alcohol, al cannabis con alto contenido en THC y a los opiáceos. Tiene una acción sinérgica con el fármaco Baclofen en el tratamiento de las adicciones, pero como no hace ganar dinero a las grandes compañías farmacéuticas, es prácticamente desconocido en la práctica clínica».[59]

Cómo tomar el remedio: dosis y vías de administración

Es aconsejable que los pacientes trabajen con un profesional de la salud que tenga experiencia en recomendar el CBD o el cannabis medicinal para que los procedimientos de dosificación y administración puedan establecerse y ajustarse de forma individual. Al mismo tiempo, los pacientes bien informados y conscientes pueden autoasesorarse en materia de salud (consulta la página 140 para obtener más información sobre el enfoque subjetivo e intuitivo relativo al uso de remedios basados en el cannabis).

Al utilizar el CBD para tratar problemas de adicciones, es importante evaluar el nivel de dependencia física y psicológica, los problemas subyacentes que han conducido a la adicción y los síntomas específicos del síndrome de abstinencia. Una persona que se encuentre en las etapas iniciales de la abstinencia puede necesitar ir subiendo la dosis hasta llegar al rango estándar o macro del remedio oral, y también acudir a sistemas de administración de acción rápida como la vaporización, fumar el cannabis o tomar productos sublinguales en los momentos de riesgo de recaída o de mayor estrés del habitual. Más adelante, a lo largo del tratamiento, podrá ser capaz de rebajar la dosis a los niveles micro.

Los síntomas de abstinencia tales como ansiedad, insomnio, migrañas o pérdida de apetito pueden consultarse en los apartados correspondientes en este capítulo para obtener consejos sobre las mejores variedades y vías de administración. Al considerar los perfiles de terpenos que podrían ser útiles para mitigar los síntomas de abstinencia y los que podrían inducir una recaída, busca los que sean calmantes, como el linalool y el mirceno.

En el caso de todos los remedios administrados por vía oral, consulta las tablas de dosis de las páginas 122 en adelante para encontrar las pautas sobre la dosis de CBD en relación con el peso corporal. Empieza siempre con una microdosis para comprobar la sensibilidad e increméntala según sea necesario dentro del rango de dosis correspondiente a tu peso corporal hasta que los síntomas disminuyan. En general, las dosis que se encuentran dentro del rango **estándar** (de 10 a 50 mg) son las más efectivas. Puedes hallar más información sobre las diversas vías de administración (sublingual, consumo oral, inhalación, etc.) correspondientes a los remedios basados en cannabinoides a partir de la página 92.

Eficacia del tratamiento con cannabis de las adicciones según los conocimientos científicos actuales

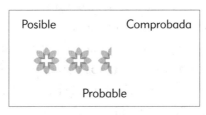

Figura 24

El índice de salud del cannabis (ISC) es un sistema de puntuación basado en las pruebas científicas disponibles en relación con el cannabis (en general, no solo el CBD) para valorar su eficacia en diversos problemas de salud (consulta la página 157 para obtener más información sobre las puntuaciones del ISC). Usando este índice, y en el momento de la publicación de este libro (la edición original, en inglés), la eficacia del cannabis en el tratamiento de la adicción a la cocaína o al *crack* se considera probable (2,5 puntos de un total de 5). En el tratamiento de las adicciones al alcohol, la heroína, los opiáceos y la nicotina, todas las puntuaciones del ISC estuvieron en el rango de eficacia entre posible y probable (2,5 puntos) y, en lo que respecta al tratamiento de la adicción a la metanfetamina, el cannabis se encuentra actualmente en el rango de la posible eficacia (1,6 puntos).

Los resultados de un estudio realizado con animales en 2009 mostraron que el CBD (de 5 a 20 mg/kg) tenía efectos conductuales en los «activadores» de la adicción por medio de inhibir el comportamiento de búsqueda de heroína inducido por señales. Tuvo un efecto duradero, significativo durante más de veinticuatro horas y medible incluso dos semanas después. Los autores escribieron que sus hallazgos «destacan las contribuciones únicas de distintos componentes del cannabis a la vulnerabilidad a la adicción e indican que el CBD podría constituir un tratamiento potencial para el ansia de heroína y las recaídas».[60]

En un estudio de 2013 sobre la adicción a la nicotina, veinticuatro fumadores recibieron al azar un inhalador de CBD o un placebo y se les indicó que, durante una semana, usaran el inhalador cuando sintieran la necesidad de fumar. Durante la semana de tratamiento, los fumadores tratados con el placebo no mostraron diferencias en cuanto al número de cigarrillos fumados. En cambio, los tratados con CBD redujeron significativamente la cantidad de cigarrillos fumados, en un 40 % aproximadamente, durante el tratamiento. Los resultados también indicaron cierta permanencia de este efecto en el seguimiento. Estos datos preliminares, combinados con la sólida justificación preclínica para el uso de este compuesto, indican que el CBD puede constituir un tratamiento potencial para la adicción a la nicotina, lo cual justifica seguir explorando esta posibilidad.[61] Varios estudios realizados con ratas en 2016 mostraron una relación entre la búsqueda de nicotina y el sistema endocannabinoide así como que los fitocannabinoides podían facilitar la abstinencia.

Un estudio de ese mismo año mostró que el CBD era útil para reducir la psicosis inducida por metanfetamina, lo cual añade más beneficios a los indicios preliminares de que el CBD afecta a los circuitos de gratificación y ayuda a mitigar otros síntomas de abstinencia.[62]

ESCLEROSIS LATERAL AMIOTRÓFICA (ELA)*

Cada noventa minutos se diagnostica a alguien esclerosis lateral amiotrófica (ELA), una enfermedad de las células nerviosas del cerebro y la médula espinal que controlan el movimiento muscular voluntario. Conocida también como *enfermedad de Lou Gehrig*, puede progresar rápidamente. La mayoría de los pacientes viven solo entre dos y cinco años después de los primeros indicios de la afección, aunque un pequeño porcentaje vive mucho más tiempo. Actualmente, hay pocas opciones médicas para quienes padecen ELA; en Estados Unidos solo hay un medicamento, aprobado por la FDA, que retarda la progresión unos pocos meses en promedio. La necesidad pendiente de satisfacer es muy alta: en los últimos años ha habido avances significativos tanto respecto a la comprensión científica de la ELA como respecto a la conciencia de la gente, pero esto aún no se ha traducido en tratamientos médicos efectivos.

El CBD ayuda a aliviar los espasmos musculares y es un antiinflamatorio y antioxidante más potente que las vitaminas C o E. Se ha visto que tiene efectos beneficiosos en todas las enfermedades que afectan a las partes del cerebro mitocondrial y de los ganglios basales y tiene un efecto neuroprotector que puede prolongar la supervivencia de las células neuronales. Otros cannabinoides importantes para quienes padecen ELA son el anticonvulsivo cannabinol (CBN), el antiinflamatorio tetrahidrocannabivarina (THCV), el antiinflamatorio y analgésico cannabicromeno (CBC) (que también promueve el crecimiento cerebral) y el analgésico cannabiciclol (CBL).

---

* Ver también el apartado dedicado a las enfermedades neurodegenerativas, en este capítulo, para obtener información relacionada.

Propiedades de la marihuana aplicables a la gestión de los síntomas de la ELA

SÍNTOMA DE LA ELA	EFECTO DE LA MARIHUANA
Dolor	Analgésico no opioide y antiinflamatorio
Espasticidad	Relajante muscular
Consunción	Estimulador del apetito
Disnea	Broncodilatador
Babeo	Seca la boca
Depresión	Euforizante
Disautonomía	Vasodilatador
Oxidación neuronal	Antioxidante neuroprotector
Adaptado de Gregory T. Carter y Bill S. Rosen, «Marijuana in the Management of Amyotrophic Lateral Sclerosis». Obtenido en http://ajh.sagepub.com/content/18/4/264.abstract.	

R. S., un graduado de la Universidad de Harvard que también era un ciclista empedernido, comenzó a experimentar los síntomas de la ELA en 1998; concretamente, su brazo derecho perdió funcionalidad y empezó a tener problemas para tragar. Consumió mucho cannabis durante décadas, lo que, según cree, retrasó la progresión de su enfermedad, pero en 2012 comenzó a fabricar sus propios aceites de cannabis y tomó, aproximadamente, 1 g al día durante sesenta días. Cuando llevaba diez días aplicando este procedimiento, recuperó el control de su brazo derecho y pudo dejar de usar opiáceos para controlar el dolor.

Otro caso notable es el de C. J., a quien se le diagnosticó ELA en 1986 y se le pronosticaron menos de cinco años de vida. En invierno de 1989 se fue de vacaciones a Florida para irse preparando para el fatal desenlace, cuando hizo un descubrimiento crucial. Una noche, mientras caminaba por la playa, fumó un porro de *myakka gold* y sintió que sus síntomas cesaban.[63] Aunque nunca tuvo la intención de ser activista del cannabis, se ha convertido en una de las más entusiastas como resultado de la mejoría respecto de sus síntomas que ha seguido experimentando y como resultado de las décadas que, según siente, el tratamiento con cannabis ha añadido a su vida.

Cómo tomar el remedio: dosis y vías de administración

Es aconsejable que los pacientes trabajen con un profesional de la salud que tenga experiencia en recomendar el CBD o el cannabis medicinal para que los procedimientos de dosificación y administración puedan establecerse y ajustarse de forma individual. Al mismo tiempo, los pacientes bien informados y conscientes pueden autoasesorarse en materia de salud (consulta la página 140 para obtener más información sobre el enfoque subjetivo e intuitivo relativo al uso de remedios basados en el cannabis).

En cuanto a todos los remedios administrados por vía oral, consulta las tablas de dosis de las páginas 122 y siguientes para obtener orientación sobre la dosis de CBD en relación con el peso corporal. Comienza siempre con una microdosis para comprobar la sensibilidad y auméntala según sea necesario dentro del rango de dosis correspondiente a tu peso corporal hasta que los síntomas disminuyan.

La dosis para la ELA generalmente está en el rango **macro** o terapéutico; se aconsejan de 2 a 4 mg/kg de cannabinoides por día. La proporción que se aconseja más habitualmente es la de 1 a 1, ya que es la más estudiada debido a los ensayos efectuados con el fármaco Sativex, en que la proporción entre el CBD y el THC está equilibrada. De todos modos, si un paciente tiene dificultades para tolerar los remedios con mayor cantidad de THC, se pueden usar proporciones más altas de CBD durante el día y mayor cantidad de THC por la noche (generalmente se recomiendan las variedades en las que predomina la genética *indica*, que son sedantes; consulta el capítulo siete para obtener más información a este respecto).

Cuando se requieren dosis altas, muchos pacientes utilizan aceite de cannabis concentrado y lo toman por vía oral, ya sea dentro de cápsulas o añadiéndolo a los alimentos (las mantequillas de frutos secos parecen funcionar bien). Los concentrados más puros y potentes se realizan mediante un proceso de extracción que implica el uso de CO_2. Puedes encontrar más información sobre las diversas vías de administración (sublingual, consumo oral, inhalación, etc.) correspondientes a los remedios basados en cannabinoides a partir de la página 92.

Para aliviar síntomas inmediatos como el babeo, el cannabis vaporizado o fumado puede ser muy eficaz para reducir rápidamente la cantidad de saliva. Estas vías de administración también son las preferidas para el alivio inmediato del dolor: el efecto del remedio se prolonga entre una y tres horas, mientras que la mayoría de los productos ingeridos tardan entre treinta y sesenta minutos en tener efecto, un efecto que se prolonga entre seis y ocho horas. Los vaporizadores que llevan un cartucho lleno con el concentrado obtenido utilizando CO_2 son muy efectivos, y están disponibles en varias proporciones de CBD frente a THC. Los vaporizadores de hierbas en los que lo que se administra es la planta entera también son buenas opciones.

Eficacia del tratamiento con cannabis de la ELA según los conocimientos científicos actuales

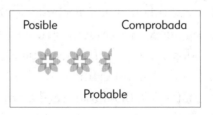

Figura 25

El índice de salud del cannabis (ISC) es un sistema de puntuación basado en las pruebas científicas disponibles en relación con el cannabis (en general, no solo el CBD) para valorar su eficacia en diversos problemas de salud (consulta la página 157 para obtener más información sobre las puntuaciones del ISC). Usando este índice, la eficacia del cannabis en el tratamiento de la ELA es entre posible y probable, a partir de los resultados arrojados por doce estudios.

Las investigaciones sobre la ELA y el cannabis son escasas, aunque recientemente se ha debatido mucho sobre la efectividad de este en casos puntuales, y varios artículos aparecidos en revistas médicas comentan los éxitos obtenidos en estudios de casos y la necesidad de seguir trabajando en este ámbito. Un artículo de investigación de 2010 analizaba las posibles aplicaciones y se refería a un ensayo previo realizado con animales en el que el cannabis desaceleró el avance de la enfermedad, pedía ensayos clínicos y manifestaba en las conclusiones: «Es razonable pensar que el cannabis podría ralentizar significativamente la progresión de la ELA, lo que podría aumentar la esperanza de vida y reducir sustancialmente la carga general de la enfermedad».[64] Investigaciones posteriores mostraron que el CBD en combinación con el THC prolongaba la esperanza de vida más que el THC solo.[65]

Una de las causas conocidas de la degeneración de las neuronas motoras en la columna vertebral y el sistema nervioso central de los pacientes de ELA es la carencia de una enzima llamada *superóxido dismutasa* (SOD1), un potente antioxidante que protege el cuerpo del daño causado por los radicales libres tóxicos. Las propiedades antioxidantes del CBD son, sin embargo, solamente uno de sus beneficios potenciales en relación con la ELA. Los autores del artículo de 2010 señalan lo siguiente:

Parece que tienen lugar varios procesos fisiológicos anormales de forma simultánea en esta enfermedad devastadora. Idealmente, para abordar de manera integral la fisiopatología conocida de la ELA sería necesario un régimen de múltiples fármacos que incluyera antagonistas del glutamato, antioxidantes, un agente antiinflamatorio de acción central, moduladores de células microgliales (incluidos los inhibidores del factor de necrosis tumoral alfa [TNF-α]), un agente antiapoptótico, uno o más factores de crecimiento neurotróficos y un agente potenciador de la actividad mitocondrial. Cabe destacar que el cannabis parece actuar en todas estas áreas.[66]

ENFERMEDAD DE ALZHEIMER

La señalización por endocannabinoides parece ser «esencial para una serie de eventos moleculares y celulares importantes para el aprendizaje y la memoria».[67] Caracterizada por un deterioro mental progresivo que comienza en la mediana edad o en una edad avanzada y vinculada a factores genéticos, del estilo de vida y ambientales, la enfermedad de Alzheimer (o alzhéimer) tiene como resultado la pérdida de la memoria, el lenguaje y las habilidades cognitivas. Si bien las variedades *indica* del cannabis se han usado históricamente para calmar a los pacientes y ayudar con los síntomas de la enfermedad, los nuevos descubrimientos científicos muestran que el alzhéimer está fuertemente conectado con el sistema endocannabinoide y, con la reaparición de los remedios basados en el CBD, es probable que los tratamientos con cannabinoides pasen a ser más habituales. De hecho, tales tratamientos están mostrando resultados prometedores para una serie de enfermedades relacionadas con el cerebro, ya que los cannabinoides protegen contra la destrucción de los circuitos neuronales mediante varios procesos: neutralizar los radicales libres, reducir la inflamación, mejorar el funcionamiento de las mitocondrias y eliminar el betaamiloide y los desechos celulares.

En 2004, un equipo científico advirtió los efectos protectores, antioxidantes y antiapoptóticos del CBD en el cerebro, que dan lugar a una reducción de la neurotoxicidad causada por la acumulación de amiloide.[68] Cinco años después, al observar el potencial sinérgico de componentes del cannabis como el CBD y el THC, otros investigadores escribieron:

> El gran valor terapéutico del CBD, ya sea solo o en asociación con el THC, deriva de la consideración de que representa un compuesto raro, si no único, que es capaz de proporcionar neuroprotección mediante la combinación de distintos tipos de propiedades (por ejemplo, efectos antiglutamatérgicos, acción antiinflamatoria

y efectos antioxidantes) que cubren casi todo el espectro de los mecanismos neurotóxicos que operan en los trastornos neuro-degenerativos (la excitotoxicidad, los eventos inflamatorios, las lesiones oxidativas, etc.).[69]

Uno de los marcadores patológicos característicos del alzhéimer es la acumulación tóxica de placa en el tejido cerebral y la inflamación asociada. En un estudio de 2008[70] se descubrió que el THC reducía el crecimiento excesivo de la placa, lo cual se confirmó en estudios posteriores. Además, los investigadores descubrieron que el THC obstaculiza la inflamación, la cual daña las neuronas del cerebro. «Es razonable concluir que los cannabinoides tienen potencial terapéutico para el tratamiento del alzhéimer», escribió el doctor David Schubert, investigador principal del estudio.[71]

Cómo tomar el remedio: dosis y vías de administración

Es aconsejable que los pacientes trabajen con un profesional de la salud que tenga experiencia en recomendar el CBD o el cannabis medicinal para que los procedimientos de dosificación y administración puedan establecerse y ajustarse de forma individual. Al mismo tiempo, los pacientes bien informados y conscientes pueden autoasesorarse en materia de salud (consulta la página 140 para obtener más información sobre el enfoque subjetivo e intuitivo relativo al uso de remedios basados en el cannabis).

En cuanto a todos los remedios administrados por vía oral, consulta las tablas de dosis de las páginas 122 y siguientes para obtener orientación sobre la dosis de CBD en relación con el peso corporal. Comienza siempre con una microdosis para comprobar la sensibilidad y auméntala según sea necesario dentro del rango de dosis correspondiente a tu peso corporal hasta que los síntomas disminuyan. Los pacientes con alzhéimer deben tener cuidado al ajustar la dosis dentro del rango **estándar** o **macro** para asegurarse de que los efectos psicoactivos que puedan padecer sean mínimos.

Las variedades de cannabis con alto contenido en mirceno tienen un efecto más relajante.

Dicho esto, los productos elaborados con variedades sedantes, en las que predomina la genética *indica*, con un mayor contenido en THC, pueden ser útiles para los problemas de sueño (consulta el apartado dedicado a los trastornos del sueño, en este capítulo, para obtener más información). Se aconseja que, como máximo, cada dosis contenga entre 5 y 10 mg de THC. Evita los productos que contengan variedades en que la genética *sativa* sea dominante, ya que pueden favorecer la hiperactividad y la disociación. Por razones de seguridad, los productos fumados o vaporizados no se recomiendan para los pacientes que tienen una demencia avanzada.

Cuando se requieren dosis altas, muchos pacientes consumen aceite de cannabis concentrado por vía oral, ya sea en forma de cápsula o añadiéndolo a los alimentos (las mantequillas de frutos secos parecen funcionar bien a este respecto). Los concentrados más puros y potentes se realizan mediante un proceso de extracción que implica el uso de CO_2. Puedes encontrar más información sobre las diversas vías de administración (sublingual, consumo oral, transdérmica, etc.) correspondientes a los remedios basados en cannabinoides a partir de la página 92.

Eficacia del tratamiento con cannabis del alzhéimer según los conocimientos científicos actuales

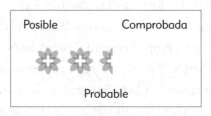

Figura 26

El índice de salud del cannabis (ISC) es un sistema de puntuación basado en las pruebas científicas disponibles en relación con el cannabis (en general, no solo el CBD) para valorar su eficacia en diversos problemas de salud (consulta la página 157 para obtener más información sobre las puntuaciones del ISC). Usando este índice, la eficacia del cannabis en el tratamiento del alzhéimer es entre posible y probable, a partir de los resultados arrojados por veinticinco estudios (obtiene 2,5 puntos de un total de 5).

Más allá de los efectos antioxidantes, antiinflamatorios y neuroprotectores de los cannabinoides, varios estudios han mostrado que también desempeñan un papel en el crecimiento del tejido neural del hipocampo, el área del cerebro asociada con la memoria.

Varios hallazgos de 2014 indican que la activación de los receptores CB1 y CB2 por parte de los agonistas naturales o sintéticos, que desencadenan acciones en dosis no psicoactivas, tiene efectos beneficiosos en los modelos experimentales al reducir la acción nociva del péptido betaamiloide y la fosforilación de tau, y también al impulsar los mecanismos de reparación intrínsecos del cerebro. Según los autores de un estudio, «se ha demostrado que la señalización por endocannabinoides modula numerosos procesos patológicos concomitantes, incluidos la neuroinflamación, la excitotoxicidad, la disfunción mitocondrial y el estrés oxidativo».[72] Ese mismo año, un ensayo australiano[73] mostró que el tratamiento con CBD revirtió los déficits cognitivos en ratones e indicó que el CBD tenía potencial terapéutico para estas alteraciones.[74]

Un estudio de 2016 cuyos sujetos fueron once pacientes de alzhéimer tratados con THC mostró una reducción significativa de la gravedad de los síntomas, entre ellos los delirios, la agitación, la agresividad y el insomnio.[75]

INFECCIONES BACTERIANAS RESISTENTES A LOS ANTIBIÓTICOS

Las bacterias resistentes a los antibióticos son, en la actualidad, uno de los principales problemas de salud a escala mundial. Infecciones comunes que durante mucho tiempo se han tratado fácilmente pueden amenazar la vida en presencia de estos «supermicrobios» que han desarrollado resistencia frente a los antibióticos de uso habitual. El *Staphylococcus aureus* resistente a la meticilina (SARM), por ejemplo, una bacteria estafilocócica habitualmente presente en los hospitales, es responsable de muchos miles de muertes cada año. Quienes tienen el sistema inmunitario debilitado corren mayor riesgo, pero las personas sanas también pueden infectarse cuando están expuestas a esta bacteria. En 2014, el entonces presidente Barack Obama emitió una orden ejecutiva y presupuestó fondos para el establecimiento de una comisión especial dedicada al tema, con el objetivo de que elaborase un plan de acción para detener la veloz propagación de bacterias resistentes a los antibióticos, como el SARM.

El cannabis se ha utilizado con éxito y se ha estudiado periódicamente a lo largo de los siglos en el tratamiento de otras infecciones bacterianas responsables de epidemias mundiales, como la tuberculosis y la gonorrea. Una investigación realizada en 1976 mostró que tanto el THC como el CBD eran efectivos contra las infecciones por estafilococos y estreptococos.[76] Desde entonces, un importante estudio realizado en 2008 sobre los efectos de los cannabinoides en las bacterias resistentes a múltiples fármacos encontró que los cinco cannabinoides estudiados (el THC, el CBD, el CBG, el CBC y el CBN) tenían una acción potente contra dichas bacterias. La vía de administración más efectiva era un antiséptico tópico aplicado directamente en las zonas afectadas, pero se pueden usar productos orales de CBD como agentes antibacterianos sistémicos.[77]

Además, el pineno mostró ser tan eficaz contra el SARM como la vancomicina y otros agentes. El pineno también tiene la capacidad de aumentar la permeabilidad de la piel, una gran barrera contra la absorción de fitocannabinoides. La investigación sobre los extractos a base de CBD y CBG con pineno puede resultar fructífera en el combate contra el SARM y otras bacterias resistentes a los tratamientos.

«La aplicación más práctica de los cannabinoides sería como agentes tópicos para tratar úlceras y heridas en un entorno hospitalario, para reducir la carga de los antibióticos», dijo Giovanni Appendino, profesor en la Università del Piemonte Orientale (Italia) y coautor del estudio de 2008.[78]

Cómo tomar el remedio: dosis y vías de administración

Es aconsejable que los pacientes trabajen con un profesional de la salud que tenga experiencia en recomendar el CBD o el cannabis medicinal para que los procedimientos de dosificación y administración puedan establecerse y ajustarse de forma individual. Al mismo tiempo, los pacientes bien informados y conscientes pueden autoasesorarse en materia de salud (consulta la página 140 para obtener más información sobre el enfoque subjetivo e intuitivo relativo al uso de remedios basados en el cannabis).

Aplicados a la piel, los productos tópicos pueden elaborarse con variedades de cannabis en las que el CBD sea predominante u otras. Son oportunos cuando las infecciones bacterianas afectan a la piel o una herida. Los que contienen THC afectan a las células cercanas a la zona de aplicación pero no cruzan la barrera hematoencefálica y, por lo tanto, no son psicoactivos. Estos productos pueden estar disponibles como aceites, ungüentos, aerosoles, etc., y con varias proporciones de CBD y THC (a menudo se recomienda la proporción 1:1 como la ideal para la aplicación tópica). La piel tiene la mayor cantidad y concentración de receptores CB2 del cuerpo. Según el estudio de 2008 al que se hizo referencia anteriormente en este apartado, los productos que contengan cualquiera de los principales cannabinoides pueden ser eficaces contra una infección resistente a los antibióticos.

En cuanto a todos los remedios administrados por vía oral, consulta las tablas de dosis de las páginas 122 y siguientes para obtener orientación sobre la dosis de CBD en relación con el peso corporal. Comienza siempre con una microdosis para comprobar la sensibilidad y auméntala según sea necesario dentro del rango de dosis correspondiente a tu peso corporal hasta que los síntomas disminuyan. Puedes encontrar más información sobre las diversas vías de administración (sublingual, consumo oral, inhalación, etc.) correspondientes a los remedios basados en cannabinoides a partir de la página 92.

Eficacia del tratamiento con cannabis de las infecciones resistentes a los antibióticos según los conocimientos científicos actuales

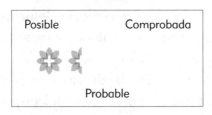

Figura 27

El índice de salud del cannabis (ISC) es un sistema de puntuación basado en las pruebas científicas disponibles en relación con el cannabis (en general, no solo el CBD) para valorar su eficacia en diversos problemas de salud (consulta la página 157 para obtener más información sobre las puntuaciones del ISC). Usando este índice, la eficacia del cannabis en el tratamiento del SARM es entre posible y probable, a partir de los resultados arrojados por tres estudios.

El sistema endocannabinoide está implicado en el proceso de curación de la piel y la formación de tejido cicatricial en esta. Un estudio llevado a cabo en China en 2010 encontró que los receptores CB1 aumentaban en la zona en la que se habían producido lesiones cutáneas a partir de las seis horas posteriores a la lesión; el punto álgido se alcanzaba a los cinco días y se volvía al punto de partida a los catorce días.[79]

ANSIEDAD Y ESTRÉS

El consumo oral del cannabis para tratar la ansiedad aparece en un texto védico que data de alrededor del año 2000 a. de C., y es uno de los usos más habituales de la planta en varias culturas. El THC puede aumentar la ansiedad en algunos pacientes, y la disminuye en otros. Sin embargo, se ha comprobado que el CBD reduce siempre la ansiedad cuando está presente en concentraciones más altas en la planta de cannabis. Y varios estudios con animales y humanos han mostrado que el CBD, solo, reduce la ansiedad. El efecto de reducción del estrés parece estar relacionado con la actividad del CBD en los sistemas límbico y paralímbico del cerebro.

En un estudio de revisión de 2012 se evaluaron una serie de estudios internacionales y se concluyó que el CBD había demostrado reducir la ansiedad, en particular la ansiedad social, en muchos de ellos, y se pedían más ensayos clínicos.[80] Dos años más tarde, investigadores que llevaron a cabo un estudio con animales sobre el estrés y el sistema endocannabinoide escribieron que la estimulación de dicho sistema podría constituir una estrategia efectiva para mitigar las consecuencias físicas y conductuales del estrés.[81]

Estos hallazgos parecen apoyar la tesis de que el efecto ansiolítico de la administración permanente de CBD en ratones estresados depende de su acción proneurogénica en el hipocampo adulto al facilitar la señalización mediada por endocannabinoides.

Cómo tomar el remedio: dosis y vías de administración

Es aconsejable que los pacientes trabajen con un profesional de la salud que tenga experiencia en recomendar el CBD o el cannabis medicinal para que los procedimientos de dosificación y administración puedan establecerse y ajustarse de forma individual. Al mismo tiempo, los pacientes bien informados y conscientes pueden autoasesorarse en materia de salud (consulta la página 140 para obtener más información sobre el enfoque subjetivo e intuitivo relativo al uso de remedios basados en el cannabis).

Los productos de CBD con una proporción de 20 a 1 o superior se recomiendan y administran en forma de gotas, cápsulas o comestibles. Los cannabinoides con alto contenido en CBD pueden ser muy efectivos para reducir la ansiedad crónica, tratar el estrés temporal y proteger el cuerpo de los efectos fisiológicos de ambos. Se sabe que las variedades con alto contenido en linalool, un terpeno que también está presente en la lavanda, son eficaces para aliviar la ansiedad. En particular, la variedad ACDC es muy efectiva.

En cuanto a todos los remedios administrados por vía oral, consulta las tablas de dosis de las páginas 122 y siguientes para obtener orientación sobre la dosis de CBD en relación con el peso corporal. Comienza siempre con una microdosis baja para comprobar la sensibilidad y auméntala según sea necesario dentro del rango de dosis correspondiente a tu peso corporal hasta que los síntomas disminuyan. Las dosis **micro** y **estándar** son las recomendables, generalmente, para tratar la ansiedad y el estrés. No llegues al rango estándar antes de haber pasado por el de las microdosis.

Para el alivio inmediato de síntomas, como los que se presentan en un ataque de pánico o ansiedad, vaporizar el producto o fumarlo da buenos resultados. El efecto del remedio se prolonga entre una y tres horas, mientras que la mayoría de los productos ingeridos tardan entre treinta y sesenta minutos en tener efecto, pero este se prolonga entre seis y ocho horas. Los vaporizadores que llevan un cartucho lleno con el concentrado obtenido utilizando

CO_2 son muy efectivos, y están disponibles en varias proporciones de CBD frente a THC. Los vaporizadores de hierbas en los que lo que se administra es la planta entera también son buenas opciones. Los aerosoles o tinturas sublinguales tomados como gotas líquidas surten efecto con rapidez y este se prolonga más que en el caso de los productos inhalados. Puedes encontrar más información sobre las diversas vías de administración (sublingual, consumo oral, inhalación, etc.) correspondientes a los remedios basados en cannabinoides a partir de la página 92.

Eficacia del tratamiento con cannabis de la ansiedad según los conocimientos científicos actuales

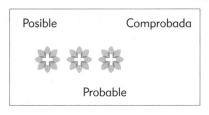

Figura 28

El índice de salud del cannabis (ISC) es un sistema de puntuación basado en las pruebas científicas disponibles en relación con el cannabis (en general, no solo el CBD) para valorar su eficacia en diversos problemas de salud (consulta la página 157 para obtener más información sobre las puntuaciones del ISC). Usando este índice, la eficacia del cannabis en el tratamiento de la ansiedad es entre posible y probable, a partir de los resultados arrojados por once estudios.

ARTRITIS

La osteoartritis, también conocida como *enfermedad articular degenerativa*, es la inflamación de una articulación que conecta dos huesos. Su desarrollo es progresivo: tiene lugar a lo largo de muchos años. Inicialmente, se presenta como un dolor leve ocasional en las articulaciones que se va convirtiendo en crónico; también van avanzando la rigidez y la hinchazón. La artritis se ha convertido en la principal causa de discapacidad en Estados Unidos: más de 46 millones de personas sufren varios tipos de dificultades físicas debido a ella. Es más habitual en los adultos mayores.

La artritis reumatoide, sin embargo, es una enfermedad autoinmune que puede afectar a personas de cualquier edad, incluso a niños. El sistema inmunitario ataca las membranas sinoviales de las articulaciones, lo que da lugar a una inflamación similar a la de la osteoartritis. La artritis reumatoide no tiene un impacto negativo en las articulaciones solamente, sino que alcanza todos los sistemas orgánicos, debido al daño generalizado que puede causar a los vasos sanguíneos. Puedes encontrar más información sobre el uso del CBD para este tipo de artritis en este mismo capítulo, en el apartado dedicado a los trastornos autoinmunes.

Un estudio de 2001 mostró que los receptores cannabinoides participan en la respuesta del sistema nervioso vinculada a la artritis, y en las conclusiones se afirmó que «estos nuevos objetivos pueden ser ventajosos para el tratamiento del dolor inflamatorio».[82] Los resultados de las investigaciones indican que el tratamiento con cannabinoides también puede ser efectivo para otros tipos de enfermedades inflamatorias articulares, como la gota.

J. S. tenía una artritis y una fibromialgia importantes. Las rodillas le dolían todo el rato, y empezó a aplicarles masajes con aceite de CBD dos veces al día. En menos de una semana, casi dejó de sentir dolor. «Incluso puedo subir y bajar escalones sin experimentar una tortura –declaró–. También estoy usando la pluma de vapor dos veces al día. ¡El CBD funciona mejor que la crema para el dolor que estaba usando! Siento que este producto me ha devuelto la vida».

Cómo tomar el remedio: dosis y vías de administración

Es aconsejable que los pacientes trabajen con un profesional de la salud que tenga experiencia en recomendar el CBD o el cannabis medicinal para que los procedimientos de dosificación y administración puedan establecerse y ajustarse de forma individual. Al mismo tiempo, los pacientes bien informados y conscientes pueden autoasesorarse en materia de salud (consulta la página 140 para obtener más información sobre el enfoque subjetivo e intuitivo relativo al uso de remedios basados en el cannabis).

Aplicados a la piel, los productos tópicos pueden elaborarse con variedades de cannabis en las que el CBD sea predominante u otras. Los que contienen THC afectan a las células cercanas a la zona de aplicación pero no cruzan la barrera hematoencefálica y, por lo tanto, no son psicoactivos. Estos productos pueden estar disponibles como aceites, ungüentos, aerosoles, etc., y con varias proporciones de CBD frente a THC (a menudo se recomienda la proporción 1:1 como la ideal para la aplicación tópica). La piel tiene la mayor cantidad y concentración de receptores CB2 del cuerpo.

Los productos en los que el CBD es predominante (en una proporción de 4 a 1 frente al THC), tomados por vía sublingual o en forma de gotas, cápsulas o comestibles, han sido los más efectivos para reducir el dolor crónico causado por la artritis. En cuanto a todos los remedios administrados por vía oral, consulta las tablas de dosis de las páginas 122 y siguientes para obtener orientación sobre la dosis de CBD en relación con el peso corporal. Comienza siempre con una microdosis baja para comprobar la sensibilidad y auméntala según sea necesario dentro del rango de dosis correspondiente a tu peso corporal hasta que los síntomas disminuyan. Para tratar la artritis, generalmente se recomiendan las dosis **micro** y **estándar**. Si la cantidad total de THC te está causando efectos secundarios no deseados, baja la dosis o elige un producto en que la proporción de CBD frente a THC sea de 20 a 1. Las variedades con alto contenido en cannabicromeno (CBC), conocidas por sus efectos antiinflamatorios, pueden ser especialmente útiles para la artritis. Las variedades con alto contenido en terpenos como el linalool, el mirceno y el limoneno pueden aportar efectos sinérgicos.

Para el alivio del dolor agudo, la vaporización o fumar el producto da buenos resultados. El efecto del remedio es inmediato y se prolonga entre una y tres horas, mientras que la mayoría de los productos ingeridos tardan entre treinta y sesenta minutos en tener efecto (tardan menos con el estómago vacío), pero este se prolonga entre seis y ocho horas. Los vaporizadores que llevan un cartucho lleno con el concentrado obtenido utilizando CO_2 son muy efectivos, y están disponibles en varias proporciones de CBD frente a THC. Los vaporizadores de hierbas en los que lo que se administra es la planta entera también son una buena opción. Puedes encontrar más información sobre las diversas vías de administración (sublingual, transdérmica, por inhalación, etc.) correspondientes a los remedios basados en cannabinoides a partir de la página 92.

Un estudio de 2016 mostró el éxito que había tenido en el tratamiento del dolor de la artritis en animales la aplicación de un gel que solo contenía CBD (es decir, no contenía THC) por vía transdérmica. En las conclusiones del estudio se afirmaba que «la aplicación tópica del CBD tiene el potencial terapéutico de aliviar la inflamación y los comportamientos relacionados con el dolor sin que se produzcan unos efectos secundarios evidentes».[83]

Eficacia del tratamiento con cannabis de la artritis según los conocimientos científicos actuales

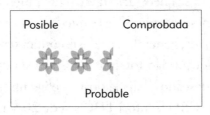

Figura 29

El índice de salud del cannabis (ISC) es un sistema de puntuación basado en las pruebas científicas disponibles en relación con el cannabis (en general, no solo el CBD) para valorar su eficacia en diversos problemas de salud (consulta la página 157 para obtener más información sobre las puntuaciones del ISC). Usando este índice, la eficacia del cannabis en el tratamiento de la artritis es entre posible y probable, a partir de los resultados arrojados por cuatro estudios.

En un estudio realizado con animales en el año 2000, se les administró CBD por vía oral después de la aparición de los síntomas clínicos en una dosis de 25 mg/kg, y en ambos modelos de artritis el tratamiento detuvo la progresión de manera efectiva.[84] En un ensayo de 2006 efectuado con el Sativex, un fármaco derivado del cannabis, se observó un «efecto analgésico importante y la actividad de la enfermedad cesó significativamente después del tratamiento».[85]

Se puede encontrar información relevante adicional en el apartado dedicado al dolor de este capítulo.

ASMA

El asma es una enfermedad respiratoria crónica que afecta a trescientos millones de personas en todo el mundo. Las vías aéreas se contraen espontáneamente y también en respuesta a un amplio abanico de factores ambientales y estímulos endógenos. Los niños y los ancianos son más vulnerables al asma, pero puede afectar a personas de todas las edades. Los síntomas son desde leves hasta potencialmente mortales. La hipersensibilidad de las vías respiratorias va acompañada de inflamación, que los cannabinoides pueden reducir con mucha eficacia. El tratamiento convencional del asma sigue siendo problemático, y a menudo implica una combinación de medicamentos que tienen diversos efectos secundarios.

Las investigaciones han mostrado que los receptores CB1 y CB2 están presentes en el tejido bronquial y desempeñan un papel en la protección pulmonar. La activación de los receptores CB1 en las terminaciones nerviosas de los pulmones da lugar a un efecto broncodilatador al actuar sobre el músculo liso de las vías respiratorias, y se ha indicado que esto puede ser beneficioso para la hiperreactividad de las vías respiratorias y el asma.[86] Varios estudios, que se remontan a la década de 1970, manifiestan que apuntar a los receptores cannabinoides podría ser una nueva estrategia terapéutica preventiva en los pacientes asmáticos.

Cada vez hay más pruebas de que el asma puede ser desencadenada por infecciones bacterianas o virales, como el estreptococo, en la infancia temprana. Estas infecciones hacen que el sistema inmunitario sea más vulnerable a los alérgenos. De ahí han derivado estrategias de tratamiento con antibióticos, las cuales, sin embargo, han conducido a las superbacterias resistentes a los antibióticos. Afortunadamente, se ha demostrado que los cannabinoides tienen un efecto bactericida de amplio espectro (en la página 176 puedes leer más a este respecto).

Debido a que las vías respiratorias se contraen y se estrechan durante los ataques de asma, la acción antiespasmódica de los cannabinoides también puede jugar un papel en la broncodilatación. En los últimos años, los sistemas de inhalación de cannabinoides han entrado en el mercado a medida que estos tratamientos para el asma se han estado investigando mejor y han ido obteniendo reconocimiento.

Cómo tomar el remedio: dosis y vías de administración

Es aconsejable que los pacientes trabajen con un profesional de la salud que tenga experiencia en recomendar el CBD o el cannabis medicinal para que los procedimientos de dosificación y administración puedan establecerse y ajustarse de forma individual. Al mismo tiempo, los pacientes bien informados y conscientes pueden autoasesorarse en materia de salud (consulta la página 140 para obtener más información sobre el enfoque subjetivo e intuitivo relativo al uso de remedios basados en el cannabis).

Se sabe desde hace muchos años que el cannabis fumado es un broncodilatador y puede ser útil para tratar el asma. Por lo general, el asma es un problema relacionado con los espasmos bronquiales o broncoespasmos (que producen sibilancias) y con la mayor producción de moco en las vías respiratorias más pequeñas de nuestros pulmones. Hay un gran componente de ansiedad asociado con el asma; como es normal, la persona se asusta cuando ve que le cuesta respirar. La ansiedad hace que empeoren los broncoespasmos, lo que a su vez es causa de mayor ansiedad. Los inhaladores típicos contienen estimulantes adrenérgicos (similares a la adrenalina), que funcionan bien pero tienden a aumentar la ansiedad. Sería bueno contar con más alternativas para tratar los espasmos bronquiales. Dado que los niveles altos de THC pueden causar un aumento de la ansiedad, parece razonable que se pruebe con el CBD.

Recientemente, un paciente vino a nuestra consulta después de haber obtenido un poco de tintura rica en CBD en un colectivo local, la cual, según él, lo estaba ayudando con su asma. Hacía una semana que no utilizaba su inhalador Advair y quería que lo «examináramos». Le hicimos una prueba de espirometría básica y volvimos a efectuarla quince minutos después de que hubiera tomado tres gotas de su tintura rica en CBD. La prueba mostró que el volumen espiratorio forzado del paciente y el flujo espiratorio máximo se habían duplicado. ¡En general, esta se consideraría una gran respuesta en un broncodilatador típico! Tomar CBD, sea cual sea la vía de administración, hace que disminuya la resistencia en las vías respiratorias. Entonces, ¿por qué no tomarlo por inhalación, sin que se produzca humo? Actualmente se pueden encontrar plumas de vapor que tienen aceite de CBD en su interior. En general, un par de inhalaciones administrarán al paciente entre 6 y 8 mg de CBD más algo de THC, procedentes de toda la planta, directamente a sus pulmones.

Dr. ALLAN FRANKEL

Para el alivio de los síntomas inmediatos del asma, las gotas sublinguales y los aerosoles bucales funcionan bien, al igual que la vaporización con un aceite concentrado de CBD de alta calidad carente de aditivos. El efecto del remedio se prolonga entre una y tres horas, mientras que la mayoría de los productos ingeridos tardan entre treinta y sesenta minutos en tener efecto (tardan menos con el estómago vacío), pero este se prolonga entre seis y ocho horas. Los vaporizadores e inhaladores que usan un cartucho lleno con el concentrado obtenido utilizando CO_2 son los más efectivos. Los productos sublinguales también surten efecto rápidamente, y este dura más que en el caso de los productos inhalados.

Eficacia del tratamiento con cannabis del asma según los conocimientos científicos actuales

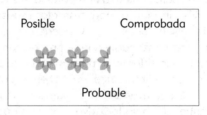

Figura 30

El índice de salud del cannabis (ISC) es un sistema de puntuación basado en las pruebas científicas disponibles en relación con el cannabis (en general, no solo el CBD) para valorar su eficacia en diversos problemas de salud (consulta la página 157 para obtener más información sobre las puntuaciones del ISC). Usando este índice, la eficacia del cannabis en el tratamiento del asma es entre posible y probable, a partir de los resultados arrojados por once estudios.

Varios estudios realizados en la década de 1970 mostraron el efecto broncodilatador del cannabis y lo compararon con el de fármacos utilizados para el asma. Uno de 1978 mostró que el THC producía broncodilatación en pacientes asmáticos y que la tasa de aparición, la magnitud y la duración del efecto broncodilatador guardaba relación con las dosis.[87] Más recientemente, otro realizado con animales en 2015 informó de que el CBD tiene pocos efectos secundarios y constituye un «nuevo fármaco potencial para modular la respuesta inflamatoria en el asma».[88]

TRASTORNOS DEL ESPECTRO AUTISTA

El autismo es un trastorno neuroconductual complejo cuya gravedad es muy variable: va desde los casos leves hasta los que requieren atención institucional. Se caracteriza por carencias en las habilidades sociales, del lenguaje y comunicativas, y con frecuencia la persona manifiesta, para mayor complicación, comportamientos rígidos y repetitivos. La estimación actual es que alrededor del 1 % de los niños estadounidenses tienen algún tipo de autismo. Es cinco veces más probable que afecte a los niños que a las niñas, y la cantidad de casos parece estar aumentando considerablemente. Un estudio de 2013 que comparó niños autistas con sujetos no autistas mostró una diferencia en los receptores CB2 e indicó que deberíamos fijarnos en los neurotransmisores para encontrar una posible terapia para el autismo.[89]

Aunque las investigaciones al respecto son extremadamente escasas, el CBD está mostrando resultados prometedores en el tratamiento de los síntomas conductuales del autismo, como los arrebatos violentos, la hiperactividad, los comportamientos repetitivos y la hipersensibilidad a las sensaciones físicas. Puesto que los tratamientos actuales son muy limitados y el trastorno puede ser muy grave, muchos padres de niños autistas están explorando terapias alternativas, como los cannabinoides. Cabe destacar que el tratamiento con CBD está mejor documentado para el autismo acompañado de convulsiones, que se producen hasta en el 30 % de los casos (consulta el apartado dedicado a los trastornos convulsivos, en este capítulo, para obtener más información al respecto).

Un estudio de 2013 encontró un vínculo inesperado entre una proteína implicada en el autismo y un sistema de señalización que anteriormente no se había considerado particularmente importante para este trastorno. El autor principal, el doctor Thomas Südhof, de la Universidad de Stanford, escribió que ese hallazgo abría un nuevo campo de investigación y que podía «sugerir estrategias novedosas para comprender las causas subyacentes de los trastornos cerebrales complejos».[90] Los resultados indicaban que apuntar a los componentes del sistema de señalización por endocannabinoides puede ayudar a revertir los síntomas del autismo. En 2016 se emprendió en Israel un estudio clínico para evaluar el efecto del CBD en 120 niños autistas y adultos jóvenes.[91]

K. S., un niño con un autismo tan grave que no podía hablar, comenzó a decir sus primeras palabras después de utilizar un espray de cannabinoides dos veces al día, según el doctor Giovanni Martínez, un psicólogo clínico de Puerto Rico. «Comenzó a usar el producto hace tres semanas. Era un paciente que no hablaba en absoluto; solo emitía sonidos. El único cambio en su tratamiento fue el uso de CBD». Los padres buscaron este tratamiento por su cuenta. El doctor Martínez también ha estado haciendo su propia investigación sobre el CBD y la ha compartido con ellos. «Estoy muy impresionado con el lenguaje que ha adquirido», señaló. Según observó este doctor, cuando K. S. no podía comunicarse, su comportamiento era malo en cuanto exteriorizaba sus frustraciones, pero al empezar a poder comunicarse su conducta mejoró. «Se ríe cada vez que oye su propia voz», dijo el doctor Martínez.[92]

Cómo tomar el remedio: dosis y vías de administración

Es aconsejable que los pacientes trabajen con un profesional de la salud que tenga experiencia en recomendar el CBD o el cannabis medicinal para que los procedimientos de dosificación y administración puedan establecerse y ajustarse de forma individual. Al mismo tiempo, los pacientes bien informados y conscientes pueden autoasesorarse en materia de salud (consulta la página 140 para obtener más información sobre el enfoque subjetivo e intuitivo relativo al uso de remedios basados en el cannabis).

En el autismo infantil, se recomienda una dosis inicial similar a la que se recomienda para la epilepsia, aproximadamente 1 mg/kg/día cada ocho horas. Increméntala a razón de 0,5 a 1 mg/kg/día cada dos semanas.

La dosis promedio para la epilepsia es de 5 a 8 mg/kg/día, pero la cantidad necesaria para tratar los síntomas del autismo varía según la gravedad del trastorno. Se recomienda dividir la dosis en tres tomas, cada siete u ocho horas, preferiblemente entre las comidas.

Consulta las tablas de dosis de las páginas 122 y siguientes para obtener orientación sobre la dosis de CBD en relación con el peso corporal. Comienza siempre con una microdosis para comprobar la sensibilidad y auméntala según sea necesario dentro del rango de dosis correspondiente al peso corporal hasta que los síntomas disminuyan.

En el caso de los niños, se recomiendan infusiones de aceite, tinturas de glicerina, productos sublinguales o concentrados puros extraídos por medio de CO_2; todo ello debe contener CBD solamente (es decir, no THC). Hay que evitar las tinturas de alcohol. El aceite se les puede dar directamente o mezclado con yogur u otro alimento. Los concentrados también se pueden mezclar con alimentos como mantequillas de frutos secos, o se pueden ingerir como cápsulas o aplicar como supositorios. Si los síntomas no se reducen o cesan, a veces son efectivas las mezclas que incluyen una pequeña cantidad de THC.

Los adultos pueden tomar cualquiera de los productos anteriores, así como tinturas con base de alcohol, cápsulas y otros comestibles. Para afrontar los síntomas más inmediatos, la vaporización o fumar el producto da buenos resultados. El efecto del remedio es inmediato y se prolonga entre una y tres horas, mientras que la mayoría de los productos ingeridos tardan entre treinta y sesenta minutos en tener efecto (tardan menos con el estómago vacío), pero este se prolonga entre seis y ocho horas. Los vaporizadores que llevan un cartucho lleno con el concentrado obtenido utilizando CO_2 son muy efectivos, y están disponibles en varias proporciones de CBD frente a THC. Los vaporizadores de hierbas en los que lo que se administra es la planta entera también son una buena opción. Puedes encontrar más información sobre las diversas vías de administración (sublingual, transdérmica, por inhalación, etc.) correspondientes a los remedios basados en cannabinoides a partir de la página 92.

Eficacia del tratamiento con cannabis del autismo según los conocimientos científicos actuales

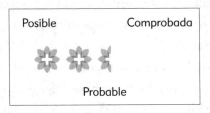

Figura 31

El índice de salud del cannabis (ISC) es un sistema de puntuación basado en las pruebas científicas disponibles en relación con el cannabis (en general, no solo el CBD) para valorar su eficacia en diversos problemas de salud (consulta la página 157 para obtener más información sobre las puntuaciones del ISC). Usando este índice, la eficacia del cannabis es entre posible y probable a partir de los resultados arrojados por dos estudios.

Los autores de un estudio con animales de 2011 relacionado con el comportamiento autista escribieron que era «tentador aconsejar» los cannabinoides para «la irritabilidad, las rabietas y el comportamiento autolesivo asociados con las personas autistas».[93]

Según un artículo de 2015 sobre la señalización por endocannabinoides en el autismo, esta era una pieza del rompecabezas que reúne cuatro características del autismo: receptividad a la gratificación social, desarrollo neural, ritmo circadiano y síntomas relacionados con la ansiedad. (*Endocannabinoide[s]* se abrevia como *eCB* en la siguiente cita).

Por lo tanto [...] es poco probable que cualquier enfoque terapéutico potencial implique una elección simple entre la activación frente a la inhibición del sistema eCB para abordar características específicas relacionadas con el autismo. Cualquier enfoque de este tipo deberá ajustarse con precisión a la cronología del desarrollo y a los fundamentos patogénicos específicos del autismo en el paciente en concreto. Nuestra comprensión de la señalización por eCB en el autismo todavía está en su infancia en comparación con la que tenemos de otros trastornos del sistema nervioso central o de los tejidos periféricos, donde las terapias basadas en los eCB ya han alcanzado las fases preclínica y clínica. De todos modos, la investigación en este campo está evolucionando rápidamente, y nuevos medicamentos capaces de afectar específicamente a un elemento concreto del sistema eCB se están desarrollando a una velocidad sorprendente.[94]

TRASTORNOS AUTOINMUNES

Los trastornos autoinmunes hacen referencia a problemas con la respuesta del sistema inmunitario del organismo. En una reacción autoinmune, los anticuerpos y las células inmunitarias atacan a los tejidos sanos por error; le indican al cuerpo que los ataque casi en cualquier parte. El corazón, el cerebro, los nervios, los músculos, la piel, los ojos, las articulaciones, los pulmones, los riñones, las glándulas, el tracto digestivo y los vasos sanguíneos pueden verse afectados por este problema.

Los trastornos autoinmunes suelen causar inflamación; el sitio en el que esta se presente depende de cuál sea la parte del cuerpo atacada. A veces la inflamación se manifiesta en varios lugares. La causa de los trastornos autoinmunes es desconocida; probablemente consista en una combinación de factores genéticos y exógenos. Son trastornos autoinmunes habituales la enfermedad de Addison, la enfermedad celíaca, la enfermedad de Graves, la tiroiditis de Hashimoto, la esclerosis múltiple, la artritis reumatoide, el lupus eritematoso y la diabetes. La enfermedad de Lyme, trastorno inflamatorio causado por la picadura de una garrapata, puede dar lugar a síntomas autoinmunes graves.

Los cannabinoides han demostrado ser efectivos en el tratamiento de trastornos en los que tiene lugar una activación excesiva de la respuesta inmunitaria y el estrés oxidativo asociado. Los receptores cannabinoides (CB1 y CB2) se encuentran en las células del sistema inmunitario (entre muchos otros lugares). Los cannabinoides como el THC y el CBD activan estos receptores, que estimulan la inmunorregulación, ya que la producción de citoquinas y quimioquinas se regula a la baja y la de las células T reguladoras se modula al alza. Los cannabinoides pueden ayudar con el dolor causado por las enfermedades autoinmunes crónicas, tanto por sus propiedades analgésicas como al reducir la inflamación que es a menudo la causa del dolor. El THC y el CBD actúan sobre los receptores CB1 y CB2, los cuales han demostrado tener un papel en la mediación del dolor asociado con la inflamación.

A los cuarenta y cuatro años de edad, la psicóloga Constance Finley enfermó gravemente de una enfermedad autoinmune no diagnosticada y estuvo recluida en su hogar durante diez años. Durante su lucha, estuvo a punto de morir como resultado de los efectos del fármaco Adalimumab que le recetaron para tratar su problema. Totalmente presa de la desesperación, comenzó a investigar remedios alternativos que pudiesen ayudarla a aliviar el dolor crónico y la inflamación y descubrió el cannabis como una opción potencial. Aunque dudó mucho al principio, probó con el cannabis, que le ayudó enseguida con su dolor y su insomnio. Los resultados fueron tan extraordinarios que decidió estudiar el cultivo del cannabis y pasó años perfeccionando sus recetas y proporciones de aceite de infusión. Actualmente comercializa sus propios remedios, que elabora su equipo en el laboratorio que ha montado en su casa.[95]

Cómo tomar el remedio: dosis y vías de administración

Es aconsejable que los pacientes trabajen con un profesional de la salud que tenga experiencia en recomendar el CBD o el cannabis medicinal para que los procedimientos de dosificación y administración puedan establecerse y ajustarse de forma individual. Al mismo tiempo, los pacientes bien informados y conscientes pueden autoasesorarse en materia de salud (consulta la página 140 para obtener más información sobre el enfoque subjetivo e intuitivo relativo al uso de remedios basados en el cannabis).

Es difícil establecer un tratamiento generalizado para los trastornos autoinmunes crónicos porque afectan al cuerpo de muchas maneras diferentes, pero se recomienda una dosis básica de CBD (**micro** o **estándar**) para reducir la inflamación y corregir la respuesta inmunitaria excesiva. En cuanto a todos los remedios administrados por vía oral, consulta las tablas de dosis de las páginas 122 y siguientes para obtener orientación sobre la dosis de CBD en relación con el peso corporal. Comienza siempre con una microdosis baja para comprobar la sensibilidad y auméntala según sea necesario dentro del rango de dosis correspondiente a tu peso corporal hasta que los síntomas disminuyan.

Para aliviar los síntomas más inmediatos, las gotas sublinguales y los aerosoles bucales dan buenos resultados; también la vaporización de aceite de CBD concentrado de alta calidad y desprovisto de aditivos. El efecto del remedio es instantáneo y se prolonga entre una y tres horas, mientras que la mayoría de los productos ingeridos tardan entre treinta y sesenta minutos en tener efecto (tardan menos con el estómago vacío), pero este se prolonga entre seis y ocho horas. Los vaporizadores que llevan un cartucho lleno con el concentrado obtenido utilizando CO_2 son muy efectivos, y están disponibles en varias proporciones de CBD frente a THC. Los vaporizadores de hierbas en los que lo que se administra es la planta entera también son una buena opción. Puedes encontrar más información sobre las diversas vías de administración (sublingual, transdérmica, por inhalación, etc.) correspondientes a los remedios basados en cannabinoides a partir de la página 92.

Eficacia del tratamiento con cannabis de los trastornos autoinmunes según los conocimientos científicos actuales

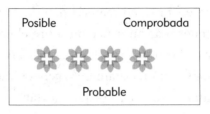

Figura 32

El índice de salud del cannabis (ISC) es un sistema de puntuación basado en las pruebas científicas disponibles en relación con el cannabis (en general, no solo el CBD) para valorar su eficacia en diversos problemas de salud (consulta la página 157 para obtener más información sobre las puntuaciones del ISC). Usando este índice, la eficacia del cannabis en el tratamiento de los trastornos autoinmunes en general no puede calificarse, pero sí puede establecerse la puntuación correspondiente a algunas de las enfermedades incluidas en esta categoría.

El tratamiento de la enfermedad de Graves con el cannabis presenta un grado de eficacia entre probable y demostrada (obtuvo 4 puntos de un total de 5) según un estudio de 2016 relacionado con la autoinmunidad. El tratamiento de la enfermedad de Crohn puntúa como probable (3,3 puntos) y el de la diabetes entre posible y probable. (Consulta, en este capítulo, los apartados dedicados a los síndromes y enfermedades inflamatorios intestinales, la diabetes y la artritis).

Un estudio con animales de la Universidad de Carolina del Sur, de 2014, mostró que la inhibición de la respuesta inmunitaria por parte del THC podría constituir un tratamiento útil para las enfermedades autoinmunes. Los cannabinoides pueden cambiar histonas fundamentales y actuar contra la inflamación activando los receptores cannabinoides CB2 en las células inmunitarias. Aunque este estudio solo analizó el THC, también se sabe que el CBD ayuda al sistema inmunitario. Se piensa que el CBD actúa mejorando la capacidad de este sistema de reconocer la diferencia entre las funciones corporales internas normales y las entidades extrañas, con lo que evita que el cuerpo se ataque a sí mismo.

CÁNCER

Se sabe que los cannabinoides tienen efectos paliativos en oncología, que incluyen el alivio de las náuseas y vómitos relacionados con la quimioterapia, la estimulación del apetito, el alivio del dolor y la mejoría del estado de ánimo y del sueño en los pacientes con cáncer. (Consulta los apartados dedicados a las náuseas y vómitos, los trastornos alimentarios, el dolor, la depresión y los trastornos del sueño en este capítulo para obtener información sobre el tratamiento de estos síntomas).

En las últimas décadas se han ido acumulando pruebas de que los cannabinoides también tienen efectos beneficiosos más allá de los cuidados paliativos, en el «ámbito de la modulación de la enfermedad».[96] Hay que realizar investigaciones de mejor calidad, pero los efectos directos contra el cáncer demostrados hasta ahora incluyen la reducción de tumores, la inhibición del crecimiento de nuevas células cancerosas y la prevención de metástasis. Los investigadores han demostrado la regresión de varios tipos de cáncer.

Los autores de un estudio de revisión de las pruebas existentes referentes a los efectos del CBD sobre el cáncer, de 2013, escribieron lo siguiente:

[...] los cannabinoides poseen efectos antiproliferativos y proapoptóticos, y se sabe que interfieren en la neovascularización tumoral, la migración de las células cancerosas, la adhesión, la invasión y la metástasis. Sin embargo, el uso clínico del delta-9-THC y otros agonistas cannabinoides a menudo está limitado por sus efectos secundarios psicoactivos no deseados, y por esta razón el interés en los compuestos cannabinoides no psicoactivos [...] como el cannabidiol (CBD) ha aumentado sustancialmente en los últimos años.[97]

Varios estudios centrados en la evaluación del THC y el CBD en cuanto cannabinoides sintéticos mostraron sus efectos anticancerígenos. Uno japonés en el que se empleó THC determinó que tuvo efectos antiinflamatorios y que redujo el crecimiento de tumores en ratones.[98]

Otro estudio encontró que el CBD puede prevenir el cáncer causado por fumar tabaco, vinculado al citocromo P450, familia 1, miembro A1 (CYP1A1). El CYP1A1 es una proteína que se encuentra en los seres humanos y que es inofensiva en niveles bajos, pero se ha demostrado que es cancerígena en altas cantidades. Se descubrió que el CBD se unía a la proteína y era capaz de evitar que proliferase; mantenía así los niveles normales y saludables de esta, lo cual tenía un efecto preventivo sobre el cáncer causado por el hábito de fumar.[99]

El uso del cannabis como terapia para reducir la actividad del cáncer y el tamaño de los tumores requiere altas dosis de los remedios. El THC es muy eficaz para disminuir el tamaño de los tumores, y el CBD para detener la proliferación de nuevas células cancerosas. Si bien los dos son agentes anticancerígenos eficaces, la combinación de ambos ha demostrado tener unos efectos curativos incluso mayores. El CBD y el THC mantienen una verdadera relación sinérgica: el todo es mayor que la suma de las partes. Existen pruebas de que la combinación de los diversos cannabinoides y terpenos que se encuentran en los productos derivados del conjunto de la planta es el enfoque más efectivo (puedes leer más al respecto en el apartado dedicado al efecto séquito, en el capítulo dos).

«Además de los cannabinoides activos, las plantas de cannabis también contienen muchos otros agentes terapéuticos –dijo el doctor David Meiri, investigador principal en un estudio israelí que es considerado el más completo hasta el momento sobre el cannabis como recurso terapéutico para los pacientes de cáncer; en dicho estudio se evaluaron cincuenta variedades de cannabis y más de doscientas líneas celulares de cáncer–. Los terpenos y los flavonoides suelen estar presentes en pequeñas cantidades, pero pueden tener efectos terapéuticos beneficiosos, especialmente como compuestos que actúan en sinergia con los cannabinoides».[100] Se recomiendan las variedades con alto contenido en mirceno, limoneno y linalool.

Un estudio británico de 2013 mostró que un espectro de cannabinoides era más efectivo en el tratamiento de las células de leucemia que cada compuesto por separado.[101] El doctor Meiri y su equipo están realizando una serie de estudios destinados a documentar los efectos de los cannabinoides y otros fitoquímicos en el crecimiento tumoral:

> Los efectos se investigaron más *in vitro*, en varias líneas celulares de cáncer, y revelaron que los cannabinoides inducían una respuesta proapoptótica (promotora de la muerte de las células cancerosas) y antiproliferativa, así como la inhibición de la invasión y la migración. Sin embargo, el uso medicinal del cannabis sigue siendo bastante limitado debido a la gran cantidad de compuestos activos que, junto con las muchas variedades de cannabis y de métodos de cultivo existentes, obstaculizan nuestra capacidad de predecir los efectos clínicos concretos y de determinar las dosis recomendadas.[102]

Mientras los otros compuestos activos del cannabis, como los terpenos (consulta el apartado que les dedicamos), se están investigando más a fondo y se están empezando a publicar estudios importantes al respecto realizados con sujetos humanos, algunos pacientes de cáncer no tienen tiempo que perder. Existen cientos de historias de pacientes cuyo cáncer desapareció después de la terapia con cannabinoides. Es importante tener en cuenta que todos los efectos anticancerígenos constatados de los cannabinoides provienen de los resultados obtenidos con tubos de ensayo o en estudios con animales, y que aún no se dispone de datos procedentes de estudios llevados a cabo con humanos que respalden el testimonio ofrecido por esos pacientes. En el recuadro se expone el caso espectacular de una mujer joven con cáncer cerebral.

En abril de 2012, una diseñadora de moda de éxito, A. P., de treinta y nueve años, ingresó en el hospital con síntomas neurológicos y le comunicaron que tenía uno de los tipos de tumor cerebral más poco frecuentes. Era inoperable, y aunque le administraron radiación y quimioterapia, sus médicos le pronosticaron unos dieciocho meses de vida. A. P. era escéptica con respecto al tratamiento convencional, pero sucumbió a la presión; le informaron de que probablemente moriría antes si no se sometía a seis semanas de radiación y quimioterapia, a diario, en el hospital universitario. «Me dijeron que mi cerebro comenzaría a hincharse y empujar contra el cráneo la tercera semana, y que necesitaría esteroides –escribió–. Perdería mi cabello permanentemente allí donde aplicaran la radiación. Después de seis semanas de tratamiento, me dijeron que necesitaba otra ronda, de seis meses esta vez. Pero tenía la sensación de que algo estaba arrastrándose sobre mi piel; no podía soportarlo. Finalmente, decidí anunciarles a los médicos que rechazaba su tratamiento». Durante los meses siguientes, le dijeron que el tratamiento parecía haber fallado, pero que era difícil confirmarlo debido a la hinchazón. Luego supo de historias de enfermos cuyos tumores cerebrales se habían curado con el aceite de cannabis. Contactó conmigo (Leonard Leinow) para obtener orientación y asesoramiento. Actualmente me llama, cariñosamente, «el mago de Woodacre».
En enero de 2013, comenzó a tomar dosis altas de CBD y THC: 200 mg diarios (120 mg de CBD + 80 mg de THC). En junio de ese mismo año, sus oncólogos confirmaron que el tumor seguía

creciendo, pero más lentamente de lo esperado. Le pronosticaron menos de seis meses de vida. «Entré en modo de lucha y decidí duplicar mi dosis de cannabinoides. Luego, en noviembre, después de una resonancia magnética, mi oncóloga nos hizo sentarnos con el semblante muy serio, pero nos dio las noticias que esperábamos: mi tumor estaba empezando a menguar [...] ¡Mi remedio estaba funcionando! La doctora me dijo que muchos de sus pacientes habían tratado de encontrar su propio tratamiento, pero que todos habían fracasado. Estaba asombrada y, aunque no podía implicarse emocionalmente, se alegró mucho por mí».

Un año después, el tumor se había reducido hasta el punto de que solo quedaba tejido cicatricial. En abril de 2015 bajó su dosis al nivel de mantenimiento, y en enero de 2016 las pruebas mostraron que el daño que le había provocado la radiación al cerebro también había desaparecido. «Mi oncóloga nunca había visto un resultado tan increíble. Todos los otros pacientes que había tenido con el mismo diagnóstico habían muerto. El cannabis no solo encogió mi incurable astrocitoma anaplásico de grado 3-4, sino que también eliminó los daños causados a mi cerebro. Opino que el cannabis me ha salvado la vida, absolutamente. Además de mi tratamiento de cannabis, sigo una dieta alcalina muy limpia y hago ejercicio todos los días de la semana. Actualmente ayudo a las familias dándoles consejos sobre el tratamiento de cannabis para el cáncer. Este remedio tendría que ser legal en todas partes. Quiero pasar el resto de mi vida haciendo campaña en favor de los concentrados de cannabis de origen vegetal con bajo contenido en THC y alto contenido en CBD como cura para el cáncer y muchas otras enfermedades y ayudar a quienes necesiten curarse».

Cómo tomar el remedio: dosis y vías de administración

Es aconsejable que los pacientes trabajen con un profesional de la salud que tenga experiencia en recomendar el CBD o el cannabis medicinal para que los procedimientos de dosificación y administración puedan establecerse y ajustarse de forma individual. Al mismo tiempo, los pacientes bien informados y conscientes pueden autoasesorarse en materia de salud (consulta la página 140 para obtener más información sobre el enfoque subjetivo e intuitivo relativo al uso de remedios basados en el cannabis).

En cuanto a todos los remedios administrados por vía oral, consulta las tablas de dosis de las páginas 122 y siguientes para obtener orientación sobre la dosis de CBD en relación con el peso corporal. Comienza siempre con una microdosis para comprobar la sensibilidad y auméntala según sea necesario dentro del rango de dosis correspondiente a tu peso corporal hasta que los síntomas disminuyan.

Las dosis para el cáncer avanzado generalmente se encuentran en el rango **macro**; se aconsejan entre 200 mg y 2 g de cannabinoides en total por día. La proporción de CBD y THC más aconsejada es la de 1:1. De todos modos, cuando se llega al nivel de las macrodosis, los pacientes a menudo tienen dificultades para tolerar los remedios con alto contenido en THC. En las etapas iniciales de las macrodosis, la mayoría no pueden tolerar más de 20 o 30 mg de THC en una aplicación oral. Durante un período de cuatro a seis semanas, los pacientes van aumentando su grado de tolerancia y se van adaptando a las dosis altas (en la página 126 encontrarás varios protocolos para aumentar progresivamente las dosis de THC al tiempo que reduces al mínimo los efectos secundarios o las alteraciones).

Para aliviar síntomas inmediatos como el dolor, la pérdida de apetito o las náuseas, el cannabis vaporizado o fumado puede ser muy efectivo. El efecto del remedio se prolonga entre una y tres horas, mientras que la mayoría de los productos ingeridos tardan entre treinta y sesenta minutos en tener efecto, pero este se prolonga entre seis y ocho horas. Los vaporizadores que llevan un cartucho lleno con el concentrado obtenido utilizando CO_2 son los más efectivos, y están disponibles en varias proporciones de CBD frente a THC.

El índice de salud del cannabis (ISC) es un sistema de puntuación basado en las pruebas científicas disponibles en relación con el cannabis (en general, no solo el CBD) para valorar su eficacia en diversos problemas de salud (consulta la página 157 para obtener más información sobre las puntuaciones del ISC).

Eficacia del tratamiento con cannabis del cáncer según los conocimientos científicos actuales

Cáncer de huesos	2,7	
Cáncer de vejiga	3,0	
Cáncer cerebral	2,0	
Cáncer de mama	1,5	
Cáncer de cuello uterino	1,0	
Cáncer de colon	1,3	
Cáncer de estómago	1,0	
Sarcoma de Kaposi	0,0	
Cáncer renal	2,0	
Leucemia	1,3	
Cáncer de hígado	1,2	
Cáncer de pulmón	1,2	
Linfoma	1,2	
Cáncer de páncreas	1,2	
Cáncer de próstata	1,5	
Cáncer de piel (melanoma)	1,0	
Cáncer de piel (no melanoma)	3,7	
Cáncer de tiroides	1,5	

Figura 33

CÁNCER DE VEJIGA

Un estudio realizado en 2010 mostró que el CBD indujo la muerte de células del carcinoma urotelial humano y en las conclusiones afirmaba que se había identificado un posible agente terapéutico para el cáncer de vejiga.[103] Otro estudio, de 2013, encontró que el consumo de cannabis pareció reducir el riesgo de desarrollar cáncer de vejiga; se evaluaron casi 85.000 hombres en California.

CÁNCER CEREBRAL

Un estudio de 2004 mostró que el CBD era capaz de producir una actividad antitumoral significativa tanto *in vitro* como *in vivo*, lo que sugiere una posible aplicación del CBD como agente antineoplásico.[104] Y los autores de un estudio de investigación de 2010 escribieron:

> Se ha demostrado que el agonista de los receptores CB1 y CB2 delta-9-tetrahidrocannabinol (THC) es un inhibidor de amplio espectro del cáncer en cultivo e *in vivo*, y actualmente se está utilizando en un ensayo clínico para el tratamiento del glioblastoma. Se ha sugerido que otros cannabinoides de origen vegetal, que no interactúan eficientemente con los receptores CB1 y CB1, pueden modular las acciones del delta-9-THC.[105]

En varias líneas celulares del glioblastoma, el THC y el cannabidiol actuaron sinérgicamente para inhibir la proliferación celular. El tratamiento de las células de glioblastoma con ambos compuestos condujo a modulaciones significativas del ciclo celular y a la inducción de especies reactivas del oxígeno y a la apoptosis, así como a modulaciones específicas de las actividades de la quinasa y la caspasa reguladas por señales extracelulares. Estos cambios específicos no se observaron con ninguno de los compuestos utilizados individualmente, lo que es indicativo de que las vías de transducción de señales afectadas por el tratamiento en que ambos compuestos actuaban conjuntamente fueron únicas. Los resultados indican que la adición de regímenes con proporciones de CBD y THC puede mejorar la efectividad general del tratamiento del glioblastoma en los pacientes de cáncer.[106]

En 2013, GW Pharmaceuticals empezó a realizar los primeros ensayos con humanos para estudiar los beneficios potenciales de su producto Sativex, en que la proporción de CBD frente a THC era de 1 a 1, en el tratamiento del glioblastoma multiforme, un tipo de cáncer cerebral agresivo que representa la mitad de todos los nuevos diagnósticos de cáncer cerebral en Estados Unidos. Esta empresa anunció resultados preliminares positivos en el estudio exploratorio de fase 2 controlado con placebo realizado a principios de 2017.[107] Una revisión de 2014 de la literatura confirmó que, en numerosos estudios experimentales, los cannabinoides ejercieron una acción antitumoral *in vitro* u ofrecieron muestras de acción antitumoral *in vivo* en varios modelos de células tumorales y tumores. La actividad antitumoral incluía efectos antiproliferativos (detención del ciclo celular), disminución de la viabilidad y muerte celular por toxicidad, apoptosis, necrosis y autofagia, así como efectos antiangiogénicos y antimigratorios. Las constataciones de acción antitumoral incluían la reducción del tamaño de los tumores y efectos antiangiogénicos y antimetastásicos. Además, la mayoría de los estudios describieron que los cannabinoides ejercían una acción antitumoral selectiva en varios modelos tumorales distintos. Por lo tanto, las células normales utilizadas como controles no se vieron afectadas. Los diversos cannabinoides probados en múltiples modelos tumorales mostraron efectos antitumorales tanto *in vitro* como *in vivo*. Estos hallazgos indican que los cannabinoides son compuestos prometedores para el tratamiento de los gliomas.[108] Cristina Sánchez, investigadora del cáncer en la Universidad Complutense de Madrid, declaró en una entrevista en 2015 que los glioblastomas responden más a un mayor contenido en THC en la proporción de CBD frente a THC.[109]

Cáncer de mama

Un estudio de 2006 reconoció el efecto antitumoral del THC y se centró en la acción antitumoral de otros cannabinoides vegetales, como el CBD, en el cáncer de mama y otros. Los resultados obtenidos en un panel de líneas de células tumorales indican claramente que, de los cinco compuestos naturales sometidos a prueba, el CBD es el inhibidor más potente del crecimiento de las células cancerosas.[110]

Una investigación preclínica efectuada en 2010 se centró en los tipos de cáncer de mama en los que el Her2 da positivo, que normalmente se resisten al tratamiento convencional. La conclusión fue que existen sólidos indicios favorables al uso de cannabinoides para tratar estos tipos de cáncer.[111]

En 2015, un estudio se centró en el papel antitumoral y los mecanismos del CBD contra líneas celulares de cáncer de mama muy agresivas, entre ellas la triple negativa (CMTN). Por primera vez se constató lo siguiente:

El CBD inhibe el crecimiento y la metástasis del cáncer de mama por medio de nuevos mecanismos al inhibir la señalización a través del EGF/EGFR y modular el microentorno del tumor. Estos resultados también indican que el CBD se puede usar como una opción terapéutica novedosa para inhibir el crecimiento y la metástasis de subtipos de cáncer de mama muy agresivos, como el CMTN, que actualmente cuentan con opciones terapéuticas limitadas y están asociados con un mal pronóstico y bajas tasas de supervivencia.[112]

En una entrevista de 2015, Cristina Sánchez declaró que su investigación había mostrado que el cáncer de mama respondía a la terapia con cannabis, y que lo hacía en mayor medida cuando la proporción de CBD era mucho más alta en la relación CBD-THC.[113]

S. L. R. tenía treinta años cuando le diagnosticaron cáncer de mama metastásico, o en etapa 4, y le pronosticaron menos de un año de vida. Después de la operación quirúrgica y la quimioterapia, el cáncer regresó. Ella rechazó los tratamientos tradicionales y eligió la terapia con cannabis rico en CBD. «El aceite de cannabis mató todos los tumores de mi cuerpo. Los resultados de los análisis mensuales y los de la radiografía trimestral demuestran que el tratamiento con aceite de cannabis funcionó», afirma. Su médico, que anteriormente se había mostrado escéptico, reconoce actualmente que estos tratamientos «alternativos» son el motivo de su pronta recuperación.[114]

CÁNCER DE COLON

A D. H. le diagnosticaron cáncer de colon e infección de los ganglios linfáticos y recibió quimioterapia y radioterapia. Después de la extirpación quirúrgica del tumor, se consideró que se había librado de la enfermedad. Un año después, el cáncer regresó, esta vez en los pulmones, y le dijeron que era terminal. «Comencé a tomar un gramo (aproximadamente) de aceite de cannabis rico en CBD al día. Posteriormente, una tomografía reveló que el cáncer había desaparecido de mis pulmones. El médico quiso que me extirparan los ganglios linfáticos y me administraran un tratamiento convencional a continuación. Rechacé el tratamiento y desde entonces he permanecido libre del cáncer con una dosis de mantenimiento».[116]

Un estudio de 2011 mostró que el CBD podía promover la muerte de las células del cáncer de próstata y colon y que esa acción estaba vinculada a enzimas que eliminan los fosfatos de las proteínas y modulan las actividades de estas enzimas. Al año siguiente, un ensayo llevado a cabo con animales mostró que en las líneas celulares de carcinoma colorrectal «el cannabidiol protegió el ADN del daño oxidativo, aumentó los niveles de endocannabinoides y redujo la proliferación celular de una forma sensible a los antagonistas de los receptores CB(1), TRPV1 y PPARγ. La conclusión es que el cannabidiol ejerce un efecto quimiopreventivo *in vivo* y reduce la proliferación celular a través de múltiples mecanismos».[115]

Cáncer endocrino

Según un análisis de investigaciones efectuado en 2008, «datos recientes indican que los endocannabinoides influyen en los eventos intracelulares que controlan la proliferación de numerosos tipos de células endocrinas y relacionadas con el cáncer, lo que conduce a efectos antitumorales tanto *in vitro* como *in vivo*. En particular, son capaces de inhibir el crecimiento celular, la invasión y la metástasis de los tumores de tiroides, de mama y de próstata».[117]

Sarcoma de Kaposi

Un estudio de 2012 encontró un posible mecanismo bioquímico por el que el CBD incide en los tumores causados por el herpesvirus asociado al sarcoma de Kaposi (HVSK). Este tipo de cáncer prevalece entre las personas de edad avanzada que viven en los países mediterráneos, entre los habitantes del África subsahariana y entre los sujetos inmunodeprimidos, como los receptores de trasplantes de órganos y los pacientes de sida. Los tratamientos actuales para el sarcoma de Kaposi pueden inhibir el crecimiento del tumor pero no pueden hacer que el HVSK deje de estar presente en el huésped. Cuando el sistema inmunitario de este se debilita, el HVSK comienza a replicarse nuevamente y se produce un crecimiento activo del tumor. «Se necesitan nuevos enfoques terapéuticos», escribieron los autores, y afirmaron que el CBD «manifiesta efectos antitumorales prometedores sin inducir efectos secundarios psicoactivos».[118]

LEUCEMIA

En 2013, el doctor Wai Liu y sus colegas lideraron una inicia-tiva: llevaron a cabo investigaciones de laboratorio utilizando varios cannabinoides, solos y en combinación, para medir su acción an-ticancerígena en relación con la leucemia. Los seis cannabinoides que estudiaron mostraron tener propiedades tan efectivas en este sentido como las observadas en el THC. Es importante destacar que tenían un mayor efecto sobre las células cancerosas cuando ac-tuaban conjuntamente.

> Estos agentes pueden interferir en el desarrollo de las células can-cerosas; detienen su avance y les impiden crecer. En algunos ca-sos, si se utilizan unos patrones de dosificación específicos, pue-den destruir las células cancerosas por sí solos.
>
> Usados en combinación con el tratamiento existente, podríamos descubrir algunas estrategias altamente efectivas para combatir el cáncer. Es significativo el hecho de que estos compuestos son ba-ratos de producir, y si se hace un mejor uso de sus propiedades únicas podríamos tener unos medicamentos contra el cáncer mu-cho más económicos en el futuro.[119]

El estudio examinó dos formas del cannabidiol (CBD), dos formas del cannabigerol (CBG) y dos formas del cannabigevarín (CBGV), que son los cannabinoides que más se encuentran en la planta de cannabis, aparte del THC.

CÁNCER DE PULMÓN

Un estudio de 2010 proporcionó por primera vez pruebas acerca del mecanismo subyacente a la acción antiinvasiva del CBD sobre las células del cáncer de pulmón en humanos. Una investiga-ción alemana publicada en 2012 mostró por primera vez el proceso químico mediante el cual el CBD induce la muerte de las células cancerosas en este tipo de cáncer.[120]

A S. K. le diagnosticaron cáncer de pulmón terminal en estadio 4. Le dijeron que no había un tratamiento viable y le pronosticaron entre seis y nueve meses de vida. Tomó aceite de cannabis durante siete meses. En la segunda exploración no se encontraron células cancerosas activas en su cuerpo; no tenía cáncer. La oncóloga dijo que esto era nuevo para ella, ya que nunca había oído hablar de una «respuesta metabólica completa» en el contexto de los tratamientos farmacológicos convencionales.[121]

CÁNCER DE PRÓSTATA

Una investigación publicada en 2013 proporcionó pruebas exhaustivas de que los cannabinoides de origen vegetal, el cannabidiol especialmente, inhiben fuertemente la viabilidad del carcinoma de próstata *in vitro*. El estudio también mostró que el extracto estaba activo *in vivo*, ya fuera solo o administrado con medicamentos habitualmente utilizados para tratar el cáncer de próstata (el Taxotere o el Casodex), y exploró los mecanismos potenciales que había detrás de estos efectos antineoplásicos.[122] Al año siguiente, autores de otro estudio sobre el CBD y el cáncer de próstata escribieron que los resultados indicaban claramente que el CBD inhibe con fuerza el crecimiento de las células cancerosas, y que su acción sobre las células no cancerosas es significativamente menor. El tratamiento con CBD «puede inhibir eficazmente la formación de esferoides en las células madre del cáncer. Esta acción puede contribuir a su efecto anticancerígeno y quimiosensibilizante contra el cáncer de próstata».[123]

Hace tres años, una biopsia de próstata reveló que D. H. tenía un agresivo adenocarcinoma en estadio 3. Usando un aceite en que la proporción de CBD frente a THC era de 1 a 1, en tres meses desapareció el cáncer principal y solo quedaron lesiones metastásicas menores. Después de otros tres meses, la metástasis había desaparecido por completo. D. H. sigue tomando una dosis de mantenimiento para evitar una recidiva.[124]

CÁNCER DE PIEL

El cáncer de piel es el más habitual; en Estados Unidos, tres millones y medio de personas reciben este diagnóstico cada año. Un estudio de 2013 mostró la actividad anticancerígena de la anandamida en las células del melanoma cutáneo en humanos.[125] El CBD puede ser eficaz al producir anandamida, el neuroquímico endógeno más similar al THC, más disponible para el cuerpo.

D. T. tenía cáncer de piel tipo melanoma en la nariz. Siguió el tratamiento convencional, y el cáncer regresó. Su médico le recomendó una crema de quimioterapia, que rechazó. Utilizó el aceite de CBD+THC durante tres o cuatro semanas antes de ver resultados, pero cuando los obtuvo fueron espectaculares. El aceite no solo le estaba curando la nariz, sino que parecía haber «sacado a la superficie un cáncer que ni siquiera se sabía que estaba allí». Este cáncer fue tratado, y actualmente D. T. sigue sin tener la enfermedad.[126]

SOBRE LA MITIGACIÓN DE LOS EFECTOS SECUNDARIOS DE LA QUIMIOTERAPIA

El Instituto Nacional del Cáncer estadounidense, una organización dirigida por el Departamento de Salud y Servicios Humanos de Estados Unidos, reconoce el cannabis como un tratamiento eficaz para aliviar una serie de síntomas asociados con el cáncer y los tratamientos de quimioterapia, como el dolor, las náuseas y los vómitos, la ansiedad y la pérdida del apetito. Hace tiempo que está demostrado que el cannabis reduce con eficacia las náuseas y los vómitos que suelen presentarse con los tratamientos de quimioterapia. Los estudios han encontrado que el CBD es eficaz para tratar las náuseas más pertinaces, así como para prevenir su manifestación en los pacientes que siguen un tratamiento de quimioterapia (consulta el apartado dedicado a las náuseas y los vómitos).

En un estudio, pacientes de cáncer con dolor neuropático que no habían tenido éxito al intentar controlar su malestar por medio de opioides experimentaron, después de dos semanas, una mengua significativa del dolor después de haber sido tratados con cannabis que contenía tanto THC como CBD[127] (para más información, consulta el apartado dedicado al dolor).

El cannabis también puede ayudar a prevenir la pérdida de peso y de apetito en los pacientes que reciben quimioterapia. Se ha demostrado que el THC estimula significativamente el apetito en los pacientes con caquexia relacionada con el cáncer. Además, los sometidos a quimioterapia y tratados con THC tienen un mayor apetito y afirman que la comida les «sabe mejor»[128] (consulta el apartado dedicado a los trastornos alimentarios). Por lo general, una pequeña dosis de THC (de unos 2,5 mg) trata la falta de apetito con muy pocos efectos secundarios.

Las investigaciones también indican que el cannabis puede ayudar a reducir la inflamación en las manos y los pies que puede producirse junto con la quimioterapia. Tanto el THC como el CBD han mostrado tener propiedades antiinflamatorias.

Una encuesta realizada a 131 pacientes de cáncer que participaron en tratamientos de cannabis durante un período de seis a ocho semanas reveló mejorías significativas en todos los síntomas evaluados: náuseas, vómitos, trastornos del estado de ánimo, fatiga, pérdida de peso, anorexia, estreñimiento, función sexual, trastornos del sueño, picazón y dolor.[129] Los pacientes tratados con THC también han visto incrementada la calidad de su sueño y han experimentado una mayor relajación.

CONMOCIONES CEREBRALES, LESIONES CEREBRALES Y DE LA MÉDULA ESPINAL, Y SÍNDROMES RELACIONADOS

Se ha informado de que el cannabidiol promueve la neuroprotección en varios modelos experimentales de lesión cerebral. Un ensayo de 2003 en el que se usaron CBD y THC en la proporción de 1 a 1 para tratar síntomas neurogénicos debidos a varias causas, entre ellas la lesión de la médula espinal, encontró que mejoraron varios síntomas relacionados, como el dolor, los espasmos musculares y el control de la vejiga.[130] Y en 2012 un estudio mostró una mejor recuperación del funcionamiento del aparato locomotor y una menor extensión de la lesión, lo que indica que el cannabidiol podría ser útil en el tratamiento de las lesiones de la médula espinal.[131] Al año siguiente, otros investigadores escribieron que «la modulación del sistema endocannabinoide ha demostrado ser una estrategia neuroprotectora eficaz para prevenir y reducir las lesiones cerebrales en neonatos en varios modelos y especies animales».[132] Esta conclusión tiene unas implicaciones clínicas enormes para los pacientes con lesiones cerebrales y que han sufrido un accidente cerebrovascular, así como para los bebés afectados por una lesión cerebral perinatal.

Un par de destacados *quaterbacks* de la Liga Nacional de Fútbol Americano (NFL, por sus siglas en inglés), Jake Plummer y Jim Mc-Mahon, han hablado sobre los beneficios del CBD para los traumas cerebrales. En un vídeo publicitario de 2016, Plummer explica: «He tenido amigos, muchachos con los que he jugado, cuyo estado de ánimo cambió de la noche a la mañana. Conozco a otros que han reemplazado cantidades infernales de analgésicos con el CBD [...] y espero que esto haga que más muchachos se impliquen en esta causa. Cuantos más seamos, más posibilidades tendremos de enfrentarnos a Roger Goodell [el comisionado de la NFL] y decirle: "Tienes que financiar esto". No solo por el bien de los jugadores de fútbol [americano], sino también por el de otros millones de personas que podrían beneficiarse de ello».[133]

Cómo tomar el remedio: dosis y vías de administración

Es aconsejable que los pacientes trabajen con un profesional de la salud que tenga experiencia en recomendar el CBD o el cannabis medicinal para que los procedimientos de dosificación y administración puedan establecerse y ajustarse de forma individual. Al mismo tiempo, los pacientes bien informados y conscientes pueden autoasesorarse en materia de salud (consulta la página 140 para obtener más información sobre el enfoque subjetivo e intuitivo relativo al uso de remedios basados en el cannabis).

Se recomiendan los productos de CBD con una proporción de 20 a 1 o superior en forma de gotas, cápsulas o comestibles.

Cuando sea apropiado, productos procedentes de variedades en las que predomine la genética *indica* que contengan varias proporciones de THC pueden ser efectivos contra el dolor intratable; también se recomienda la THCV, por su efecto antiinflamatorio. En cuanto a todos los remedios administrados por vía oral, consulta las tablas de dosis de las páginas 122 y siguientes para obtener orientación sobre la dosis de CBD en relación con el peso corporal. Comienza siempre con una microdosis para comprobar la sensibilidad y auméntala según sea necesario dentro del rango de dosis correspondiente a tu peso corporal hasta que los síntomas disminuyan. Las dosis **estándar** son las recomendables, generalmente, para tratar las lesiones cerebrales y de la médula espinal. No llegues al rango estándar antes de haber pasado por el de las microdosis.

Cuando se requieren dosis altas, muchos pacientes acuden a formas concentradas de aceite de cannabis y lo toman por vía oral, ya sea como cápsulas o añadiéndolo a los alimentos (las mantequillas de frutos secos parecen ser adecuadas para este uso). Los concentrados más puros y potentes se realizan mediante un proceso de extracción que implica la utilización de CO_2.

Para aliviar síntomas inmediatos como el dolor, el cannabis vaporizado o fumado es efectivo. El remedio surte efecto enseguida y se prolonga entre una y tres horas, mientras que la mayoría de los productos ingeridos tardan entre treinta y sesenta minutos en tener efecto (es más rápido si el estómago está vacío), pero este se prolonga entre seis y ocho horas. Los vaporizadores que llevan un cartucho lleno con el concentrado obtenido utilizando CO_2 son muy efectivos, y están disponibles en varias proporciones de CBD frente a THC. Los vaporizadores de hierbas en los que lo que se administra es la planta entera también son una buena opción. Puedes encontrar más información sobre las diversas vías de administración (sublingual, oral, por inhalación, etc.) correspondientes a los remedios basados en cannabinoides a partir de la página 92.

En un experimento aleatorio controlado con placebo de 2016 se estudiaron dos dosis de THC vaporizado en cuarenta y dos pacientes que padecían dolor neuropático relacionado con una lesión o enfermedad de la médula espinal. «La mengua de la intensidad del dolor siguió siendo significativa. [...] La dosis más baja [de THC] parece ofrecer la mejor relación riesgo-beneficio en los pacientes».[134] Consulta el apartado dedicado al dolor en este capítulo para obtener más información sobre las dosis y sobre cómo actúan los cannabinoides en el dolor.

Eficacia del tratamiento con cannabis de las lesiones de la médula espinal según los conocimientos científicos actuales

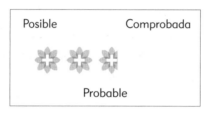

Posible   Comprobada

Probable

Figura 34

El índice de salud del cannabis (ISC) es un sistema de puntuación basado en las pruebas científicas disponibles en relación con el cannabis (en general, no solo el CBD) para valorar su eficacia en diversos problemas de salud (consulta la página 157 para obtener más información sobre las puntuaciones del ISC). Usando este índice, la eficacia del cannabis en el tratamiento de las lesiones de la médula espinal es probable.

DEPRESIÓN Y TRASTORNOS DEL ESTADO DE ÁNIMO

La depresión clínica es un trastorno del estado de ánimo grave caracterizado por la tristeza persistente y la pérdida de interés, que a veces conduce a la disminución del apetito y la energía y a tener pensamientos suicidas. Los fármacos de uso común para la depresión a menudo apuntan a la serotonina, un mensajero químico que se cree que actúa como estabilizador del estado de ánimo. La red neural del sistema endocannabinoide funciona de manera similar a la forma en que lo hacen la serotonina, la dopamina y ciertos sistemas; y, según algunas investigaciones, los cannabinoides tienen un efecto sobre los niveles de serotonina. Mientras que una dosis baja de THC aumenta la serotonina, las dosis altas provocan un descenso de esta que podría empeorar el trastorno. En 2009, un equipo de investigadores concluyó que había indicios sustanciales que apuntaban a que los fármacos antidepresivos deberían actuar sobre la señalización por endocannabinoides.[135] Y los autores de un estudio de 2016 escribieron que «el CBD podría representar un nuevo fármaco antidepresivo de acción rápida, mediante la mejoría de la señalización tanto serotoninérgica como glutamato-cortical a través de un mecanismo dependiente del receptor 5-HT1A».[136]

El CBD podría ser especialmente eficaz para la depresión relacionada con el estrés crónico, que se ha comprobado que causa una disminución de los niveles de endocannabinoides.

Cómo tomar el remedio: dosis y vías de administración

Es aconsejable que los pacientes trabajen con un profesional de la salud que tenga experiencia en recomendar el CBD o el cannabis medicinal para que los procedimientos de dosificación y administración puedan establecerse y ajustarse de forma individual. Al mismo tiempo, los pacientes bien informados y conscientes pueden autoasesorarse en materia de salud (consulta la página 140 para obtener más información sobre el enfoque subjetivo e intuitivo relativo al uso de remedios basados en el cannabis).

Se recomiendan los productos de CBD cuya proporción es de 20 a 1 o superior en forma de gotas, cápsulas o comestibles. Específicamente, los productos hechos con las variedades de cannabis *valentine X* o *electra 4* proporcionan mayor energía, y ayudan así a aliviar la depresión. Cuando el problema es la baja energía, las variedades *sativa* u otras con propiedades estimulantes (tienes más información sobre los tipos de variedades en el capítulo siete) pueden ser útiles para aumentar la energía y la concentración si la persona tolera el THC. Se recomiendan las variedades que tienen un alto contenido en el terpeno limoneno para subir el estado de ánimo.

En cuanto a todos los remedios administrados por vía oral, consulta las tablas de dosis de las páginas 122 y siguientes para obtener orientación sobre la dosis de CBD en relación con el peso corporal. Comienza siempre con una microdosis baja para comprobar la sensibilidad y auméntala según sea necesario dentro del rango de dosis correspondiente a tu peso corporal hasta que los síntomas disminuyan. Para el tratamiento de la depresión, normalmente se recomiendan las **microdosis** o las dosis **estándar**. No llegues al rango estándar antes de haber pasado por el de las microdosis.

Para aliviar los síntomas inmediatos se recomienda consumir el cannabis vaporizado o fumado, o bien un aumento puntual de la dosis. Estas estrategias también pueden ser útiles para los trastornos del sueño. Los aerosoles o tinturas sublinguales tomados como gotas líquidas surten efecto rápidamente, y este es más duradero que el de los productos inhalados. Puedes encontrar más información sobre las diversas vías de administración (sublingual, consumo oral, inhalación, etc.) correspondientes a los remedios basados en cannabinoides a partir de la página 92.

Eficacia del tratamiento con cannabis de la depresión según los conocimientos científicos actuales

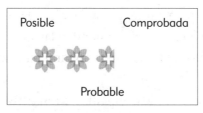

Figura 35

El índice de salud del cannabis (ISC) es un sistema de puntuación basado en las pruebas científicas disponibles en relación con el cannabis (en general, no solo el CBD) para valorar su eficacia en diversos problemas de salud (consulta la página 157 para obtener más información sobre las puntuaciones del ISC). Usando este índice, la eficacia del cannabis en el tratamiento de la depresión es entre posible y probable, a partir de los resultados arrojados por veintiún estudios.

Los autores de una investigación llevada a cabo en 2005 solicitaron ensayos clínicos para evaluar la efectividad de los cannabinoides en el trastorno bipolar o la depresión maníaca.[137] En 2010, un estudio indicó que el CBD no era útil para los episodios maníacos asociados con el trastorno bipolar;[138] sin embargo, en el caso de los episodios depresivos, los datos apuntan a un mayor potencial de efectividad.[139]

Los autores de una revisión de estudios con animales efectuada en 2013 escribieron que el CBD mostraba efectos ansiolíticos y antidepresivos en varios modelos y sugirieron que la acción del compuesto era debida a que interactuaba con el neurorreceptor 5-HT1A.[140] El doctor Michael Moskowitz escribe:

Es importante recordar que el CBD mejora la actividad del sistema endocannabinoide al incrementar el tiempo en que la anandamida actúa sobre los receptores CB1 y CB2. La anandamida actúa sobre los sistemas de la serotonina, la noradrenalina y la dopamina. También actúa sobre el sistema de los neurotransmisores GABA y glutamato y el eje hipotalámico-hipofisario-suprarrenal. Su función principal es restablecer el equilibrio mediante la inhibición cuando los niveles son demasiado altos y la estimulación cuando son demasiado bajos. Esta es la razón más probable por la que los fitocannabinoides en general y el CBD en particular son capaces de regular la depresión y la ansiedad.[141]

DIABETES

La denominación *diabetes mellitus* hace referencia a un grupo de enfermedades metabólicas caracterizadas por la hiperglucemia causada por defectos en la secreción de insulina, la acción de la insulina o ambas cosas. La hiperglucemia crónica de la diabetes está asociada, a largo plazo, con el daño, el mal funcionamiento y el fallo de varios órganos, especialmente los ojos, los riñones, el corazón y el cerebro, así como los nervios y los vasos sanguíneos. Hay varios procesos patogénicos implicados en el desarrollo de la diabetes, que van desde la destrucción autoinmune de las células beta del páncreas, con el consiguiente déficit de insulina, hasta las anomalías y la inflamación metabólicas que desembocan en la resistencia a la insulina.

El tratamiento con cannabinoides puede ser útil tanto para la diabetes tipo 1 como para la diabetes tipo 2. Los investigadores de un estudio realizado en 2011 llegaron a esta conclusión:

[...] tanto los aspectos centrales como los secundarios de la regulación endocannabinoide del equilibrio energético pueden torcerse y contribuir a la obesidad, la dislipidemia y la diabetes tipo 2, lo que incrementa la posibilidad de que los antagonistas del CB1 puedan utilizarse para el tratamiento de estos trastornos

metabólicos. Cada vez hay más indicios de que algunos cannabinoides vegetales no psicoactivos, como el CBD, la CBDV y la
THCV, se pueden emplear para retardar el daño a las células beta
en la diabetes tipo 1.[142]

En 2013, uno de los estudios más grandes realizados con pacientes humanos en relación con el cannabis y los procesos metabólicos encontró que el consumo de marihuana estaba asociado
con niveles más bajos de insulina en ayunas y en el índice arrojado
por el modelo homeostático de evaluación de la resistencia a la insulina (HOMA-IR), por no mencionar la reducción de la circun-
ferencia de la cintura.[143]

Algunos de los beneficios potenciales de los cannabinoides para las personas diabéticas

- La estabilización de los niveles de azúcar en sangre.
- Efectos neuroprotectores que ayudan a impedir la inflamación de los nervios y reducen el dolor de la neuropatía
al activar receptores presentes en el cerebro y el resto del
cuerpo.
- Agentes antiespasmódicos que ayudan a aliviar los calambres
musculares y el dolor de los trastornos gastrointestinales.
- Acción vasodilatadora que mantiene los vasos sanguíneos
abiertos y mejora la circulación, lo cual contribuye a reducir la presión arterial con el tiempo (algo vital para los
diabéticos).
- Acción antiinflamatoria que puede ayudar a mitigar, en
parte, la inflamación arterial habitual en la diabetes.

Cómo tomar el remedio: dosis y vías de administración

Es aconsejable que los pacientes trabajen con un profesional de la salud que tenga experiencia en recomendar el CBD o el

cannabis medicinal para que los procedimientos de dosificación y administración puedan establecerse y ajustarse de forma individual. Al mismo tiempo, los pacientes bien informados y conscientes pueden autoasesorarse en materia de salud (consulta la página 140 para obtener más información sobre el enfoque subjetivo e intuitivo relativo al uso de remedios basados en el cannabis).

Se recomiendan los productos de CBD que tienen una proporción de 20 a 1 o superior en forma de gotas, cápsulas o comestibles. En cuanto a todos los remedios administrados por vía oral, consulta las tablas de dosis de las páginas 122 y siguientes para obtener orientación sobre la dosis de CBD en relación con el peso corporal. Comienza siempre con una microdosis para comprobar la sensibilidad y auméntala según sea necesario dentro del rango de dosis correspondiente a tu peso corporal hasta que los síntomas disminuyan. Las dosis **estándar** son las que se recomiendan para tratar la diabetes. No llegues al rango estándar antes de haber pasado por el de las microdosis.

Se recomienda consumir el cannabis vaporizado o fumado para aliviar los síntomas inmediatos, como el dolor neuropático o el síndrome de las piernas inquietas. Esto también puede ser útil para los trastornos del sueño. Los aerosoles o tinturas sublinguales tomados como gotas líquidas surten efecto rápidamente, y este es más duradero que el de los productos inhalados. Puedes encontrar más información sobre las diversas vías de administración (sublingual, consumo oral, inhalación, etc.) correspondientes a los remedios basados en cannabinoides a partir de la página 92.

En caso de dolor neuropático, se pueden aplicar productos tópicos elaborados utilizando cannabis en que el CBD sea predominante u otras variedades. Estos productos afectan a las células cercanas a la zona de aplicación y traspasan varias capas de tejido, pero no cruzan la barrera hematoencefálica y, por lo tanto, no son psicoactivos. Estos productos pueden estar disponibles como aceites, ungüentos, bálsamos, etc., y con varias proporciones de CBD frente a THC (a menudo se recomienda la proporción 1:1 como la ideal para la aplicación tópica). La piel tiene la mayor cantidad y concentración de receptores CB2 en el cuerpo.

Eficacia del tratamiento con cannabis de la diabetes según los conocimientos científicos actuales

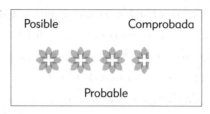

Figura 36

El índice de salud del cannabis (ISC) es un sistema de puntuación basado en las pruebas científicas disponibles en relación con el cannabis (en general, no solo el CBD) para valorar su eficacia en diversos problemas de salud (consulta la página 157 para obtener más información sobre las puntuaciones del ISC). Usando este índice, la eficacia del cannabis en el tratamiento de la diabetes es entre posible y probable, a partir de los resultados arrojados por veintitrés estudios.

Ensayos llevados a cabo en 2006 y 2008 revelaron que el tratamiento con CBD podía reducir la manifestación de la diabetes en animales a los que se la habían inducido. La enfermedad se diagnosticó solamente en el 32 % de los ratones del grupo tratado con el CBD, mientras que se diagnosticó en el 86 % de los ratones que fueron tratados con un emulsionante y en el 100 % de los no tratados.[144, 145] Los autores de un estudio de 2010 llegaron a esta conclusión:

[...] en conjunto, estos resultados, junto con el excelente perfil de seguridad y tolerabilidad del CBD en los seres humanos, indican claramente que este puede tener un gran potencial terapéutico en el tratamiento de las complicaciones diabéticas y, quizá, de otros trastornos cardiovasculares por medio de mitigar el estrés oxidativo y nitrativo, la inflamación, la muerte celular y la fibrosis.[146]

TRASTORNOS ALIMENTARIOS (ANOREXIA, CAQUEXIA, OBESIDAD)

Una serie de enfermedades que implican un aumento y una pérdida de peso extremos, entre ellas la obesidad relacionada con los atracones, presentan unos factores biológicos y psicológicos similares. Nuevos datos han mostrado que existe un vínculo entre los fallos del sistema endocannabinoide y los trastornos alimentarios y, según se desprende de algunas investigaciones, los cannabinoides podrían ser útiles para tratar dichos fallos.

Curiosamente, el cannabis se ha utilizado históricamente tanto para aumentar el apetito como para eliminarlo. Los estudios con animales y humanos indican que los *agonistas* del receptor CB1 tienen que ver con el aumento del apetito y un incremento de la sensación de gratificación obtenida de los alimentos, mientras que los *antagonistas* del CB1 inhiben la ingesta de alimentos. Esto ha llevado al desarrollo clínico de varios fármacos que modulan el sistema endocannabinoide en el tratamiento de los trastornos alimentarios, con un éxito relativo. Los conocimientos científicos actuales son limitados e indican que ciertos cannabinoides tienden a aumentar la ingesta alimentaria mientras que otros la reducen. Añade a esto el hecho de que los cannabinoides a veces pueden afectar de maneras opuestas (consulta la página 132 para obtener más información sobre el efecto bidireccional), lo que apoya la hipótesis de que los cannabinoides pueden adaptarse a distintas químicas corporales para facilitar la homeostasis.

En un estudio de 2016 se examinó la relación entre el CBD y lo que se conoce como *grasa parda*, el tipo de célula grasa que quema calorías para generar calor en lugar de almacenarlas. Los datos del estudio parecen indicar que «el CBD desempeña un doble papel modulador: induce el fenotipo pardo y promueve el metabolismo de los lípidos. Por lo tanto, el CBD puede explorarse como un agente terapéutico potencialmente prometedor para la prevención de la obesidad».[147]

Por el contrario, la anorexia y la caquexia implican desgaste físico y desnutrición. Si bien la anorexia es de naturaleza tanto biológica como psicológica, la caquexia acompaña al cáncer, el sida, la enfermedad pulmonar, la esclerosis múltiple, la insuficiencia cardíaca, la tuberculosis, las enfermedades neurológicas graves, la intoxicación por metales pesados y el desequilibrio hormonal extremo. Las características de ambas enfermedades incluyen pérdida de peso, atrofia muscular, fatiga, debilidad y pérdida de apetito. Las investigaciones han confirmado que los cannabinoides ayudan a aliviar los síntomas de la caquexia en muchos pacientes y también son útiles como tratamiento para afecciones relacionadas.

En 2013, dos estudios mostraron resultados prometedores en relación con el uso de cannabinoides en los pacientes con anorexia. El THC activa el receptor CB1, que ayuda a aumentar el apetito. El CB1 también está conectado con el receptor de la grelina, una hormona que contribuye al aumento de la sensación de hambre. En uno de los dos estudios el uso de un cannabinoide sintético, el dronabinol, condujo a un aumento de peso pequeño pero significativo en pacientes con anorexia nerviosa,[148] y el otro encontró que los cannabinoides ayudaron a ratones afectados por la anorexia a recuperarse y volver a tener un peso saludable.[149]

Cómo tomar el remedio: dosis y vías de administración

Es aconsejable que los pacientes trabajen con un profesional de la salud que tenga experiencia en recomendar el CBD o el cannabis medicinal para que los procedimientos de dosificación y administración puedan establecerse y ajustarse de forma individual.

Al mismo tiempo, los pacientes bien informados y conscientes pueden autoasesorarse en materia de salud (consulta la página 140 para obtener más información sobre el enfoque subjetivo e intuitivo relativo al uso de remedios basados en el cannabis).

Para la obesidad, son recomendables los productos de CBD con una proporción de 20 a 1 o superior, administrados como gotas o cápsulas. Las variedades ricas en THCV pueden retardar la aparición del apetito.

Tanto las variedades de *sativa* como la *sour diesel* ('diésel amargo') son generalmente las más efectivas, si se puede tolerar el THC, para estimular el apetito en los pacientes con anorexia y caquexia, pero cada persona debe experimentar con las variedades y las dosis. Por lo general, una pequeña dosis de THC (de unos 2,5 mg) sirve para tratar el apetito escaso con muy pocos efectos secundarios. Quienes no tengan experiencia con el THC deben tener cuidado e ir subiendo poco a poco por la escala de las dosis. Se puede usar una proporción de 1 a 1 (en la relación entre el CBD y el THC) si se experimenta demasiada psicoactividad, ya que el CBD es antipsicoactivo. Otro cannabinoide que se está estudiando para utilizarlo en la estimulación del apetito es el CBG, por lo que las variedades con un alto contenido en este compuesto pueden ser beneficiosas.

En cuanto a todos los remedios administrados por vía oral, consulta las tablas de dosis de las páginas 122 y siguientes para obtener orientación sobre la dosis de CBD en relación con el peso corporal. Comienza siempre con una microdosis baja para comprobar la sensibilidad y auméntala según sea necesario dentro del rango de dosis correspondiente a tu peso corporal hasta que los síntomas disminuyan. Para el tratamiento de los trastornos alimentarios, normalmente se recomiendan las **microdosis** o las dosis **estándar**. No llegues al rango estándar antes de haber pasado por el de las microdosis.

Para lograr un efecto inmediato sobre el apetito, el cannabis vaporizado o fumado puede ser muy efectivo para aumentar o eliminar con rapidez el deseo de comida (dependiendo de la química corporal de cada individuo y del tipo de cannabis). El efecto del remedio se prolonga entre una y tres horas, mientras que la mayoría de los productos ingeridos tardan entre treinta y sesenta minutos en tener efecto, pero este se prolonga entre seis y ocho horas. Los vaporizadores que llevan un cartucho lleno con el concentrado obtenido utilizando CO_2 son los más efectivos, y están disponibles en varias proporciones de CBD frente a THC. Los aerosoles o tinturas sublinguales tomados como gotas líquidas surten efecto rápidamente, y este es más duradero que el de los productos inhalados. Puedes encontrar más información sobre las diversas vías de administración (sublingual, consumo oral, inhalación, etc.) correspondientes a los remedios basados en cannabinoides a partir de la página 92.

Eficacia del tratamiento con cannabis de la anorexia, la caquexia y la obesidad según los conocimientos científicos actuales

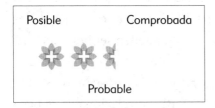
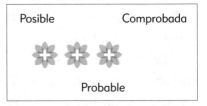

Figura 37

El índice de salud del cannabis (ISC) es un sistema de puntuación basado en las pruebas científicas disponibles en relación con el cannabis (en general, no solo el CBD) para valorar su eficacia en diversos problemas de salud (consulta la página 157 para obtener más información sobre las puntuaciones del ISC). Usando este índice, la eficacia del cannabis en el tratamiento de la anorexia y la caquexia es entre posible y probable (la puntuación es de 2,5 de un total de 5), a partir de los resultados arrojados por trece estudios, mientras que en el tratamiento de la obesidad la eficacia es probable (la puntuación es de 3), a partir de seis estudios.

También se han realizado varios estudios para investigar la posibilidad de que las mutaciones en los genes relacionados con el sistema endocannabinoide puedan hacer que los portadores de dichos genes sean más susceptibles a padecer trastornos alimentarios como la anorexia. En un estudio publicado en 2009 se llegó a la conclusión de que un solo cambio en los nucleótidos del gen que codifica la expresión del receptor CB1, así como un segundo polimorfismo en un gen que controla la producción de la molécula FAAH, que es la que descompone la anandamida, pueden contribuir a la sensibilidad biológica a la anorexia y la bulimia nerviosa.[150]

SÍNDROMES Y ENFERMEDADES INFLAMATORIOS INTESTINALES

Las enfermedades inflamatorias intestinales se clasifican según los síntomas principales, que generalmente son la diarrea, el estreñimiento o una alternancia de ambos. El estrés los empeora (consulta el apartado dedicado a la ansiedad y el estrés, en este capítulo). Estos trastornos incluyen la colitis ulcerosa (que también puede afectar a otras partes del cuerpo) y la enfermedad de Crohn, entre otros similares. El epitelio del tracto gastrointestinal está integrado en el sistema nervioso entérico, una red de neuronas que regulan el funcionamiento intestinal y en la que hay muchos receptores CB1 y CB2. Este es un aspecto de la relación general existente entre el metabolismo y el equilibrio energético y el sistema endocannabinoide. Las enfermedades inflamatorias intestinales afectan a millones de personas; sin embargo, el tratamiento farmacológico es insatisfactorio, decepcionante. El CBD tiene efectos antioxidantes y otros que son potencialmente beneficiosos para combatir la inflamación intestinal.

Varios estudios realizados durante la última década han mostrado que hay unos mensajeros químicos y receptores endocannabinoides que participan en la modulación y el equilibrio del sistema gastrointestinal. Específicamente, la FAAH es una enzima que tiene un papel fundamental en la modulación de la fisiología intestinal a través de la anandamida y otros endocannabinoides. Se ha comprobado que el CBD, concretamente, estimula el sistema endocannabinoide inhibiendo la enzima FAAH responsable de descomponer la anandamida, lo que aumenta la disponibilidad de esta. Un estudio de 2016 fue el primero en mostrar en el laboratorio que la inhibición de la FAAH puede acabar con la colitis al reducirse las células T activadas y al mitigarse la respuesta inflamatoria en el colon.[151] Los investigadores escribieron:

Estos procesos podrían vincular el estrés con el dolor abdominal —escribieron los investigadores ese año—. El sistema endocannabinoide también tiene un papel central en la manifestación del estrés, y la señalización por endocannabinoides reduce la actividad de las vías hipotalámicas hipofisarias suprarrenales a través de acciones en determinadas áreas del cerebro, en particular la corteza prefrontal, la amígdala y el hipotálamo. Se está empezando a trabajar en el desarrollo de agentes moduladores del sistema endocannabinoide para el tratamiento de las enfermedades gastrointestinales. Aumentar nuestra comprensión de dicho sistema mejorará en gran medida el conocimiento que tenemos de las interacciones que se producen entre el cerebro y el intestino y podría conducir a nuevos tratamientos para los trastornos gastrointestinales.[152]

Cómo tomar el remedio: dosis y vías de administración

Es aconsejable que los pacientes trabajen con un profesional de la salud que tenga experiencia en recomendar el CBD o el cannabis medicinal para que los procedimientos de dosificación y administración puedan establecerse y ajustarse de forma individual. Al mismo tiempo, los pacientes bien informados y conscientes pueden autoasesorarse en materia de salud (consulta la página 140 para obtener más información sobre el enfoque subjetivo e intuitivo relativo al uso de remedios basados en el cannabis).

Se recomiendan los productos de CBD con una proporción de 20 a 1 o superior y que se administran como gotas en forma de aceite, cápsulas o comestibles. Cada paciente debe evaluar qué vía de administración es menos perjudicial en su caso y permite una mejor absorción por parte de su cuerpo. Los cannabinoides pueden ser muy eficaces para reducir la inflamación crónica, tratar el estrés temporal y proteger el cuerpo de los efectos fisiológicos de ambos. Más allá del CBD, un cannabinoide prometedor para la inflamación gastrointestinal es el CBG. Las variedades afganas, las de color morado (*purple*) y las que tienen un alto contenido en limoneno son populares entre quienes sufren enfermedades inflamatorias intestinales. Los pacientes que tienen el síndrome del intestino irritable deberían evitar, normalmente, las tinturas a base de alcohol. Además, ten en cuenta que las variedades con alto contenido en THCV pueden quitar el apetito.

En cuanto a todos los remedios administrados por vía oral, consulta las tablas de dosis de las páginas 122 y siguientes para obtener orientación sobre la dosis de CBD en relación con el peso corporal. Comienza siempre con una microdosis baja para comprobar la sensibilidad y auméntala según sea necesario dentro del rango de dosis correspondiente a tu peso corporal hasta que los síntomas disminuyan. Para el tratamiento de las enfermedades inflamatorias intestinales, normalmente se recomiendan las **microdosis** o las dosis **estándar**. No llegues al rango estándar antes de haber pasado por el de las microdosis.

Para aliviar las náuseas u otros síntomas inmediatos, el cannabis vaporizado o fumado da buenos resultados; también la vaporización de aceite de CBD concentrado de alta calidad y desprovisto de aditivos. El efecto del remedio es inmediato y se prolonga entre una y tres horas, mientras que la mayoría de los productos ingeridos tardan entre treinta y sesenta minutos en tener efecto (tardan menos con el estómago vacío), pero este se prolonga entre seis y ocho horas. Los vaporizadores que llevan un cartucho lleno con el concentrado obtenido utilizando CO_2 son muy efectivos, y están disponibles en varias proporciones de CBD frente a THC. Los vaporizadores de hierbas en los que lo que se administra es la planta entera son asimismo una buena opción. Los aerosoles o tinturas sublinguales tomados como gotas líquidas también surten efecto rápidamente, y este es más duradero que el de los productos inhalados. Puedes encontrar más información sobre las diversas vías de administración (sublingual, oral, por inhalación, etc.) correspondientes a los remedios basados en cannabinoides a partir de la página 92.

Eficacia del tratamiento con cannabis de las enfermedades inflamatorias intestinales, y de la enfermedad de Crohn en concreto, según los conocimientos científicos actuales

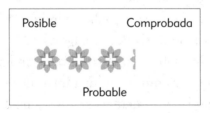

Figura 38

El índice de salud del cannabis (ISC) es un sistema de puntuación basado en las pruebas científicas disponibles en relación con el cannabis (en general, no solo el CBD) para valorar su eficacia en diversos problemas de salud (consulta la página 157 para obtener más información sobre las puntuaciones del ISC). Usando este índice, la eficacia del cannabis en el tratamiento de las enfermedades inflamatorias intestinales es posible (con una puntuación de 1,9 de un total de 5) a partir de los resultados arrojados por nueve estudios; y en el tratamiento de la enfermedad de Crohn, específicamente, entre posible y probable (con una puntuación de 3,3), a partir de los estudios efectuados en relación con esta afección.

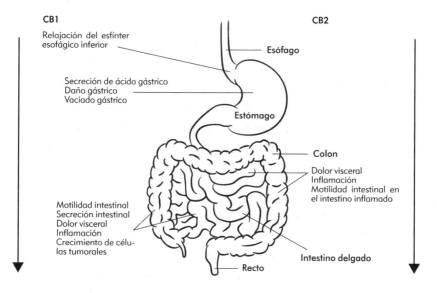

Figura 39

Investigaciones realizadas en 2012 revelaron que el suministro intrarrectal de cannabinoides (a través de supositorios) puede representar una vía de administración terapéutica útil para el tratamiento de la inflamación del colon.[153] Al año siguiente, los investigadores comentaron que la acción de los cannabinoides había supuesto un enigma para los gastroenterólogos y farmacólogos, si bien nuevos datos apuntaban a que el CBD era un candidato potencial para el desarrollo de una nueva clase de medicamentos destinados a combatir las enfermedades inflamatorias intestinales.[154, 155]

MIGRAÑA

La migraña es un trastorno caracterizado por cefaleas recurrentes entre moderadas e intensas que suelen afectar una de las mitades de la cabeza. Tiende a ser de naturaleza pulsátil y dura entre cuatro y setenta y dos horas, o más. Los síntomas pueden ser incapacitantes: trastornos visuales; náuseas; vómitos; mareos; sensibilidad extrema al sonido, la luz, el tacto y el olfato, y hormigueo o adormecimiento en las extremidades o la cara. La actividad física puede exacerbar el dolor. La migraña afecta aproximadamente a mil millones de personas en todo el mundo y a unos treinta y ocho millones en Estados Unidos. Es la tercera enfermedad más prevalente y la sexta más incapacitante del mundo. En muchos casos, provoca unos síntomas tan importantes que los pacientes no pueden concentrarse en el trabajo, los niños u otras responsabilidades. Los mecanismos subyacentes no se conocen bien. Se cree que la migraña tiene su origen en los nervios y los vasos sanguíneos del cerebro, pero también pueden ser causada por problemas en la columna cervical. La depresión, la ansiedad y los trastornos del sueño son habituales en quienes padecen migraña crónica.

Es interesante señalar que el uso excesivo de medicamentos es la razón más común por la cual la migraña episódica se vuelve crónica. Además, los costes de la atención médica y la pérdida de productividad asociados con la migraña se estiman en 36.000 millones de dólares anuales en Estados Unidos. Y aunque el 25 % de los pacientes se beneficiarían de un tratamiento preventivo, solo el 12 % lo reciben.

Estas cifras indican que se deben desarrollar mejores opciones de tratamiento para esta enfermedad debilitante. Estudios recientes muestran que la migraña puede deberse al déficit de endocannabinoides y a una respuesta inflamatoria anormal. De hecho, pacientes que sufren de migraña han señalado que sienten como si el tejido cerebral estuviera inflamado y chocara físicamente contra el cráneo. El consumo de CBD y THC puede incrementar el déficit de endocannabinoides y mitigar o reducir la inflamación.

G. N. padecía migrañas oculares importantes que provocaban interrupciones en su ritmo de vida diario y a menudo le ocasionaban un gran dolor y malestar. Pero descubrió el CBD derivado del cannabis, lo que le ha permitido eliminar casi por completo estas migrañas sin mucha necesidad de tomar medicamentos para el dolor. Antes sufría episodios migrañosos casi cada semana, pero en los últimos años solo ha tenido unos cuantos de intensidad muy leve. La variedad que eligió fue la *valentine X*, tomada en pequeñas dosis como gotas líquidas, como medida preventiva, dos o tres veces al día.
En caso de que se presente una migraña, G. N. cuenta con el fármaco Sumatriptan para apoyar la terapia con CBD, si bien afirma que «el medicamento no suele salir de mi botiquín, y sigue estando ahí después de la fecha de caducidad. Además de esto, encuentro que estoy mucho menos interesado en cualquier modalidad de alcohol o cafeína, que pueden ser sustancias desencadenantes de la migraña. Con el CBD derivado del cannabis, mi calidad de vida ha mejorado de forma espectacular».

Cómo tomar el remedio: dosis y vías de administración

Es aconsejable que los pacientes trabajen con un profesional de la salud que tenga experiencia en recomendar el CBD o el cannabis medicinal para que los procedimientos de dosificación y administración puedan establecerse y ajustarse de forma individual. Al mismo tiempo, los pacientes bien informados y conscientes pueden autoasesorarse en materia de salud (consulta la página 140 para obtener más información sobre el enfoque subjetivo e intuitivo relativo al uso de remedios basados en el cannabis).

Para tratar el dolor pueden ser muy efectivos los productos orales de CBD con una proporción de 20 a 1 o superior, administrados en forma de gotas, cápsulas o comestibles. La mayoría de los análisis relativos al tratamiento del dolor con el CBD coinciden en que es esencial dar con la dosis adecuada. Consulta las tablas de dosis de las páginas 122 y siguientes para obtener orientación sobre la dosis de CBD en relación con el peso corporal. Comienza siempre con una microdosis baja para comprobar la sensibilidad y auméntala según sea necesario dentro del rango de dosis correspondiente a tu peso corporal hasta que los síntomas disminuyan. Las dosis **micro** y **estándar** son las recomendables, habitualmente, para tratar la migraña, pero los pacientes deben estar muy atentos a este respecto y experimentar para encontrar la dosis apropiada.

En general, emplear el CBD para evitar que los síntomas se manifiesten es mucho más fácil que tratar las migrañas después de la aparición de los síntomas, ya que si estos se presentan el paciente a menudo necesita potenciar el CBD con cierta cantidad de THC. Una persona que no tenga experiencia con el THC debe tener cuidado e ir subiendo poco a poco por la escala de las dosis. Se puede usar una proporción de CBD frente a THC de 1 a 1 si se experimentan demasiados efectos psicoactivos, ya que el CBD los reduce. Las variedades de cannabis específicamente antiinflamatorias con un alto contenido en CBD, como la *swiss gold* (oro suizo), la *sour tsunami* (tsunami agrio) y la *harlequin* (arlequín), pueden ser excelentes para mitigar los síntomas. Aunque tiene un perfil de THC más alto y un perfil de CBD más bajo, la *sour diesel* (diésel agrio) también es muy efectiva para reducir el dolor, especialmente después de la aparición de síntomas más intensos. Los investigadores han descubierto que la inhalación constituye una vía de administración más efectiva que la ingestión, ya que los cannabinoides pueden actuar con mayor rapidez al ingresar en el torrente sanguíneo sin experimentar ninguna demora.

El doctor Allan Frankel, que trata con cannabidiol a pacientes con migraña, declaró:

> Todos los pacientes de migraña a los que he visitado sufrían ansiedad y tenían los músculos cervicales tensos. Tanto si se trata de una verdadera migraña como si se trata de una cefalea en

racimos u otro dolor de cabeza no vascular, mi recomendación es casi siempre administrar dosis modestas de una cápsula con una alta proporción de CBD frente a THC.[156]

Otro procedimiento de administración en caso de migraña, recomendado por el doctor Michael Moskowitz, consiste en aplicar unas pocas gotas de tintura a base de alcohol en la mejilla interna junto a los músculos masticatorios, donde se encuentran las ramas sensorial y motora del nervio trigémino (el lugar donde un dentista aplica anestesia para adormecer la mandíbula). Puedes administrarte con un algodón o con un dedo una tintura de alcohol que contenga una variedad de *sativa* con alto contenido en THC; este es un procedimiento de acción muy rápida y eficaz para las migrañas. Además, una proporción de 1 a 1 de CBD y THC (se recomiendan las variedades en las que predomine la genética *sativa*) puede ser muy eficaz para que el remedio llegue directamente al lugar oportuno. Incluso una tintura a base de aceite con alto contenido en CBD y bajo en THC puede ser efectiva. Ninguno de estos tratamientos tiene efectos psicoactivos en la gran mayoría de los pacientes.

La ansiedad que aparece después de varios episodios de migraña es un síntoma anticipatorio y la mejor manera de tratarlo es con una dosis mínima de CBD por la mañana. La tensión de los músculos cervicales que puede precipitar la migraña puede tratarse de manera similar con el mismo régimen de CBD. El doctor Frankel añadió: «He visto que esto funciona casi siempre».[157]

También se ha demostrado que otros cannabinoides alivian el dolor, entre ellos el CBC, el CBG, la THCV y el THCA. Las variedades ricas en betacariofileno, mirceno y linalool proporcionan un alivio adicional del dolor y favorecen que otros cannabinoides puedan tener un buen efecto analgésico.

Para afrontar los síntomas más inmediatos, como los brotes de dolor, la vaporización o fumar el producto da buenos resultados.

El efecto del remedio es inmediato y se prolonga entre una y tres horas, mientras que la mayoría de los productos ingeridos tardan entre treinta y sesenta minutos en tener efecto (tardan menos con el estómago vacío), pero este se prolonga entre seis y ocho horas. Los vaporizadores que llevan un cartucho lleno con el concentrado obtenido utilizando CO_2 son muy efectivos, y están disponibles en varias proporciones de CBD frente a THC. Los vaporizadores de hierbas en los que lo que se administra es la planta entera son asimismo una buena opción. Los aerosoles o tinturas sublinguales tomados como gotas líquidas también surten efecto rápidamente, y este es más duradero que el de los productos inhalados. Puedes encontrar más información sobre las diversas vías de administración (sublingual, oral, por inhalación, etc.) correspondientes a los remedios basados en cannabinoides a partir de la página 92.

Eficacia del tratamiento con cannabis de la migraña según los conocimientos científicos actuales

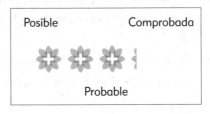

Figura 40

El índice de salud del cannabis (ISC) es un sistema de puntuación basado en las pruebas científicas disponibles en relación con el cannabis (en general, no solo el CBD) para valorar su eficacia en diversos problemas de salud (consulta la página 157 para obtener más información sobre las puntuaciones del ISC). Usando este índice, la eficacia del cannabis en el tratamiento de la migraña es entre posible y probable, a partir de los resultados arrojados por seis estudios.

Un estudio de 2014 señaló que el cannabis medicinal podía reducir la frecuencia de las migrañas. Se vio que, en promedio, los pacientes con migraña que consumían marihuana medicinal experimentaban muchos menos episodios de esta dolencia.[158] Si bien los hallazgos iniciales son alentadores con respecto al CBD como tratamiento de las migrañas, futuras investigaciones pueden arrojar más luz sobre cómo se manifiestan y qué es lo que hace el CBD para mitigar los síntomas.

ESCLEROSIS MÚLTIPLE Y ESPASTICIDAD

La espasticidad, o rigidez muscular y espasmos musculares dolorosos, es uno de los principales síntomas de la esclerosis múltiple (EM), la parálisis cerebral, la esclerosis lateral amiotrófica y las lesiones de la médula espinal (consulta los apartados dedicados a estos dos últimos trastornos en este capítulo). La EM es un trastorno autoinmune e inflamatorio de causas desconocidas, cuya consecuencia es la degeneración de las fibras nerviosas del cerebro. Es bastante común en los países desarrollados de Occidente. Los síntomas pueden ser desde leves hasta muy incapacitantes, y hace años que las personas aquejadas de esta enfermedad afirman que el cannabis les aporta beneficios significativos (consulta el apartado dedicado a los trastornos autoinmunes), si bien los resultados pueden ir desde lo espectacular hasta lo sutil. En los últimos años, la ciencia ha ido comprendiendo mejor el papel del sistema endocannabinoide en la regulación de la señalización neural que controla la espasticidad y las enfermedades subyacentes a esta. En varios estados y países se han aprobado medicamentos basados en el cannabis para el tratamiento del dolor y la espasticidad asociados con la EM, entre ellos un aerosol bucal llamado Sativex en que la proporción de CBD frente a THC es de 1 a 1 (tienes más información sobre el Sativex en la página 115). El Sativex es de origen vegetal y no es un cannabinoide sintético.

A E. K. le diagnosticaron esclerosis múltiple en 1995. Pasó aproximadamente una década y el dolor corporal crónico y general que suele acompañar a esta dolencia comenzó a aumentar y afectó negativamente a su capacidad funcional y su estado mental; estaba deprimida por el hecho de sentirse enferma todo el rato. Tras experimentar los efectos secundarios indeseables de varios opioides que le habían recetado, con los que no encontró alivio para su dolor, su médico le preguntó si estaría interesada en probar con la marihuana medicinal. E. K. se mostró más que dispuesta a intentar cualquier cosa que le permitiera recuperar la normalidad. El médico la puso en contacto con una enfermera que había estado consumiendo variedades de CBD (que eran muy difíciles de conseguir en esos tiempos) y de THC para sus propios problemas de salud, y la información que le proporcionó supuso el inicio del camino de aprendizaje y experimentación que E. K. ha recorrido hasta encontrar lo que realmente le funciona.

Comenzó con variedades en las que el THC era predominante, que eran las que pudo encontrar. Redujeron significativamente su dolor diario, pero no le gustaban los efectos psicoactivos que le inducían. Luego descubrió Synergy Wellness y empezó a consumir variedades en las que el CBD sí era predominante. E. K. afirma que las tinturas elaboradas a partir de las variedades ACDC, *valentine X* y otras con un alto contenido en CBD han obrado casi un milagro en su dolor y, en consecuencia, en su calidad de vida en general. Rara vez ha pasado días realmente malos desde que ha tenido claro cómo usar las distintas variedades y proporciones. Los pocos días en que el grado de dolor es alto, ajusta su CBD de base mezclando en él un poco de THC (generalmente, en una proporción de 4 a 1). Con proporciones de 4 a 1 o superiores, controla el dolor sin experimentar efectos psicoactivos significativos. Este uso responsable del cannabis le permite llevar una vida bastante normal, a pesar de sufrir esta terrible enfermedad.

El beneficio que tiene la actividad cannabinoide para la EM está «apoyado tanto por la biología de la enfermedad como por la biología de la planta de cannabis y del sistema endocannabinoide», según los autores de un estudio de 2012. «La EM obstaculiza la neurotransmisión, y esto está controlado por los receptores cannabinoides y los ligandos de cannabinoides endógenos. [Los cannabinoides] pueden limitar la espasticidad y también pueden influir en los procesos que conducen al aumento progresivo de la discapacidad».[159]

Cómo tomar el remedio: dosis y vías de administración

Es aconsejable que los pacientes trabajen con un profesional de la salud que tenga experiencia en recomendar el CBD o el cannabis medicinal para que los procedimientos de dosificación y administración puedan establecerse y ajustarse de forma individual. Al mismo tiempo, los pacientes bien informados y conscientes pueden autoasesorarse en materia de salud (consulta la página 140 para obtener más información sobre el enfoque subjetivo e intuitivo relativo al uso de remedios basados en el cannabis).

Para tratar el dolor, sobre todo el de origen inflamatorio, pueden ser muy efectivos los productos orales de CBD con una proporción de 20 a 1 o superior, administrados en forma de gotas, cápsulas o comestibles. La mayoría de los análisis relativos al tratamiento del dolor con el CBD coinciden en que es esencial dar con la dosis adecuada. También se ha comprobado que otros cannabinoides que inducen pocos efectos psicoactivos son efectivos para aliviar el dolor, entre ellos el CBC, el CBG, la THCV y el THCA. Los quimiotipos ricos en betacariofileno, mirceno y linalool proporcionan un alivio adicional del dolor y favorecen que otros cannabinoides puedan tener un buen efecto analgésico.

Para el tratamiento de la espasticidad, a veces se recomiendan productos con una mayor proporción de THC con el fin de controlar mejor los síntomas. En general, para el dolor, y especialmente para la noche, son preferibles las variedades en las que predomina la genética *indica*, de hoja ancha, por su efecto sedante. Quienes no tengan experiencia con el THC deben ser cuidadosos y proceder con lentitud a la hora de ir aumentando las dosis.

En cuanto a todos los remedios administrados por vía oral, como gotas, cápsulas o comestibles, consulta las tablas de dosis de las páginas 122 y siguientes para obtener orientación sobre la dosis de CBD en relación con el peso corporal. Comienza siempre con una microdosis para comprobar la sensibilidad y auméntala según sea necesario dentro del rango de dosis correspondiente a tu peso corporal hasta que los síntomas disminuyan. Las dosis **estándar** y **macro** son las recomendables, en general, para tratar la esclerosis múltiple. No pases a un rango de dosis más elevado antes de haber completado el inmediatamente inferior.

Para que el remedio se incorpore enseguida al organismo, vaporizar el producto o fumarlo da buenos resultados. El efecto es inmediato y se prolonga entre una y tres horas, mientras que la mayoría de los productos ingeridos tardan entre treinta y sesenta minutos en tener efecto (tardan menos con el estómago vacío), pero este se prolonga entre seis y ocho horas. Los vaporizadores que llevan un cartucho lleno con el concentrado obtenido utilizando CO_2 son muy efectivos, y están disponibles en varias proporciones de CBD frente a THC. Los vaporizadores de hierbas en los que lo que se administra es la planta entera son asimismo buenas opciones. Los aerosoles o tinturas sublinguales tomados como gotas líquidas también surten efecto con rapidez y este se prolonga más que en el caso de los productos inhalados. Puedes encontrar más información sobre las diversas vías de administración (sublingual, oral, por inhalación, etc.) correspondientes a los remedios basados en cannabinoides a partir de la página 92.

Eficacia del tratamiento con cannabis de la esclerosis múltiple según los conocimientos científicos actuales

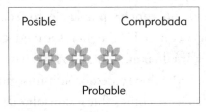

Figura 41

El índice de salud del cannabis (ISC) es un sistema de puntuación basado en las pruebas científicas disponibles en relación con el cannabis (en general, no solo el CBD) para valorar su eficacia en diversos problemas de salud (consulta la página 157 para obtener más información sobre las puntuaciones del ISC). Usando este índice, la eficacia del cannabis en el tratamiento de la EM es probable, a partir de los resultados arrojados por treinta y siete estudios que se han realizado desde 1981 hasta la actualidad.

Un estudio llevado a cabo en 1997 en el Reino Unido encontró que el 30 % de los pacientes de EM encuestados afirmaron haber encontrado alivio de síntomas como la espasticidad, el dolor crónico y la pérdida de memoria.

GW Pharmaceuticals desarrolló un producto que contiene una proporción equilibrada de THC y CBD (de 1 a 1), el Sativex, que está disponible como aerosol bucal. Varios ensayos clínicos mostraron su eficacia, y ha sido aprobado para utilizarlo para tratar los síntomas de la EM en numerosos países, entre ellos Canadá, el Reino Unido, Australia y unos veinte más.*

NÁUSEAS Y VÓMITOS

Las propiedades antieméticas (contra las náuseas y los vómitos) del cannabis son probablemente una de las aplicaciones medicinales más reconocidas y estudiadas de la planta, y hay muchos datos que avalan su eficacia a este respecto. Las investigaciones han mostrado que la manipulación del sistema endocannabinoide regula las náuseas y los vómitos en los seres humanos y en varias especies animales, tanto si su causa son las toxinas como si son factores hormonales o el movimiento. El cannabis se ha utilizado para tratar las náuseas y los vómitos en distintas culturas durante milenios, y a mediados de la década de 1970 empezó a investigarse el

---

* España, México y Colombia son algunos de los países en los que el Sativex está aprobado desde finales de 2018. (N. del T.)

tratamiento de estos síntomas en los pacientes de quimioterapia. En los primeros estudios se empleó con éxito el cannabis con alto contenido en THC y ello desembocó en el desarrollo de un fármaco de THC sintético llamado Marinol, que se sigue prescribiendo para combatir las náuseas y estimular el apetito en relación con el cáncer y el sida. Sin embargo, hay datos que indican que el Marinol y otras versiones sintéticas de los cannabinoides no son tan efectivos como los productos de origen vegetal en muchas enfermedades. Para las náuseas y los vómitos en particular, los productos inhalados han demostrado una mayor tasa de éxito, ya que evitan el sistema gastrointestinal y tienen un efecto inmediato, pero los cannabinoides orales también pueden ser una buena opción en caso de problemas crónicos.

En el año 2002, los investigadores comenzaron a fijarse en los cannabinoides que no tenían efectos secundarios psicoactivos, como el CBD, para evaluar su valor terapéutico en el tratamiento de las náuseas. A diferencia del THC, el CBD tiene poca afinidad con los receptores CB1 y CB2, pero parece actuar indirectamente sobre el receptor de serotonina 5-HT.

Cómo tomar el remedio: dosis y vías de administración

Es aconsejable que los pacientes trabajen con un profesional de la salud que tenga experiencia en recomendar el CBD o el cannabis medicinal para que los procedimientos de dosificación y administración puedan establecerse y ajustarse de forma individual. Al mismo tiempo, los pacientes bien informados y conscientes pueden autoasesorarse en materia de salud (consulta la página 140 para obtener más información sobre el enfoque subjetivo e intuitivo relativo al uso de remedios basados en el cannabis).

Para aliviar los síntomas inmediatos, tomar el producto vaporizado o fumado es una opción eficaz, y muchos pacientes con náuseas la prefiere, ya que no requiere ingerir el remedio (con la ingestión existe la posibilidad de que no aguante en el estómago el tiempo suficiente para que surta efecto). A menudo, la sola idea de tener que ingerir cualquier cosa, incluidos remedios, provoca que las náuseas empeoren. La administración por vía inhalatoria hace que el efecto sea inmediato y se prolongue entre una y tres horas, mientras que la mayoría de los productos ingeridos tardan entre treinta y sesenta minutos en tener efecto (tardan menos con el estómago vacío), pero este se prolonga entre seis y ocho horas. Los vaporizadores que llevan un cartucho lleno con el concentrado obtenido utilizando CO_2 son muy efectivos, y están disponibles en varias proporciones de CBD frente a THC. Los vaporizadores de hierbas en los que lo que se administra es la planta entera son asimismo buenas opciones. Los aerosoles o tinturas sublinguales tomados como gotas líquidas también surten efecto con rapidez y este se prolonga más que en el caso de los productos inhalados. Puedes encontrar más información sobre las diversas vías de administración (sublingual, oral, por inhalación, etc.) correspondientes a los remedios basados en cannabinoides a partir de la página 92.

Para tratar las náuseas de carácter más crónico se recomiendan los productos orales de CBD con una proporción de 20 a 1 o superior, administrados en forma de gotas, cápsulas o comestibles. En cuanto a todos los remedios administrados por vía oral, consulta las tablas de dosis de las páginas 122 y siguientes para obtener orientación sobre la dosis de CBD en relación con el peso corporal. Comienza siempre con una microdosis baja para comprobar la sensibilidad y auméntala según sea necesario dentro del rango de dosis correspondiente a tu peso corporal hasta que los síntomas disminuyan. Las dosis **micro** y **estándar** son las recomendables, habitualmente, para tratar las náuseas y los vómitos. No llegues al rango estándar antes de haber pasado por el de las microdosis. En el caso de las náuseas inducidas por la quimioterapia puede ser que sean necesarias dosis más altas (lee más al respecto en el apartado dedicado al cáncer). La mayoría de las variedades de cannabis son efectivas para las náuseas, y algunos planes de tratamiento incluyen empezar con 5 mg de THC e ir subiendo hasta los 15 mg antes de empezar con la quimioterapia.

Eficacia del tratamiento con cannabis de las náuseas según los conocimientos científicos actuales

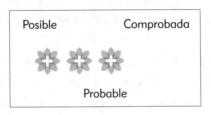

Figura 42

El índice de salud del cannabis (ISC) es un sistema de puntuación basado en las pruebas científicas disponibles en relación con el cannabis (en general, no solo el CBD) para valorar su eficacia en diversos problemas de salud (consulta la página 157 para obtener más información sobre las puntuaciones del ISC). Usando este índice, la eficacia del cannabis en el tratamiento de las náuseas y los vómitos es probable (con 3 puntos de un total de 5).

Se han realizado más de cuarenta estudios sobre el uso de los cannabinoides para el tratamiento eficaz de las náuseas y los vómitos, y este uso terapéutico del cannabis se considera uno de los más avalados según las revisiones de las asociaciones médicas estadounidenses y británicas. Un estudio reunió los datos disponibles de más de mil pacientes de quimioterapia y encontró que el THC sintético oral proporcionó alivio respecto a las náuseas al 76-88 % de los usuarios y el cannabis fumado, al 70-100 %.[160]

Los medicamentos que se recetan habitualmente para las náuseas relacionadas con la quimioterapia son los antagonistas del 5-HT, que actúan contra los vómitos pero no reducen las náuseas, y no son efectivos para las náuseas y los vómitos diferidos. Los cannabinoides sí lo son para estos síntomas según un estudio de 2011.[161]

ENFERMEDADES NEURODEGENERATIVAS (LA DE HUNTINGTON Y LA DE PARKINSON)

Si bien las enfermedades de Parkinson y Huntington tienen orígenes distintos y suelen afectar a grupos poblacionales diferentes, ambas afectan a la parte del cerebro que controla el movimiento (consulta también los apartados dedicados a la ELA y al alzhéimer). El párkinson afecta normalmente a personas mayores de cincuenta años y puede causar temblores, lentitud de movimiento, rigidez y problemas de equilibrio y coordinación. La enfermedad de Huntington aparece en una población más joven, tiene siempre un origen genético y se ven afectados el movimiento, la cognición y el estado de ánimo. Los datos de los que se dispone indican que los cannabinoides pueden ser muy efectivos como tratamiento para esta clase de trastornos, ya que tienen la capacidad de combatir la excitotoxicidad, la activación glial (una fuente de dolor centralizado) y las lesiones oxidativas que causan la degeneración neural. Actúan en múltiples niveles como neuroprotectores que tienen el potencial de retrasar el avance de estas enfermedades, al mismo tiempo que inciden en una serie de síntomas.

Un equipo de investigadores concluyó en 2008, y nuevamente en 2014, que el CBD ha demostrado tener la capacidad de que los pacientes se recuperen de déficits de memoria inducidos por la acumulación de hierro en el cerebro, la cual se encuentra en el origen y el desarrollo de varias enfermedades neurológicas.[162] También puede mejorar el funcionamiento de las mitocondrias de las células y activar la eliminación de residuos, lo que mejora aún más la salud de las neuronas. Además, el CBD puede ayudar a los pacientes que experimentan psicosis relacionadas con la degeneración neuronal.

Asimismo, se ha demostrado que el THC es útil en el tratamiento de enfermedades neurodegenerativas al proteger contra el daño causado por los radicales libres y activar la formación de nuevas mitocondrias. En el ámbito de los síntomas, se ha comprobado que productos con distintas proporciones de CBD y THC dan lugar a mejorías significativas respecto de las afectaciones motoras, la bradicinesia, los temblores, el dolor y el sueño. Un estudio realizado en 2014 con pacientes de párkinson encontró una mejoría mensurable en el bienestar y la calidad de vida en general después de una semana de tratamiento con CBD.[163]

Aunque un estudio de 1991 en el que se evaluaron los efectos del CBD sobre la enfermedad de Huntington arrojó resultados decepcionantes,[164] veinte años después, GW Pharmaceuticals, teniendo en cuenta las limitaciones de las investigaciones anteriores, empezó a realizar ensayos preclínicos con el Sativex (su aerosol oral que contiene la misma proporción de CBD y THC y que ha sido aprobado en numerosos países, pero no en Estados Unidos) en relación con la espasticidad asociada con la esclerosis múltiple.[165] Los resultados preliminares no mostraron una mejoría estadísticamente significativa en los déficits motores o cognitivos, pero el fármaco fue bien tolerado y se realizaron estudios para evaluar los efectos de dosis más altas.* En 2015, un estudio mostró que el CBG tiene muchas posibilidades de ser un buen neuroprotector, pues parece aportar numerosos efectos beneficiosos para la salud cerebral.[166]

Cómo tomar el remedio: dosis y vías de administración

Es aconsejable que los pacientes trabajen con un profesional de la salud que tenga experiencia en recomendar el CBD o el cannabis medicinal para que los procedimientos de dosificación y administración puedan establecerse y ajustarse de forma individual. Al mismo tiempo, los pacientes bien informados y conscientes pueden autoasesorarse en materia de salud (consulta la página 140 para obtener más información sobre el enfoque subjetivo e intuitivo relativo al uso de remedios basados en el cannabis).

---

* Actualmente, el Sativex está aprobado para el tratamiento de la espasticidad en la esclerosis múltiple. (N. del T.)

En cuanto a todos los remedios administrados por vía oral, consulta las tablas de dosis de las páginas 122 y siguientes para obtener orientación sobre la dosis de CBD en relación con el peso corporal. Comienza siempre con una microdosis baja para comprobar la sensibilidad y auméntala según sea necesario dentro del rango de dosis correspondiente a tu peso corporal hasta que los síntomas disminuyan. Debes tener cuidado de subir lentamente la dosis, hasta situarte en el rango **estándar** o **macro**, para asegurarte de que los efectos psicoactivos que puedan presentarse sean mínimos. Las variedades ricas en mirceno tienen un efecto más relajante, y las que son ricas en THCV están indicadas por sus potenciales propiedades neuroprotectoras.

Dicho esto, los productos fabricados con variedades de hoja ancha, en las que predomina la genética *indica*, que son más ricas en THC, pueden ser útiles para los trastornos del sueño (respecto a los cuales tienes más información en el apartado que se les dedica en este capítulo) o pueden producir un efecto calmante y sedante. No es aconsejable tomar más de 5 a 10 mg de THC por dosis. Evita los productos en los que predominen las variedades *sativa*, ya que pueden promover la hiperactividad y la disociación. Para aliviar síntomas inmediatos se recomienda el cannabis vaporizado o fumado, o tomar una dosis mayor del producto; esto también puede ser útil con los trastornos del sueño. Los aerosoles o tinturas sublinguales que se toman como gotas líquidas surten efecto rápidamente, y este es más duradero que el de los productos inhalados. Por razones de seguridad, los productos vaporizados o que se fuman no se recomiendan para los pacientes que tienen unos síntomas cognitivos avanzados.

Cuando se requieren dosis elevadas, muchos pacientes acuden al aceite de cannabis concentrado y lo toman por vía oral, ya sea en cápsulas o añadiéndolo a los alimentos (las mantequillas de frutos secos parecen adecuadas para esta finalidad). Los concentrados más puros y potentes se realizan mediante un proceso de extracción en el que se utiliza CO_2. Puedes encontrar más información sobre las diversas vías de administración (sublingual, oral, transdérmica, etc.) correspondientes a los remedios basados en cannabinoides a partir de la página 92.

L. S. es un excapitán de la policía que llevaba décadas sufriendo párkinson y había probado todos los métodos convencionales de tratamiento, todos los fármacos e incluso la cirugía cerebral. Dispuesto a no rendirse, descubrió el cannabis medicinal. Su experimentación incluyó el uso de productos con alto contenido en CBD, como gotas sublinguales, que lo beneficiaron enormemente. En 2011, se comenzó a rodar una serie documental sobre su experiencia. L. S. ha pasado a ser un activista dedicado a extender la conciencia sobre la enfermedad, y ha estado lo bastante saludable como para efectuar recorridos de larga distancia en bicicleta con fines educativos y para recaudar fondos.[167]

Eficacia del tratamiento con cannabis de las enfermedades de Huntington y Parkinson según los conocimientos científicos actuales

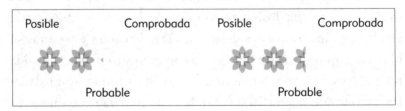

Figura 43

El índice de salud del cannabis (ISC) es un sistema de puntuación basado en las pruebas científicas disponibles en relación con el cannabis (en general, no solo el CBD) para valorar su eficacia en diversos problemas de salud (consulta la página 157 para obtener más información sobre las puntuaciones del ISC). Usando este índice, la eficacia del cannabis en el tratamiento de la enfermedad de Huntington es entre posible y probable (con 2,1 puntos de un total de 5), a partir de los resultados arrojados por treinta y dos estudios. En el caso del párkinson la eficacia también es entre posible y probable (con 2,6 puntos), a partir de los resultados arrojados por treinta y ocho estudios.

Los resultados de un estudio de 2007 indicaron que los cannabinoides proporcionan neuroprotección contra la degeneración progresiva de las neuronas dopaminérgicas nigrostriatales que tiene lugar en el párkinson. En 2009, unos datos indicaron que el CBD podría ser efectivo, seguro y bien tolerado para el tratamiento de la psicosis en los trastornos neurodegenerativos,[168] y en 2011 un estudio sobre la THCV reflejaba en sus conclusiones que esta tenía «un perfil farmacológico prometedor para retrasar el avance de la enfermedad y también para inducir mejorías respecto de los síntomas parkinsonianos».[169]

La regulación al alza del receptor CB2 se ha encontrado en muchos trastornos neurodegenerativos, incluidas la enfermedad de Huntington y la de Parkinson, lo cual respalda los efectos beneficiosos encontrados para los agonistas del receptor CB2 en ambas afecciones. Los datos aportados hasta el momento apoyan la tesis de que estos cannabinoides tienen propiedades antioxidantes, la capacidad de activar los receptores CB2 o ambas cosas. Esto los convierte en agentes terapéuticos prometedores para el tratamiento de las dos enfermedades, por lo que merecen una rápida evaluación clínica.

DOLOR

«Para el alivio de ciertos tipos de dolor, creo que no tenemos a nuestro alcance ningún remedio más útil que el cannabis», escribió *sir* John Russell Reynolds, neurólogo, pionero de la investigación sobre la epilepsia y médico de la reina Victoria en 1859.[170]

De hecho, el cannabis se utilizó para aliviar el dolor en todas las principales civilizaciones antiguas de Asia, Europa y América. Las investigaciones científicas de las últimas décadas han confirmado que es un analgésico seguro y eficaz para muchos tipos de dolor.

Entre todas las razones por las que se consume CBD hoy en día, el dolor es la más habitual. Lo mismo se puede decir del cannabis en general. En Estados Unidos, más de setenta millones de personas sufren dolor crónico, lo que significa que experimentan más de cien días de dolor al año. Los médicos distinguen entre el dolor neuropático (generalmente crónico) y el nociceptivo (que generalmente dura un tiempo limitado); el cannabis es útil con la mayoría de los dolores de tipo neuropático y con muchos de tipo nociceptivo. Varios estudios han mostrado que el sistema endocannabinoide participa en el procesamiento de las señales de dolor tanto con una actividad central como periférica. La mayoría de los análisis sobre el tratamiento del dolor con CBD indican que encontrar la dosis correcta es fundamental.

Los cannabinoides se pueden usar junto con los medicamentos opioides, y varios estudios han mostrado que pueden reducir la cantidad de opioides necesarios, suavizar el aumento de la tolerancia y mitigar la gravedad de la abstinencia. Al menos diez ensayos controlados aleatorizados efectuados con más de mil pacientes han mostrado la eficacia de los cannabinoides para el dolor neuropático de diversos orígenes.

B. V. tiene una osteoartritis en la que los huesos llegan a tocarse y necesitaba un reemplazo completo de rodilla. Experimentaba mucho dolor y problemas de movilidad. Además, tiene la enfermedad de Hashimoto. Comenzó a tomar aceite de CBD para ambas afecciones. En tan solo unas pocas semanas pasó a sentirse mucho mejor, libre del dolor de los nervios y de los músculos profundos que solía sufrir a causa de la enfermedad de Hashimoto. Fue cuando se saltó una dosis diaria cuando se dio cuenta de lo mucho que le estaba ayudando el aceite.[171]

Cómo tomar el remedio: dosis y vías de administración

Es aconsejable que los pacientes trabajen con un profesional de la salud que tenga experiencia en recomendar el CBD o el cannabis medicinal para que los procedimientos de dosificación y administración puedan establecerse y ajustarse de forma individual. Al mismo tiempo, los pacientes bien informados y conscientes pueden autoasesorarse en materia de salud (consulta la página 140 para obtener más información sobre el enfoque subjetivo e intuitivo relativo al uso de remedios basados en el cannabis).

Para tratar el dolor, especialmente el de tipo inflamatorio, pueden ser muy efectivos los productos orales de CBD con una proporción de 20 a 1 o superior, administrados en forma de gotas, cápsulas o comestibles. La mayoría de los análisis relativos al tratamiento del dolor con el CBD coinciden en que es esencial dar con la dosis adecuada. Consulta las tablas de dosis de las páginas 122 y siguientes para obtener orientación sobre la dosis de CBD en relación con el peso corporal. Comienza siempre con una microdosis baja para comprobar la sensibilidad y auméntala según sea necesario dentro del rango de dosis correspondiente a tu peso corporal hasta que los síntomas disminuyan. Las dosis **micro** y **estándar** son las recomendables, habitualmente, para tratar el dolor, pero los pacientes deben estar muy atentos a este respecto y experimentar para encontrar la fórmula adecuada; entre 10 y 40 mg de CBD o de CBD + THC suelen ser suficientes.

Si los productos en los que el CBD es predominante no bastan para tratar un caso en particular, a veces se recomiendan productos con una mayor proporción de THC para controlar mejor el dolor. Para uso diurno, se pueden añadir a la fórmula variedades de *sativa* más estimulantes, con concentraciones más altas de mirceno (tienes más información sobre distintas variedades de cannabis en el capítulo siete). En general, para el dolor, y especialmente para la noche, son preferibles las variedades de *indica*, por su efecto relajante y sedante. Quienes no tengan experiencia con el THC deben tener cuidado y proceder con lentitud a la hora de ir aumentando las dosis (a partir de la página 126 se detallan estrategias para incrementar las dosis de THC experimentando unos efectos secundarios mínimos). A partir de los estudios y los comentarios de los pacientes se ha visto que, en general, una proporción de CBD frente a THC de 4 a 1 es la más efectiva tanto para el dolor neuropático como para el inflamatorio. De todos modos, hay que tener en cuenta que cada individuo es diferente: para algunos, la proporción 1:1 puede ser más efectiva, mientras que otros prefieren una variedad rica en THC si pueden tolerarla. Cada paciente tiene una tolerancia y una sensibilidad distintas, y a través de ajustes progresivos se pueden encontrar la variedad de planta y la proporción correctas.

También se ha comprobado que otros cannabinoides son efectivos para aliviar el dolor, entre ellos el CBC, el CBG, la THCV y el THCA. Los quimiotipos ricos en betacariofileno, mirceno y linalool proporcionan un alivio adicional del dolor y favorecen que otros cannabinoides tengan un mejor efecto analgésico.

Para aliviar síntomas inmediatos, como un recrudecimiento repentino del dolor, vaporizar el producto o fumarlo da buenos resultados. El efecto es instantáneo y se prolonga entre una y tres horas, mientras que la mayoría de los productos ingeridos tardan entre treinta y sesenta minutos en tener efecto (tardan menos con el estómago vacío), pero este se prolonga entre seis y ocho horas. Los vaporizadores que llevan un cartucho lleno con el concentrado obtenido utilizando CO_2 son muy efectivos, y están disponibles en varias proporciones de CBD frente a THC. Los vaporizadores de hierbas en los que lo que se administra es la planta entera son asimismo buenas opciones. Los aerosoles o tinturas sublinguales tomados como gotas líquidas también surten efecto con rapidez y este se prolonga más que en el caso de los productos inhalados. Puedes encontrar más información sobre las diversas vías de administración (sublingual, oral, por inhalación, etc.) correspondientes a los remedios basados en cannabinoides a partir de la página 92.

Cuando el dolor es local, se pueden aplicar productos tópicos. Los hay que están elaborados a partir de variedades de cannabis en las que el CBD es predominante, y los hay que están elaborados a partir de variedades ricas en THC. Estos productos afectan a las células cercanas a la zona de aplicación y traspasan varias capas de tejido, pero no cruzan la barrera hematoencefálica y, por lo tanto, no son psicoactivos. Pueden estar disponibles como aceites, ungüentos, bálsamos, etc., y con varias proporciones de CBD y THC (a menudo se recomienda la proporción 1:1 como la ideal para la aplicación en la piel). La piel tiene la mayor cantidad y concentración de receptores CB2 en el cuerpo.

Eficacia del tratamiento con cannabis del dolor según los conocimientos científicos actuales

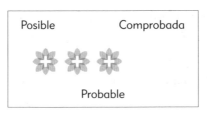

Figura 44

El índice de salud del cannabis (ISC) es un sistema de puntuación basado en las pruebas científicas disponibles en relación con el cannabis (en general, no solo el CBD) para valorar su eficacia en diversos problemas de salud (consulta la página 157 para obtener más información sobre las puntuaciones del ISC). Usando este índice, la eficacia del cannabis en el tratamiento del dolor es probable, a partir de los resultados arrojados por más de cuarenta estudios centrados en distintos tipos de dolor. Este es uno de los usos medicinales de los cannabinoides mejor fundamentados.

El Sativex, un aerosol bucal elaborado a partir de la planta de cannabis que contiene la misma proporción de CBD y THC, ha sido aprobado en bastantes países para su uso en el tratamiento de determinados tipos de dolor. Numerosos ensayos clínicos aleatorizados han demostrado su seguridad y eficacia para el tratamiento del dolor neuropático central y periférico, el de la artritis reumatoide y el provocado por el cáncer.

Los cannabinoides afectan a la transmisión de las señales de dolor desde la zona afectada hasta el cerebro (recorrido ascendente) y desde el cerebro hasta la zona afectada (recorrido descendente). Un estudio realizado en 2011 mostró que el CBD y el CBC estimulaban las vías descendentes de bloqueo del dolor en el sistema nervioso y causaban analgesia al interactuar con varias proteínas implicadas en el control nociceptivo. Los autores concluyeron que los cannabinoides «podrían ser agentes terapéuticos útiles, con múltiples mecanismos de acción».[172] Al año siguiente, otros investigadores informaron de que el CBD redujo significativamente el dolor inflamatorio crónico y el dolor neuropático sin causar, aparentemente, tolerancia analgésica; el estudio se efectuó con animales.[173] Y posteriormente, en 2013, un tercer equipo investigador concluyó que pacientes con dolor crónico a los que se les había recetado hidrocodona tenían *menos probabilidades* de tomar este analgésico si consumían cannabis.[174]

TRASTORNO DE ESTRÉS POSTRAUMÁTICO (TEPT)

El trastorno de estrés postraumático (TEPT) es un problema de salud debilitante que afecta al cuerpo, la mente y el espíritu relacionado con el fallo de lo que los científicos llaman el *proceso de extinción* del cerebro, por el cual se ve atenuado el impacto de los recuerdos traumáticos. El TEPT es el resultado de la exposición directa o presencial a un evento muy traumático y se caracteriza por síntomas como ansiedad, pesadillas, depresión y recuerdos vívidos y súbitos de escenas; además, en ocasiones, la persona abusa del consumo de alcohol o estupefacientes. Los veteranos de guerra con TEPT parece que corren mayor riesgo de desarrollar dependencia respecto del cannabis rico en THC, y muchos estudios se han centrado en este aspecto a pesar de los abundantes informes de que el cannabis alivió los síntomas de estas personas. Investigaciones recientes confirman que el CBD tiene el potencial de tratar los síntomas del TEPT de manera segura y efectiva sin inducir psicoactividad y subrayan el vínculo existente entre el sistema endocannabinoide y el procesamiento de recuerdos traumáticos en el cerebro.

Hay datos que han mostrado una reducción de los niveles de endocannabinoides en el torrente sanguíneo en individuos con trastorno de estrés postraumático; una de las fuentes es un estudio de 2013 en el que se evaluó a individuos que vivieron los ataques al World Trade Center. Según sus autores, «estos datos apoyan la hipótesis de que una señalización por endocannabinoides deficiente puede ser un factor de la desregulación de los glucocorticoides asociada con el TEPT».[175]

M. P. estaba lidiando con el trastorno de estrés postraumático derivado de una serie de experiencias que incluían el abuso sexual, el servicio en el Ejército israelí y haberse visto personalmente afectada por la violencia terrorista. Encontró alivio a través del consumo de productos con alto contenido en THC y otros con alto contenido en CBD y afirmó que el hecho de consumir distintas variedades es fundamental para ella. «Si se tienen pesadillas, tomar CBD por la noche reduce la ansiedad antes de acostarse. [Además], las personas que tenemos TEPT nos despertamos por la noche y no podemos volver a dormirnos [...] un poco de *indica* en ese momento te ayudará a experimentar cansancio».[176]

Incluso el Departamento de Asuntos de los Veteranos estadounidenses reconoce en su sitio web que el vínculo entre el TEPT y el sistema endocannabinoide ha sido claramente demostrado y que el cannabis puede ayudar con los síntomas a corto plazo, pero advierte sobre los riesgos a largo plazo de la adicción al cannabis con alto contenido en THC. Menciona que se ha demostrado que el CBD es eficaz para tratar la ansiedad relacionada con otras causas, pero que es necesario investigar más para avalar su uso en el tratamiento del trastorno de estrés postraumático.

Cómo tomar el remedio: dosis y vías de administración

Es aconsejable que los pacientes trabajen con un profesional de la salud que tenga experiencia en recomendar el CBD o el cannabis medicinal para que los procedimientos de dosificación y administración puedan establecerse y ajustarse de forma individual. Al mismo tiempo, los pacientes bien informados y conscientes pueden autoasesorarse en materia de salud (consulta la página 140 para obtener más información sobre el enfoque subjetivo e intuitivo relativo al uso de remedios basados en el cannabis).

En cuanto a todos los remedios administrados por vía oral, consulta las tablas de dosis de las páginas 122 y siguientes para obtener orientación sobre la dosis de CBD en relación con el peso corporal. Comienza siempre con una microdosis baja para comprobar la sensibilidad y auméntala según sea necesario dentro del rango de dosis correspondiente a tu peso corporal hasta que los síntomas disminuyan. Las dosis **micro** y **estándar** son las recomendables, habitualmente, para tratar el TEPT. Las variedades con alto contenido en mirceno y linalool (un terpeno que también está presente en la lavanda) tienen un efecto más relajante y también son útiles para los trastornos del sueño.

Los productos elaborados con variedades en que la genética *indica* es predominante, de manera que son más ricos en THC, también pueden ser útiles para los problemas de sueño (consulta el apartado dedicado a los trastornos del sueño en este capítulo) o pueden producir un efecto calmante y sedante. Se aconseja que la cantidad máxima de THC por dosis sea de 5 a 10 mg. Evita los productos que contengan variedades de *sativa*, ya que pueden promover la hiperactividad y la disociación. Para empezar debería probarse con productos que contengan una elevada proporción de CBD frente a THC, superior a 20:1, para evitar un exceso de psicoactividad. Si esto no funciona, el THC puede ir introduciéndose lentamente en el protocolo, e ir avanzando hacia la proporción 1:1.

Si bien los productos en los que el CBD es predominante ayudan a algunas personas a dormir, en otras favorecen la vigilia (en la página 132 encontrarás más información sobre el efecto bidireccional). El THC administrado por vía oral, especialmente el que contienen productos elaborados con las variedades *indica* de hoja ancha *kush* y las de cannabis morado, es muy efectivo para los trastornos del sueño. Estos productos tienden a tener un alto contenido EN mirceno y linalool (un terpeno que también está presente en la lavanda), los cuales se sabe que presentan efectos relajantes. Si los pacientes afirman experimentar unos efectos psicoactivos excesivos, se puede usar la proporción 1:1 de CBD frente a THC, ya que el CBD mitiga dichos efectos.

Para que el remedio se incorpore enseguida al organismo, vaporizar el producto o fumarlo da buenos resultados. Esto puede ser útil si a uno le resulta imposible dormirse en medio de un período de descanso, pero el efecto solamente dura entre una y tres horas. Dicho efecto es inmediato, mientras que la mayoría de los productos ingeridos tardan entre treinta y sesenta minutos en surtir efecto (tardan menos con el estómago vacío), pero este se prolonga entre seis y ocho horas. Los vaporizadores que llevan un cartucho lleno con el concentrado obtenido utilizando CO_2 son muy efectivos, y están disponibles en varias proporciones de CBD frente a THC. Los vaporizadores de hierbas en los que lo que se administra es la planta entera son asimismo buenas opciones. Los aerosoles o tinturas sublinguales tomados como gotas líquidas también surten efecto con rapidez y este se prolonga más que en el caso de los productos inhalados.

Cuando se requieren dosis elevadas, muchos pacientes acuden al aceite de cannabis concentrado y lo toman por vía oral, ya sea en cápsulas o añadiéndolo a los alimentos (las mantequillas de frutos secos parecen adecuadas para esta finalidad). Los concentrados más puros y potentes se realizan mediante un proceso de extracción en el que se emplea CO_2. Puedes encontrar más información sobre las diversas vías de administración (sublingual, oral, transdérmica, etc.) correspondientes a los remedios basados en cannabinoides a partir de la página 92.

Eficacia del tratamiento con cannabis del TEPT según los conocimientos científicos actuales

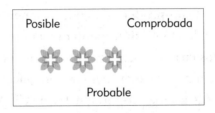

Figura 45

El índice de salud del cannabis (ISC) es un sistema de puntuación basado en las pruebas científicas disponibles en relación con el cannabis (en general, no solo el CBD) para valorar su eficacia en diversos problemas de salud (consulta la página 157 para obtener más información sobre las puntuaciones del ISC). Usando este índice, la eficacia del cannabis en el tratamiento del TEPT es entre posible y probable (con una puntuación de 2,8 de un total de 5), a partir de los resultados arrojados por dieciséis estudios.

Un estudio realizado con animales en 2016 reconfirmó las propiedades antipsicóticas del CBD en relación con la esquizofrenia e identificó el mecanismo de su funcionamiento en el cerebro, que está estrechamente vinculado con el de otros fármacos prescritos para la psicosis relacionada con el TEPT. «El CBD puede producir efectos similares a los medicamentos antipsicóticos al activar vías de señalización molecular asociadas con los efectos de los fármacos antipsicóticos clásicos».[177] Un estudio efectuado unos años antes con pacientes humanos en Alemania mostró que el CBD era tan eficaz como los antipsicóticos recetados habitualmente y que tenía menos efectos secundarios que estos.[178]

ESQUIZOFRENIA

La relación entre el sistema endocannabinoide y la esquizofrenia ha sido objeto de investigación científica durante varias décadas. Los primeros estudios mostraron que las personas esquizofrénicas tenían niveles elevados de anandamida (un neurotransmisor endógeno que actúa sobre el mismo receptor que el THC), lo que motivó especulaciones sobre si esta podría ser una de las causas concomitantes de la enfermedad. Un estudio realizado en 2012 mostró que a medida que el CBD aliviaba los síntomas de los pacientes, los niveles de anandamida subían en consonancia. Uno de los principales autores del estudio, D. Piomelli, planteó la hipótesis de que los altos niveles de anandamida observados en las personas con esquizofrenia no son la causa del problema, sino el resultado de los intentos del cerebro por resolverlo. Piomelli escribió:

> Parece que la anandamida es una molécula de señalización que ha evolucionado para ayudarnos a afrontar el estrés —escribió Piomelli—. Todo lo que hace en el cerebro parece estar relacionado con formas de aliviar el estrés. Puede mitigar la ansiedad y reducir la respuesta de estrés. Tiene un papel en el efecto analgésico inducido por el estrés [la experiencia de dejar de sentir dolor mientras se lucha o se huye]. Todos estos son mecanismos que nos ayudan a prevenir [los resultados negativos relacionados con el estrés].[179]

Hay datos que indican que la inhibición de la desactivación de la anandamida puede contribuir a los efectos antipsicóticos del cannabidiol. Esto tiene el potencial de ofrecer una opción totalmente nueva en el tratamiento de la esquizofrenia.

En 2016, un estudio realizado sobre los mecanismos por los cuales el CBD tiene efectos antipsicóticos identificó una base neurológica que permitiría explicar su eficacia. Según este estudio, el CBD «activó vías de señalización molecular asociadas con los efectos de los medicamentos antipsicóticos clásicos».[180]

Hace dos semanas vino a mi consulta un hombre de veintiocho años al que le habían diagnosticado esquizofrenia. Había estado consumiendo CBD extraído del cáñamo en una dosis muy alta, de 150 mg diarios. A pesar de ello no experimentaba ningún alivio respecto de sus síntomas (alucinaciones, paranoia, ansiedad y otros), y se estaba desesperando. Le aconsejé que dejara de tomar productos derivados del cáñamo y que, en su lugar, tomara el CBD derivado de la planta de cannabis entera en una proporción de 20 a 1. Fue aumentando la dosis poco a poco hasta llegar a los 30 mg diarios y en la actualidad está un 80 % mejor, aproximadamente. *Es posible* que debamos aumentar esta dosis, pero le indicaré que permanezca con ella un par de semanas más, dado que le sienta bien. Me imagino que él, como muchos de mis otros pacientes esquizofrénicos, no tendrá problemas aunque debamos subir a los 60 mg diarios de CBD. Las enfermedades graves como la esquizofrenia requieren los mejores remedios y, según mi experiencia, no encuentro que los elaborados a partir del cáñamo cumplan con este requisito.

Dr. Allan Frankel

Cómo tomar el remedio: dosis y vías de administración

Es aconsejable que los pacientes trabajen con un profesional de la salud que tenga experiencia en recomendar el CBD o el cannabis medicinal para que los procedimientos de dosificación y administración puedan establecerse y ajustarse de forma individual. Al mismo tiempo, los pacientes bien informados y conscientes pueden autoasesorarse en materia de salud (consulta la página 140 para obtener más información sobre el enfoque subjetivo e intuitivo relativo al uso de remedios basados en el cannabis).

En cuanto a todos los remedios administrados por vía oral, consulta las tablas de dosis de las páginas 122 y siguientes para obtener orientación sobre la dosis de CBD en relación con el peso corporal. Comienza siempre con una microdosis baja para comprobar la sensibilidad y auméntala según sea necesario dentro del rango de dosis correspondiente a tu peso corporal hasta que los síntomas disminuyan. Para asegurarse de experimentar los efectos psicoactivos mínimos, los pacientes con esquizofrenia deben tener cuidado de ir aumentando la dosis poco a poco, hasta llegar a un nivel **estándar** o **macro**. Se recomienda encarecidamente utilizar productos en que la proporción de CBD frente a THC sea de 20 a 1 al menos. A menudo, *las dosis mínimas de THC pueden hacer que la enfermedad empeore*. La variedad ACDC ha demostrado ser muy efectiva para la esquizofrenia, y aquellas con un alto contenido en mirceno tienen un efecto más relajante.

Eficacia del tratamiento con cannabis de la esquizofrenia según los conocimientos científicos actuales

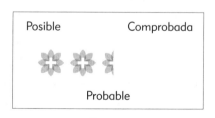

Figura 46

El índice de salud del cannabis (ISC) es un sistema de puntuación basado en las pruebas científicas disponibles en relación con el cannabis (en general, no solo el CBD) para valorar su eficacia en diversos problemas de salud (consulta la página 157 para obtener más información sobre las puntuaciones del ISC). Usando este índice, la eficacia del cannabis en el tratamiento de la esquizofrenia es entre posible y probable (la puntuación obtenida es de 2,5 de un total de 5), a partir de los resultados arrojados por ocho estudios.

Un estudio de 2011 reveló que el consumo de cannabis con un alto contenido en CBD estaba asociado con grados significativamente más bajos de síntomas psicóticos, lo que brindó un mayor apoyo a la tesis de que el cannabidiol tiene potencial antipsicótico.[181] Al año siguiente, una revisión de datos recopilados durante treinta años de investigación sobre el CBD y la psicosis arrojó la conclusión de que los resultados obtenidos «respaldan la idea de que el CBD puede ser una opción terapéutica futura para la psicosis en general y la esquizofrenia en particular».[182]

En un ensayo de fase intermedia efectuado en 2015 para valorar la eficacia de un fármaco experimental basado en el cannabis para el tratamiento de la esquizofrenia, en el que participaron 88 pacientes, dicho fármaco ofreció mejores resultados que un placebo. El fármaco lo estaba desarrollando GW Pharmaceuticals, una empresa que tiene la sede en el Reino Unido.[183]

TRASTORNOS CONVULSIVOS

Entre los múltiples usos medicinales del CBD, el control de las convulsiones ha mostrado algunos de los resultados más espectaculares y mejor conocidos. Las crisis epilépticas graves son dramáticas y pueden poner en jaque la vida de la persona, sobre todo si se trata de un bebé o un niño. Después de recibir la dosis correcta del remedio de CBD adecuado, de origen vegetal y de calidad medicinal, muchos pacientes experimentan una considerable reducción de las convulsiones, y en algunos casos dejan de sufrirlas totalmente. Los estudios no coinciden en el grado de eficacia, como veremos, pero una gran cantidad de personas ven reducidas la frecuencia, la intensidad y la duración de las convulsiones.

La mayoría de los niños que tienen epilepsia o uno de los muchos trastornos similares han probado o están probando varios fármacos distintos para controlar sus convulsiones. Estos medicamentos pueden causar dependencia. La sedación y el deterioro cognitivo son efectos secundarios habituales. En muchos casos, los pacientes tienen la denominada *epilepsia intratable* (también llamada *epilepsia refractaria* o *no controlada*), lo que significa que no hay ningún fármaco que les haga efecto.

El doctor Sanjay Gupta investigó y creó una serie documental, *Weed*, que emitió la CNN. En la primera entrega de esa serie, en 2013, presentó a una niña de tres años con epilepsia llamada Charlotte Figi. Filmó sus movimientos convulsos antes y después de consumir el CBD. La diferencia era abismal. Antes, no podía controlar sus ataques y los medicamentos le inducían un estado de estupor. Después de la administración del remedio herbario basado en el CBD, pasó a ser una persona diferente; estaba totalmente viva, jugaba, reía y era capaz de ser una niña normal. Una popular variedad de cannabis rica en CBD, la telaraña de Charlotte, recibió este nombre en honor a ella, y miles de padres de niños que tenían problemas similares acudieron a Colorado, donde se estaba cultivando.

Z. J. tuvo la suerte de estar viviendo cerca de la granja en la que se cultivaba esta variedad en el verano de 2012. Tenía nueve años y estaba sufriendo convulsiones desde la primera infancia, que en el último año se habían convertido en las denominadas *convulsiones tónicas*, potencialmente mortales. Después de probar sin éxito diecisiete productos farmacéuticos diferentes para tratar la enfermedad, la familia pasó a centrarse en apreciar el tiempo que pasaban juntos. Después de la primera noche en que recibió el extracto de la telaraña de Charlotte, estuvo cuarenta y ocho horas sin tener ni un episodio, lo cual no había ocurrido nunca. Su madre fue aumentando la dosis en el curso de los meses siguientes, y en otoño de ese mismo año tuvo su último ataque importante. «Literalmente, [este remedio] hizo remitir su enfermedad –dijo en una entrevista–. Antes tenía tendencias autistas muy importantes, y ahora es como un niño normal. Tiene amigos con los que juega y monta en bicicleta».[184]

Cómo tomar el remedio: dosis y vías de administración

Es aconsejable que los pacientes trabajen con un profesional de la salud que tenga experiencia en recomendar el CBD o el cannabis medicinal para que los procedimientos de dosificación y administración puedan establecerse y ajustarse de forma individual. Al mismo tiempo, los pacientes bien informados y conscientes pueden autoasesorarse en materia de salud (consulta la página 140 para obtener más información sobre el enfoque subjetivo e intuitivo relativo al uso de remedios basados en el cannabis).

La doctora Bonni Goldstein aconseja 1 mg/kg/día como dosis inicial para la epilepsia infantil, e ir aumentándola en 1mg/kg/día cada dos semanas, según la respuesta. Es preferible dividir esta dosis diaria en tres dosis separadas de 0,33 mg/kg, para tomarlas cada siete u ocho horas, preferiblemente entre las comidas. Conviene supervisar constantemente los resultados. La mayoría de sus pacientes que responden positivamente acaban tomando entre 4 y 16 mg/kg/día. Siguiendo esta recomendación, un niño que pesase 25 kilos tomaría 25 mg diarios de CBD para empezar, o 8,3 mg tres veces al día.

Consulta las tablas de dosis de las páginas 122 y siguientes para obtener orientación sobre la dosis de CBD en relación con el peso corporal. Comienza siempre con una microdosis para comprobar la sensibilidad y auméntala según sea necesario dentro del rango de dosis correspondiente al peso corporal hasta que las convulsiones disminuyan.

En el caso de los niños, se recomiendan infusiones de aceite, tinturas de glicerina, productos sublinguales o concentrados puros extraídos con CO_2; todo ello debe contener CBD solamente (es decir, no THC). Hay que evitar las tinturas de alcohol. El aceite se les puede dar directamente o mezclado con yogurt u otro alimento. Los concentrados también se pueden mezclar con alimentos como mantequillas de frutos secos, o se pueden ingerir como cápsulas o aplicar como supositorios en los bebés. Si las convulsiones no menguan o cesan, a veces son efectivas las mezclas que incluyen una pequeña cantidad de THC o THCA. Consulta la página 126 para obtener más información sobre la forma de introducir el THC para reducir al mínimo los efectos secundarios o las alteraciones.

Los adultos pueden tomar cualquiera de los productos anteriores, así como tinturas con base de alcohol, cápsulas y otros comestibles. Para afrontar los síntomas más inmediatos, la vaporización o fumar el producto da buenos resultados. El efecto del remedio es inmediato y se prolonga entre una y tres horas, mientras que la mayoría de los productos ingeridos tardan entre treinta y sesenta minutos en surtir efecto (tardan menos con el estómago vacío), pero este se prolonga entre seis y ocho horas. Los vaporizadores que llevan un cartucho lleno con el concentrado obtenido utilizando CO_2 son muy efectivos, y están disponibles en varias proporciones de CBD frente a THC. Los vaporizadores de hierbas en los que lo que se administra es la planta entera también son una buena opción. Los aerosoles o tinturas sublinguales tomados como gotas líquidas también surten efecto con rapidez y este se prolonga más que en el caso de los productos inhalados. Puedes encontrar más información sobre las diversas vías de administración (sublingual, oral, por inhalación, etc.) correspondientes a los remedios basados en cannabinoides a partir de la página 92.

Optar por otra variedad de cannabis o cambiar las proporciones de CBD frente a THC puede ser efectivo, a veces, si el paciente no responde al remedio o desarrolla tolerancia a cierta variedad. La ACDC y la *valentine X* han demostrado ser efectivas para controlar las convulsiones (san Valentín es el santo patrón de la epilepsia, y esta variedad recibió su nombre). La telaraña de Charlotte y la *remedy* también son variedades efectivas.

Eficacia del tratamiento con cannabis de las convulsiones según los conocimientos científicos actuales

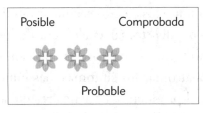

Figura 47

El índice de salud del cannabis (ISC) es un sistema de puntuación basado en las pruebas científicas disponibles en relación con el cannabis (en general, no solo el CBD) para valorar su eficacia en diversos problemas de salud (consulta la página 157 para obtener más información sobre las puntuaciones del ISC). Usando este índice, la eficacia del cannabis en el tratamiento de los trastornos convulsivos es probable, a partir de los resultados arrojados por los veintiocho estudios, aproximadamente, disponibles en el momento de la publicación de esta obra.

Aunque el uso del cannabis para tratar la epilepsia se remonta, según ciertos textos médicos árabes, a la Edad Media, solo en fechas recientes ha empezado a investigarse científicamente la relación existente entre los cannabinoides y los trastornos convulsivos. Los ensayos clínicos aún son escasos. Se ha comprobado que los cannabinoides pueden ser tanto proconvulsivos como anticonvulsivos, que la dosis es clave y que es importante conocer la composición química de la variedad que se esté utilizando. El CBD es el que muestra los resultados más prometedores entre los cannabinoides estudiados para el control de las convulsiones, pero algunos tipos de convulsiones parecen responder mejor a proporciones más altas de THC. Las investigaciones al respecto indican que los efectos de la señalización del receptor CB1 en las convulsiones están relacionados con la forma en que determinados cannabinoides interactúan con el receptor, ya sea como agonistas o como antagonistas.

En un ensayo abierto llevado a cabo en 2015 en el que participaron 162 pacientes con epilepsia infantil en centros de todo Estados Unidos, los investigadores administraron entre 8 y 10 mg de CBD/kg/día y fueron subiendo la dosis hasta que se manifestase la intolerancia o hasta una dosis máxima de 100 mg/kg/día. Este enfoque redujo las convulsiones en una media del 36,5 %, un índice similar al obtenido por los fármacos existentes. Además, el 4 % de los pacientes dejaron de experimentar, totalmente, convulsiones motoras.

En el año 2016 se presentó un estudio cuyos sujetos fueron 201 niños epilépticos, que fueron tratados con aceites con un alto contenido en CBD, con las dosis recomendadas por la doctora Goldstein. El 68 % de los pacientes obtuvieron una mejoría del 50 %, y el 15 % ya no experimentaban convulsiones. Más del 40 % pudieron empezar a depender menos de los fármacos o incluso pudieron prescindir totalmente de ellos.[185] Entre los efectos secundarios positivos cabe mencionar un aumento de la energía; un mejor estado de ánimo y un mejor sueño; un incremento del apetito y la concentración, y menos visitas a urgencias y hospitalizaciones. Efectos secundarios negativos que se presentaron fueron somnolencia y diarrea.

En iun estudio retrospectivo de 2016 en que los sujetos fueron 74 pacientes infantiles de clínicas israelíes, el 89 % de ellos informaron que experimentaban menos convulsiones con la terapia con cannabidiol. Cinco afirmaron que se les habían agravado.[186] (Cabe recordar que la FDA estadounidense aprobó en junio de 2018 el Epidiolex, un fármaco basado en el CBD extraído del cannabis, para el tratamiento de las convulsiones asociadas con modalidades poco frecuentes y graves de epilepsia).

AFECCIONES CUTÁNEAS (ACNÉ, DERMATITIS, PSORIASIS, ETC.)

Así como la red endocannabinoide facilita la homeostasis en varios sistemas corporales, estos mismos receptores se encuentran en las células cutáneas. Mantienen la respuesta inmunitaria de la piel, así como la proliferación, diferenciación y supervivencia adecuadas de las células de la piel dentro de un equilibrio. La alteración de este equilibrio, que es delicado, puede facilitar el desarrollo de múltiples trastornos y enfermedades de la piel (como acné, seborrea, dermatitis alérgica, picazón y dolor, psoriasis, trastornos del crecimiento del cabello, esclerosis sistémica y cáncer).

Es bien sabido que los cannabinoides tienen un papel en la regulación de la inflamación, y parece que este papel puede ser clave para su capacidad de tratar el eccema y la psoriasis. Un estudio de 2006 informó de que las cremas basadas en cannabinoides altamente concentradas eran efectivas para la picazón.[187]

Cuando se aplican tópicamente, los compuestos del cannabis se unen a los receptores de las células inmunitarias de la piel y tratan las reacciones alérgicas que se manifiestan en esta: puesto que los cannabinoides son inmunosupresores, atenúan la respuesta inmunitaria hiperreactiva que causa la erupción inflamatoria. La piel es la parte del cuerpo que tiene la mayor cantidad y concentración de receptores CB2.

La psoriasis es una enfermedad inflamatoria también caracterizada, en parte, por la proliferación excesiva de queratinocitos epidérmicos. Los cannabinoides son antiinflamatorios y tienen efectos inhibitorios en varias líneas celulares tumorigénicas, algunas de las cuales están mediadas por los receptores cannabinoides. Los investigadores de un estudio de 2007 llegaron a esta conclusión: «Nuestros resultados muestran que los cannabinoides inhiben la proliferación de los queratinocitos y, por lo tanto, apoyan la tesis de que los cannabinoides podrían tener un papel en el tratamiento de la psoriasis».[188]

En el Gwynedd Cannabis Club de Gales se llevó a cabo un estudio informal con un solo sujeto, una paciente adulta con psoriasis aguda que había intentado resolver su problema con la terapia farmacológica convencional (con un medicamento de quimioterapia llamado metotrexato). En el contexto del estudio se aplicó en la piel aceite de cannabis tres veces al día durante nueve días. En ese período, la piel se le curó completamente, y no experimentó efectos secundarios negativos. De hecho, pudo ir a nadar con su familia por primera vez en años después de la terapia con cannabis.[189]

Según parece, el CBD actúa contra el acné induciendo la apoptosis de los sebocitos, y varios otros terpenos presentes en el cannabis puede ser que actúen de otras maneras, complementarias a la primera. Se ha demostrado que el limoneno combate el bacilo *Propionibacterium acnes* de forma más potente que el triclosán. El pineno también actúa contra el *P. acnes*, y el linalool lo hace contra la inflamación que aparece en respuesta al acné. Según manifestaron los autores de un estudio de 2014 en las conclusiones, «los hallazgos indican que debido a la combinación de los efectos lipostáticos, antiproliferativos y antiinflamatorios el CBD es, en potencia, un agente terapéutico prometedor para el tratamiento del acné vulgar».[190]

Cómo tomar el remedio: dosis y vías de administración

Es aconsejable que los pacientes trabajen con un profesional de la salud que tenga experiencia en recomendar el CBD o el cannabis medicinal para que los procedimientos de dosificación y administración puedan establecerse y ajustarse de forma individual. Al mismo tiempo, los pacientes bien informados y conscientes pueden autoasesorarse en materia de salud (consulta la página 140 para obtener más información sobre el enfoque subjetivo e intuitivo relativo al uso de remedios basados en el cannabis).

Los productos tópicos se pueden elaborar utilizando cannabis en que el CBD sea predominante u otras variedades. Los que contienen THC afectan a las células y capas de tejido cercanas a la zona de aplicación pero no cruzan la barrera hematoencefálica y, por lo tanto, no son psicoactivos. Pueden encontrarse como aceites, ungüentos, aerosoles, etc. Elige cuidadosamente el producto que te vas a aplicar y busca los ingredientes más apropiados para tu problema cutáneo. Distintas proporciones de CBD y THC pueden ser eficaces, si bien la proporción 1:1 se recomienda a menudo como la ideal para aplicar en la piel. Los estudios muestran que los productos que contienen cualquiera de los principales cannabinoides pueden ser eficaces para los trastornos de la piel y que se puede usar una mayor concentración de cannabinoides sin problemas cuando se requiere una dosis más fuerte (en aplicación tópica). En el caso de enfermedades graves, como el cáncer de piel, se recomienda aplicar tópicamente aceite puro de cannabis en la proporción de 1 a 1 (de CBD y THC). La piel es la parte del cuerpo que tiene la mayor cantidad y concentración de receptores CB2.

Para el tratamiento inmediato de la picazón asociada con los problemas cutáneos, vaporizar el cannabis o fumarlo son procedimientos eficaces; también lo es la ingesta de cannabinoides. Ten en cuenta que se ha indicado que las dosis extremadamente altas de THC pueden agravar el acné. En cuanto a todos los remedios administrados por vía oral, consulta las tablas de dosis de las páginas 122 y siguientes para obtener orientación sobre la dosis de CBD en relación con el peso corporal. Comienza siempre con la microdosis más pequeña para comprobar la sensibilidad y auméntala según sea necesario dentro del rango de dosis correspondiente a tu peso corporal hasta que los síntomas disminuyan. Puedes encontrar más información sobre las diversas vías de administración (sublingual, oral, transdérmica, etc.) correspondientes a los remedios basados en cannabinoides a partir de la página 92. Son variedades populares para tratar las afecciones de la piel la *harlequin*, la *cannatonic* y las moradas de genética *indica*.

Eficacia del tratamiento con cannabis de las afecciones cutáneas según los conocimientos científicos actuales

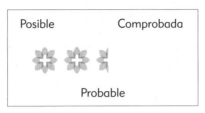

Figura 48

El índice de salud del cannabis (ISC) es un sistema de puntuación basado en las pruebas científicas disponibles en relación con el cannabis (en general, no solo el CBD) para valorar su eficacia en diversos problemas de salud (consulta la página 157 para obtener más información sobre las puntuaciones del ISC). Usando este índice, la eficacia del cannabis en el tratamiento de las afecciones cutáneas es entre posible y probable (con una puntuación de 2,5 de un total de 5), a partir de los resultados arrojados por los cuatro estudios disponibles en el momento de la publicación de esta obra.

Un estudio publicado en 2007 mostró que los principales cannabinoides presentaron cierto grado de eficacia en la inhibición de la producción de queratinocitos en la epidermis, la cual tiene un papel en la psoriasis. Los autores escribieron que «se han encontrado receptores cannabinoides incluso en las fibras nerviosas más pequeñas que controlan los folículos pilosos; también se ha comprobado que los queratinocitos se unen a la anandamida y la metabolizan (la anandamida es el endocannabinoide más prolífico)».[191]

Un estudio de 2013 mostró que los fitocannabinoides CBD y CBG son represores transcripcionales que pueden controlar la proliferación y diferenciación celular. Según sus autores, ambos fitocannabinoides, el cannabidiol sobre todo, «tienen el potencial de ser compuestos importantes en el desarrollo de nuevas terapias para las enfermedades cutáneas».[192]

M. M. había sufrido cinco episodios de carcinoma de células escamosas en el cuello y la cara. Siguió los tratamientos tradicionales de quimioterapia, radiación y cirugía, y si bien la enfermedad era derrotada temporalmente, seguía regresando. Cuando el médico le diagnosticó otra recidiva del mismo cáncer, decidió aplicarse tópicamente aceite de cannabis puro. En diez días, la enfermedad comenzó a remitir, y al cabo de tres meses el cáncer había desaparecido por completo.[193]

TRASTORNOS DEL SUEÑO (APNEA DEL SUEÑO, INSOMNIO)

Hay una relación compleja entre el cannabis y el sueño, que la ciencia apenas está empezando a comprender. En general, para la mayoría de las personas, las variedades *indica* son más relajantes y efectivas para los trastornos del sueño, mientras que las variedades *sativa* son más estimulantes y tienden a favorecer el estado de vigilia (consulta el capítulo siete para más información sobre distintas variedades).

Varios estudios realizados entre 2004 y 2008 mostraron el efecto variado de distintos cannabinoides en el sueño. En uno, 15 mg de THC parecieron tener propiedades sedantes, mientras que 15 mg de CBD parecieron favorecer el estado de alerta.[194] En otro estudio se analizaron los efectos del CBD en modelos animales en entornos iluminados y oscuros y se vio que este compuesto no psicoactivo del cannabis incrementó el estado de alerta con las luces encendidas y no tuvo efectos perceptibles en el sueño con las luces apagadas. Los investigadores llegaron a la conclusión de que el CBD era prometedor, desde el punto de vista terapéutico, para las personas que están demasiado somnolientas durante el día por no haber descansado lo suficiente por la noche. En otro estudio el CBD indujo ausencia de sueño en la mayor parte de los sujetos, si bien algunos informaron de que dormían mejor unas cuantas horas después de tomarlo.[195]

«Muchos de mis pacientes afirman tener o bien más energía o bien somnolencia con las mismas plantas con alto contenido en

CBD y bajo contenido en THC —indicó el doctor Michael Moskowitz—. La mayoría, sin embargo, sienten que tienen más energía con el cannabis rico en CBD».[196]

En general, las variedades *indica* ricas en THC parecen funcionar mejor para facilitar el sueño en el caso de la mayoría de las personas. Sin embargo, un número significativo de individuos encuentran que el THC, e incluso las variedades *indica*, estimula su actividad mental. A estas personas, el CBD tiende a irles bien; les relaja y calma tanto la mente como el cuerpo físico. En su caso, tomarlo por la noche como parte de un conjunto de estrategias encaminadas a dormir bien les induce un sueño reparador, no el estado de alerta que induce el CBD durante el día. Este efecto bidireccional es el resultado de equilibrar el sistema endocannabinoide.

En relación con la apnea del sueño, un estudio realizado con animales en 2002 observó la capacidad que tiene el THC de restablecer la estabilidad respiratoria mediante la modulación de la señalización de la serotonina y la reducción de la respiración espontánea característica de los trastornos del sueño.[197] Y en un ensayo de 2013 en el que se utilizó el fármaco dronabinol (un imitador sintético del THC) se observaron mejorías en quince de los diecisiete participantes después de veintiún días de tratamiento.[198]

L. S. llevaba un tiempo padeciendo de apnea del sueño cuando le recomendaron el CBD. La primera noche que tomó unas gotas de la tintura durmió ininterrumpidamente por primera vez en semanas. Comenzó a incorporar cambios en su dieta, en su régimen de ejercicio y en su horario, y también empezó a visitar a un acupuntor con regularidad. Especialmente cuando el estrés influye en su problema, toma las gotas de CBD y tiene muchos menos episodios de apnea del sueño, o ninguno. «Lo consumo con moderación ya que no quiero hacerme dependiente de él —escribió—. Pero lo respeto como un regalo y como remedio».

Cómo tomar el remedio: dosis y vías de administración

Es aconsejable que los pacientes trabajen con un profesional de la salud que tenga experiencia en recomendar el CBD o el cannabis medicinal para que los procedimientos de dosificación y administración puedan establecerse y ajustarse de forma individual. Al mismo tiempo, los pacientes bien informados y conscientes pueden autoasesorarse en materia de salud (consulta la página 140 para obtener más información sobre el enfoque subjetivo e intuitivo relativo al uso de remedios basados en el cannabis).

Como se mencionó anteriormente, si bien los productos en los que el CBD es predominante ayudan a algunas personas a dormir, en otras promueven la vigilia (consulta la página 132 para saber más sobre el efecto bidireccional). El THC administrado por vía oral, especialmente el que contienen productos elaborados con las variedades *kush* y las de cannabis morado, que son más fuertes, es muy efectivo para los trastornos del sueño. Estos productos tienden a tener un alto contenido en mirceno y linalool, un terpeno que también está presente en la lavanda y que se sabe que presenta efectos relajantes. Los pacientes que quieran experimentar menos efectos psicoactivos pueden utilizar combinaciones de cannabis en que la proporción de CBD frente a THC sea de 1 a 1, de 4 a 1 o de 24 a 1.

En cuanto a todos los remedios administrados por vía oral, como gotas, cápsulas o comestibles, consulta las tablas de dosis de las páginas 122 y siguientes para obtener orientación sobre la dosis de CBD en relación con el peso corporal. Se recomienda el consumo oral, ya que en este caso los efectos suelen prolongarse toda la noche. Comienza siempre con una microdosis baja para comprobar la sensibilidad y auméntala según sea necesario dentro del rango de dosis correspondiente a tu peso corporal hasta que los síntomas disminuyan. En general, se recomiendan las dosis **micro** y **estándar** para tratar el insomnio y la apnea del sueño. No llegues al rango estándar antes de haber pasado por el de las microdosis.

Cuando se utilizan variedades *indica* relajantes con niveles más altos de THC, normalmente una dosis de 5 a 10 mg es suficiente. Pero hay personas que necesitan dosis más elevadas, de 15 a 40 mg por ejemplo. Tomado como tintura o comestible, el CBD favorece un descanso reparador consistente en seis o siete horas de sueño. Los trastornos del tipo insomnio y apnea del sueño varían en gran medida de un paciente a otro. A menudo, la persona tiene que experimentar y probar con variedades que contengan distintas proporciones de CBD frente a THC hasta encontrar el mejor protocolo para ella.

Para conseguir efectos medicinales inmediatos, la vaporización o fumar el producto da buenos resultados. Esto puede ser efectivo tanto para conciliar el sueño al acostarse como si uno se despierta en medio de un período de descanso y no puede volver a dormirse; el efecto, aunque es inmediato, solo dura entre una y tres horas, mientras que la mayoría de los productos ingeridos tardan entre treinta y sesenta minutos en surtir efecto (tardan menos con el estómago vacío), pero este se prolonga entre seis y ocho horas. Los vaporizadores que llevan un cartucho lleno con el concentrado obtenido utilizando CO_2 son muy efectivos, y están disponibles en varias proporciones de CBD frente a THC. Los vaporizadores de hierbas en los que lo que se administra es la planta entera también son una buena opción. Los aerosoles o tinturas sublinguales tomados como gotas líquidas también surten efecto con rapidez y este se prolonga más que en el caso de los productos inhalados. Puedes encontrar más información sobre las diversas vías de administración (sublingual, oral, por inhalación, etc.) correspondientes a los remedios basados en cannabinoides a partir de la página 92.

Eficacia del tratamiento con cannabis de los trastornos del sueño según los conocimientos científicos actuales

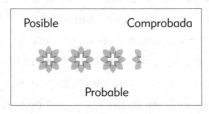

Figura 49

El índice de salud del cannabis (ISC) es un sistema de puntuación basado en las pruebas científicas disponibles en relación con el cannabis (en general, no solo el CBD) para valorar su eficacia en diversos problemas de salud (consulta la página 157 para obtener más información sobre las puntuaciones del ISC). Usando este índice, la eficacia del cannabis en el tratamiento del insomnio es probable (con 3,4 puntos de un total de 5), a partir de los resultados arrojados por los cuatro estudios disponibles en el momento de la publicación de esta obra.

Un estudio de 2007 llevado a cabo con el aerosol farmacéutico, en que la proporción de CBD y THC es de 1 a 1, arrojó buenos resultados, ya que ayudó a pacientes con dolor crónico a dormir mejor.[199]

El trastorno de conducta del sueño REM se caracteriza por el hecho de que la persona no experimenta una relajación muscular completa durante la fase REM del sueño; este fenómeno está asociado con pesadillas y la presencia de actividad física mientras se está soñando. Cuatro pacientes, entre varios más que fueron tratados con CBD en 2014, experimentaron una reducción inmediata y sustancial de la frecuencia de las manifestaciones relacionadas con este trastorno sin padecer efectos secundarios.[200]

PROBLEMAS DE SALUD DE LA MUJER

L os cannabinoides son útiles para tratar una serie de enfermedades y trastornos que afectan en gran medida a las mujeres,
como la osteoporosis, los síntomas relacionados con la menopausia, los problemas de tiroides, la fibromialgia (consulta los
apartados dedicados al dolor y los trastornos del sueño en el capítulo cuatro) y el cáncer de mama (consulta el apartado dedicado al
cáncer en el capítulo cuatro). Las investigaciones científicas llevadas a cabo sobre el sistema endocannabinoide tienen implicaciones
concretas para la salud de la mujer. Hay endocannabinoides en las
células del útero y del sistema reproductor, así como en la leche
materna.

El sistema endocannabinoide está directamente relacionado
con el sistema endocrino, particularmente con la relación existente entre el hipotálamo, la pituitaria y otros reguladores hormonales, como las suprarrenales (el llamado *eje hipotalámico-hipofisario-
suprarrenal*).

La glándula pituitaria controla funciones clave dentro del sistema reproductor, como la liberación de la hormona foliculoestimulante (FSH, por sus siglas en inglés), responsable de incitar la ovulación. En los años previos a la menopausia, mientras el cuerpo intenta regular sus hormonas de una manera nueva, la liberación de la FSH puede ser esporádica, y se va reduciendo progresivamente (una vez que la mujer alcanza la menopausia, la pituitaria deja de producirla por completo).

Este capítulo comienza con una breve revisión antropológica del uso del cannabis para tratar los problemas de salud de las mujeres a lo largo de la historia. Contiene un apartado en el que se detalla el uso de productos basados en cannabinoides para los trastornos menstruales, con información sobre las dosis y los tipos de remedio. También incluye un análisis del controvertido tema del uso del cannabis en relación con la fertilidad y el embarazo.

RESEÑA HISTÓRICA

Si bien muchos de los remedios tradicionales utilizados para tratar los problemas de salud de la mujer se mantuvieron en secreto durante milenios y algunos se han perdido con el tiempo, los registros del uso del cannabis en el parto y el tratamiento de los trastornos menstruales se remontan a siete siglos antes de Cristo, en la antigua Mesopotamia.

En la Edad Media europea hay varias referencias al uso tópico del cannabis mezclado con grasa o aceite para aliviar el dolor de los senos y para evitar que las madres lactantes tuvieran mastitis. Históricamente, parece que la gente creía que el cannabis estimulaba el tono muscular uterino y que, por lo tanto, reducía el exceso de flujo sanguíneo durante la menstruación y después del parto. A menudo se usaba como tintura o aceite de infusión, pero también hay registros de que se administraba como supositorio vaginal o rectal. Se decía que actuaba de forma sinérgica con el cornezuelo del centeno, un hongo que contiene numerosos compuestos y que se utilizaba habitualmente como abortivo y para prevenir el exceso de pérdida de sangre después del parto (un derivado sintético de uno de estos compuestos, la metilergometrina, todavía se usa para este propósito en entornos hospitalarios).

Hay muchas referencias al uso del cannabis para tratar las hemorragias uterinas en la medicina occidental moderna, a partir de mediados del siglo XIX. Durante esta época también hay registros de su uso como agente facilitador del proceso de nacimiento. La mayoría de los textos le atribuyen la capacidad de acelerar el parto al fortalecer las contracciones uterinas y, al mismo tiempo, controlar el dolor y la ansiedad. En general, se consideraba que tenía pocos efectos secundarios para las mujeres o los bebés. Otro uso terapéutico tradicional del cannabis, mencionado en muchas culturas, es el tratamiento de trastornos de la vejiga y el tracto urinario.

Un texto médico de 1889 escrito por J. W. Farlow, del área de Boston, describe el uso de supositorios de cannabis para aliviar los síntomas de la menopausia: «[...] según mi experiencia, a menudo pueden verse muy mitigados la irritabilidad, el dolor en el cuello del útero y los arrebatos de calor y frío».[201]

EL CANNABIS Y EL CICLO MENSTRUAL: PROBLEMAS DE LA MENSTRUACIÓN Y FERTILIDAD

El cannabis se ha usado durante mucho tiempo para tratar el síndrome premenstrual, la endometriosis y los calambres menstruales (cabe destacar que fue utilizado por la reina Victoria de Inglaterra: su médico, *sir* John Russell Reynolds, le recetó tintura de cannabis para la dismenorrea, que usó mensualmente durante años). A pesar de ello, a la ciencia aún le queda mucho por investigar sobre el empleo de cannabinoides para estas enfermedades y problemas que afectan a millones de mujeres. Las tinturas de uso común para los calambres menstruales patentadas por compañías farmacéuticas de Estados Unidos incluían el cannabis en sus fórmulas.

Las fluctuaciones hormonales que tienen lugar durante la fase premenstrual pueden causar una amplia variedad de síntomas, como dolor, irritabilidad, cambios de humor, fatiga e hinchazón. Los niveles de hormonas como la progesterona aumentan significativamente durante esta fase, mientras que los de hormonas como el estrógeno disminuyen.

El endometrio, o revestimiento interno del útero, también se rige por los cambios hormonales. Cuando las células que conforman este revestimiento proliferan fuera del útero, se producen crecimientos y adherencias dolorosos; es la enfermedad conocida como *endometriosis*.

Los niveles de estrógeno están relacionados con los de endocannabinoides, y ambos alcanzan el punto máximo en la ovulación y bajan mucho después de la menopausia. La FAAH, la enzima que descompone el endocannabinoide anandamida y controla sus niveles, está regulada por el estrógeno. De hecho, la activación de los receptores de estrógeno y los de cannabinoides en las mismas células a menudo tiene lugar de forma sinérgica para producir mayores efectos.

A las mujeres a menudo se les prescribe un suplemento de progesterona como tratamiento para el síndrome premenstrual y el trastorno disfórico premenstrual, así como una combinación de hormonas como terapia de reemplazo durante la menopausia, pero las investigaciones muestran que es importante que se comprueben sus niveles hormonales para que se pueda evaluar mejor si necesitan suplementos. De hecho, aunque en general se piensa que los síntomas premenstruales anormales están vinculados a niveles bajos de progesterona en un momento en que deberían ser altos, ciertos tipos de síntomas parecen estar vinculados a unos niveles excesivos de progesterona y bajos de estrógeno.

Hay datos que indican que el consumo de cannabis reduce la progesterona durante la fase lútea (posovulatoria) y posiblemente altera los niveles de otras hormonas importantes, como la prolacti-na y el cortisol. Un estudio de 1986 mostró que el THC afectaba a la hormona luteinizante, relacionada con la ovulación. Su impacto en la fertilidad no se comprende totalmente, pero es posible que el ciclo de la mujer se vea afectado lo suficiente como para que las posibilidades de ovulación e implantación se vean alteradas, por lo que es recomendable que quienes intentan quedarse embara-zadas eviten el THC si están empezando a consumir cannabis por primera vez. Sin embargo, se ha demostrado que el cuerpo de las consumidoras habituales se adapta y la fertilidad vuelve a los nive-les normales. El efecto del THC sobre la fertilidad es relativamente breve y las hormonas vuelven a los niveles de partida tras uno o dos ciclos de abstinencia.

El CBD no se ha estudiado adecuadamente para llegar a en-tender su efecto sobre la fertilidad, aunque algunas historias clí-nicas e investigaciones indican que, cuando se administra en los momentos oportunos, puede tener efectos beneficiosos para las mujeres que padecen infertilidad, especialmente en relación con la endometriosis. Los altos niveles de anandamida son útiles para promover la ovulación (el CBD permite que este endocannabi-noide esté más disponible en el organismo), pero los niveles de anandamida deben ser bajos para que tenga lugar la implantación embrionaria. Según una hipótesis, los cannabinoides como el CBD podrían reducir la probabilidad de embarazo en las mujeres que tienen unos niveles de anandamida naturalmente altos, y en cam-bio podrían aumentarla en aquellas cuyos niveles son bajos.

MENOPAUSIA

El descenso de la señalización por endocannabinoides puede ser responsable de algunos de los síntomas negativos asociados con la menopausia, y muchas mujeres afirman sentir alivio con el con-sumo de productos de cannabis. Una revisión de 2007 encontró que los cannabinoides alivian el insomnio relacionado con la menopausia.[202] El estrógeno hace que el sistema endocannabinoide regule la respuesta emocional y alivia la ansiedad y la depresión a través de sus acciones en el cerebro. Unos niveles más bajos de estrógeno durante la menopausia y después de ella implican una menor activación del sistema endocannabinoide y, en consecuencia, una escasa capacidad por parte de este de responder al estrés y elevar el estado de ánimo. Otro síntoma que puede abordarse son los sofocos, pues, normalmente, el cannabis hace bajar la temperatura corporal. Finalmente, pueden acompañar a la menopausia cuestiones relacionadas con el sexo, como cambios en la libido, en los niveles de lubricación y en la sensibilidad. Es muy necesario investigar sobre el uso potencial de los cannabinoides en relación con estos problemas de salud sexual, pero datos circunstanciales apuntan al hecho de que pueden ser efectivos en algunas mujeres. Han aparecido en el mercado lubricantes que contienen THC, y a menudo se recomiendan variedades *sativa* estimulantes para mejorar el sexo y aumentar el deseo.

Unos niveles de endocannabinoides demasiado bajos pueden estimular la menopausia precoz. Las mujeres con un peso inferior al normal, o las mujeres con anorexia que tienden a entrar en la menopausia antes de tiempo, también tienen unos niveles bajos de endocannabinoides. Puesto que el déficit de endocannabinoides puede equilibrarse aumentando estos niveles con fitocannabinoides, se ha planteado la hipótesis de que esto podría ayudar a retrasar la menopausia en tales casos. El sistema endocannabinoide regula la pérdida ósea observada después de la menopausia. Los receptores CB2 se encuentran en las células óseas, llamadas osteoblastos. Una mutación habitual en el gen que codifica el CB2 en los humanos, que da lugar a una menor cantidad de receptores CB2, está asociada con la osteoporosis después de la menopausia. La anandamida es el agente de señalización por endocannabinoides responsable de la formación de hueso en el receptor CB1 presente en los huesos, mientras que el 2-AG contribuye a descomponerlo en el receptor CB2, lo cual permite mantener un equilibrio y que el hueso se vaya remodelando a lo largo de la vida.

Cómo tomar el remedio: dosis y vías de administración

Es aconsejable que los pacientes trabajen con un profesional de la salud que tenga experiencia en recomendar el CBD o el cannabis medicinal para que los procedimientos de dosificación y administración puedan establecerse y ajustarse de forma individual. Al mismo tiempo, los pacientes bien informados y conscientes pueden autoasesorarse en materia de salud (consulta la página 140 para obtener más información sobre el enfoque subjetivo e intuitivo relativo al uso de remedios basados en el cannabis).

Para tratar la endometriosis, el síndrome premenstrual y los síntomas relacionados con la menopausia, así como para aliviar los calambres menstruales, se recomiendan los productos de CBD con una proporción de 20 a 1 o superior, administrados en forma de gotas, cápsulas o comestibles. En cuanto a todos los remedios administrados por vía oral, consulta las tablas de dosis de las páginas 122 y siguientes para obtener orientación sobre la dosis de CBD en relación con el peso corporal. Comienza siempre con una microdosis baja para comprobar la sensibilidad y auméntala según sea necesario dentro del rango de dosis correspondiente a tu peso corporal hasta que los síntomas disminuyan. Las dosis **micro** y **estándar** son las recomendables, habitualmente, para tratar los trastornos menstruales. No llegues al rango estándar antes de haber pasado por el de las microdosis.

Si los productos en los que predomina el CBD no son suficientes para tratar un caso en particular, a veces se recomiendan productos con una mayor proporción de THC para controlar mejor el dolor u otros síntomas. Para el consumo diario se podrían añadir a la fórmula variedades *sativa* de hoja estrecha, más estimulantes, con concentraciones más altas de mirceno (consulta el capítulo siete para obtener más información sobre distintas variedades).

En general, para el dolor, y especialmente para la noche, son preferibles las variedades en las que predomina la genética *indica*, de hoja ancha, por su efecto relajante y sedante. Una persona que no tenga experiencia con el THC debe tener cuidado y avanzar lentamente por la escala de las dosis. Se puede usar una proporción de CBD frente a THC de 1 a 1 si se experimentan demasiados efectos psicoactivos, ya que el CBD los reduce.

Las mujeres son más receptivas a los efectos de alivio del dolor del cannabis y el THC cuando sus niveles de estrógeno están en el punto más alto. Debido a que las menopáusicas y posmenopáusicas tienen niveles bajos de estrógeno, responderán menos al THC y requerirán dosis más altas que las premenopáusicas para lograr que su dolor se vea aliviado en el mismo grado. Las premenopáusicas desarrollan rápidamente tolerancia al THC y pueden ser más vulnerables a los efectos secundarios negativos del cannabis, como la paranoia, la ansiedad o la dependencia. Las posmenopáusicas pueden mantener una dosis estable de THC o cannabis a largo plazo y es menos probable que experimenten ansiedad o paranoia como efecto secundario.

También se ha demostrado que otros cannabinoides alivian el dolor; entre ellos el CBC, el CBG, la THCV y el THCA. Los quimiotipos ricos en betacariofileno, mirceno y linalool proporcionan un alivio adicional del dolor y favorecen que otros cannabinoides tengan un mejor efecto analgésico.

Para un alivio rápido del dolor, el insomnio u otros síntomas inmediatos, vaporizar el producto o fumarlo da buenos resultados. El efecto es inmediato y se prolonga entre una y tres horas, mientras que la mayoría de los productos ingeridos tardan entre treinta y sesenta minutos en tener efecto (tardan menos con el estómago vacío), pero este se prolonga entre seis y ocho horas. Los vaporizadores que llevan un cartucho lleno con el concentrado obtenido utilizando CO_2 son muy efectivos, y están disponibles en varias proporciones de CBD frente a THC. Los vaporizadores de hierbas en los que lo que se administra es la planta entera son asimismo buenas opciones. Los aerosoles o tinturas sublinguales tomados como gotas líquidas también surten efecto con rapidez y este se prolonga más que en el caso de los productos inhalados. Desde hace poco están a la venta supositorios vaginales y productos tópicos basados en el cannabis en los que el remedio se absorbe en el tejido muscular del suelo pélvico y el área circundante. Puedes encontrar más información sobre las diversas vías de administración (sublingual, oral, por inhalación, etc.) correspondientes a los remedios basados en cannabinoides a partir de la página 92.

Eficacia del tratamiento con cannabis de los trastornos menstruales según los conocimientos científicos actuales

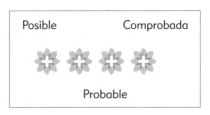

Figura 50

El índice de salud del cannabis (ISC) es un sistema de puntuación basado en las pruebas científicas disponibles en relación con el cannabis (en general, no solo el CBD) para valorar su eficacia en diversos problemas de salud (consulta la página 157 para obtener más información sobre las puntuaciones del ISC). Usando este índice, la eficacia del cannabis en el tratamiento de los dolores menstruales, la endometriosis y las náuseas relacionadas con los cambios hormonales es entre probable y demostrada. El efecto del sistema endocannabinoide en la reproducción es complejo, y es necesario investigar más sobre los cannabinoides en relación con la salud de la mujer.

CANNABIS Y MATERNIDAD

Aún existen dudas en cuanto al efecto de los cannabinoides de origen vegetal en el embarazo y en el feto, aunque está claro que el sistema endocannabinoide tiene mucho que ver con la regulación de los mensajeros químicos fundamentales para la fertilidad y la lactancia. Los estudios sobre los riesgos potenciales de la exposición prenatal son limitados y, a veces, contradictorios.

En un análisis de 2017 de los estudios actuales sobre el cannabis medicinal en relación con muchos problemas de salud, análisis que constituye un punto de referencia,[203] se manifiesta la conclusión de que fumar cannabis con alto contenido en THC se ha relacionado con un peso un poco más bajo del bebé al nacer (el consumo de tabaco tiene esta misma consecuencia), pero también se concluye que la relación del cannabis con otras situaciones del embarazo y la niñez no está clara. Una encuesta realizada en 2002 a 12.060 mujeres británicas no mostró diferencias significativas en el crecimiento de los recién nacidos expuestos al cannabis en el útero en comparación con el crecimiento experimentado por los bebés que no habían estado expuestos una vez que se habían tenido en cuenta otros factores que podían incidir en el crecimiento, como la edad de la madre, el peso de esta antes del embarazo y el consumo de tabaco, alcohol, cafeína o drogas ilegales distintas de la marihuana (según lo admitido por las propias madres).[204]

Muchos de los obstáculos con los que se encuentra la investigación en esta área tienen que ver con lo difícil que es determinar realmente el grado de consumo de alcohol y otras sustancias por parte de las madres, por las sanciones legales a las que estas se pueden enfrentar en algunos estados y países por admitir haber consumido cannabis durante el embarazo. En consecuencia, gran parte de los datos publicados sobre el alcance del consumo de cannabis en las madres y sus implicaciones para la salud siguen limitados a textos históricos, a estudios llevados a cabo en contextos culturales no occidentales en los que el consumo de cannabis goza de mayor aceptación social y a los datos que aportan encuestas retrospectivas.

El CBD, en concreto, no se ha investigado adecuadamente en relación con el embarazo, y tampoco la mayoría de los cannabinoides. Casi todas las investigaciones se han centrado en el THC, y el consumo de alcohol u otras sustancias no se ha controlado en todas ellas. En las que sí se ha controlado, la conclusión a la que se llega mayoritariamente es que el impacto que parece tener el cannabis en el peso del bebé al nacer y en otros resultados perinatales adversos es mínimo. Sin embargo, se ha informado de resultados adversos en la reproducción en roedores que recibieron dosis elevadas de THC sintético.

Aunque algunos estudios no hayan mostrado que el consumo de cannabis haya tenido algún efecto durante el embarazo y el desarrollo fetal e infantil a largo plazo,[205] y aunque uno incluso haya informado de un efecto positivo sobre la salud y el estado de ánimo del lactante y sobre la correcta progresión de las etapas de su desarrollo,[206] en un estudio analítico de 2002 se informó de diferencias mensurables en la atención, la impulsividad y la resolución de problemas complejos en los niños mayores de tres años cuyas madres eran grandes consumidoras de cannabis.[207] Según un estudio de laboratorio de 2014, el desarrollo neurológico de los fetos expuestos a altas dosis de THC se ve alterado en el área del cerebro relacionada con este tipo de actividad cerebral.[208]

Aunque la ciencia sigue sin comprender bien el impacto del cannabis en la gestación y el desarrollo fetal, de manera que sigue siendo objeto de controversia, las mujeres informan circunstancialmente de que dosis muy pequeñas les sirven para aliviar las náuseas, la ansiedad y la depresión durante el embarazo. El uso histórico del cannabis para tratar problemas relacionados con el embarazo también se menciona en culturas africanas, de la India y del sudeste asiático.

En Occidente, el cannabis también formó parte del conjunto de remedios habituales de los que se sirvieron las parteras en algunos períodos históricos. Además, a algunas mujeres les ha servido para experimentar menos dolor y ansiedad durante el parto. Si la idea de que se consuman productos basados en el cannabis durante el parto te suena rocambolesca, debes tener en cuenta que entre los narcóticos que se usan habitualmente para estos mismos propósitos en muchos hospitales están el fentanilo u otros opioides similares, como la morfina. Y la mayoría de las estadounidenses reciben medicamentos epidurales como la bupivacaína y otros derivados sintéticos de la cocaína. Todos los mencionados tienen efectos secundarios poco frecuentes pero potencialmente peligrosos.

Una revisión sistemática de los datos disponibles finalizada en 2016 permitió concluir que el consumo de cannabis por parte de las madres (con niveles desconocidos de THC o CBD) no estaba asociado con resultados adversos en el nacimiento, como un peso inferior al normal en el neonato o un parto prematuro. Los autores concluyeron que el riesgo que se había asociado previamente con el cannabis parecía estarlo con el consumo de tabaco, alcohol o drogas distintas de la marihuana por parte de la madre en el mismo período de tiempo en que consumió el cannabis.[209] Los efectos a largo plazo de la exposición exhaustiva al cannabis en la etapa prenatal están menos claros. Algunos estudios han mostrado calificaciones más bajas en los niños de edad escolar que estuvieron expuestos al cannabis fumado con alto contenido en THC en la etapa prenatal, pero estos estudios se limitaron al análisis de grupos cuyo estatus socioeconómico era bajo y en que el cannabis era solo uno de los muchos factores que había que tener en cuenta.[210]

De todos modos, las mujeres embarazadas y los profesionales de la salud deben tener en cuenta los posibles riesgos. Es recomendable que pequen de exceso de precaución en relación con todos los tipos de cannabis y, sobre todo, que eviten los cannabinoides sintéticos y los productos de THC muy potentes.

COMER PARA DOS: LA HIPERÉMESIS GRAVÍDICA

El año 2002, la doctora Wei-Ni Lin Curry publicó un relato en primera persona para documentar su propio uso del cannabis terapéutico para aliviar los síntomas de la hiperémesis gravídica (HG), una enfermedad potencialmente mortal para la madre y el bebé caracterizada por náuseas y vómitos muy importantes, desnutrición y pérdida de peso durante el embarazo. (Mientras que entre un 70 y un 80 % de las mujeres embarazadas, aproximadamente, experimentan náuseas y vómitos en general [es lo que se conoce coloquialmente como *náuseas matutinas*], entre el 1 y el 2 % sufren vómitos persistentes y la consunción asociados con la HG).

«Al cabo de dos semanas de quedarme embarazada de mi hija, comencé a sentir unas náuseas tremendas y a vomitar tanto a lo largo del día como en el transcurso de la noche —escribió Curry—. Vomité bilis de todos los colores, y pronto empecé a arrojar sangre. [...] Me sentí tan indefensa y angustiada que fui a una clínica de abortos dos veces, pero en las dos ocasiones me fui sin seguir adelante con el procedimiento. [...] Finalmente, decidí probar con el cannabis medicinal. [...] Me bastó con efectuar una o dos pequeñas inhalaciones por la noche, y por la mañana en caso de necesitarlo, para gozar de todo un día de bienestar. Pasé de no comer, no beber, no estar funcional, vomitar continuamente y sangrar por dos orificios a curarme completamente. [...] El cannabis no solo salvó mi [vida] durante la duración de la hiperémesis, sino que también salvó la vida de la niña que llevaba dentro de mí».

Según los datos de una encuesta canadiense publicados en 2006, el cannabis es terapéutico en el tratamiento de las náuseas matutinas y la HG. De las 84 mujeres que respondieron el cuestionario anónimo, 36 dijeron que habían consumido cannabis de forma intermitente durante el embarazo para tratar los vómitos, las náuseas y la pérdida de apetito. De estas, el 92 % reconocieron que el cannabis (inhalado o ingerido) fue «extremadamente efectivo» o «efectivo» para combatir sus síntomas.

Tercera parte

USO VETERINARIO DEL CBD

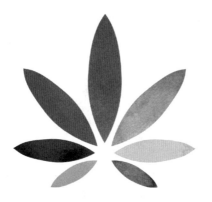

Por Gary Richter, doctor en medicina veterinaria

6

EL USO DEL CBD EN ANIMALES

A medida que cada vez más personas descubren los beneficios del cannabis medicinal, muchos dueños de mascotas se preguntan si también podría beneficiar a los miembros peludos de su familia. Pues bien, resulta que el uso del cannabis en animales no es nada nuevo. El uso del cannabis en el contexto de la medicina veterinaria es casi tan antiguo como su empleo en el tratamiento de problemas de salud habituales en los humanos. Hace miles de años, los antiguos griegos usaron el cannabis para tratar los cólicos y las inflamaciones de los caballos, e incluso para curar las heridas que sufrían en combate.

La primera investigación publicada en relación con el cannabis y los animales de compañía apareció en 1899 en el *British Medical Journal* [Revista médica británica]. El artículo, escrito por el médico y farmacólogo inglés Walter E. Dixon, incluía las observaciones de este sobre la respuesta de perros y gatos al cannabis con alto contenido en THC.[211] Desde entonces, la mayor parte de la investigación médica sobre el cannabis se ha centrado en los seres humanos, aunque, más recientemente, se están explorando los beneficios que presenta para los animales.

En los últimos dos años, los veterinarios han redescubierto los beneficios del cannabis para tratar problemas de salud en las mascotas, y hemos visto éxitos en el tratamiento de muchas de las mismas enfermedades que sufren los humanos. Las mascotas que padecen dolor, inflamación, artritis, cáncer, convulsiones y problemas digestivos han encontrado alivio mediante el uso del cannabis medicinal. El tema de las dosis, sin embargo, debe tomarse muy en serio. Debido a su pequeño tamaño y a las diferencias fisiológicas que presentan respecto a nosotros, no se puede partir del supuesto de que son «pequeños humanos» para determinar las dosis que se les debe administrar.

Annie era una perra labradora negra de dos años que sus dueños trajeron a mi consulta en busca de un tratamiento efectivo. Le habían diagnosticado epilepsia. Tenía múltiples convulsiones cada día a pesar de estar tomando dos medicamentos anticonvulsivos diferentes.

La epilepsia se observa ocasionalmente en perros. Las convulsiones normalmente comienzan cuando el perro es joven (cuando tiene dos o tres años) y su gravedad es desde muy leve hasta bastante grave. Las convulsiones de *Annie* eran relativamente leves, pero las sufría varias veces al día. Un examen completo realizado por un neurólogo, que incluyó una resonancia magnética, no arrojó resultados anormales.

Después de examinar a *Annie* y consultar con sus dueños, decidimos probar con el aceite de cannabis rico en CBD. Nos pusimos de acuerdo en el producto exacto y la dosis que serían más seguros y efectivos para ella.

En dos semanas, las convulsiones se redujeron en un 75 %. Su calidad de vida mejoró significativamente y sus dueños estaban encantados. Ajustando un poco la dosis, pudimos lograr que la frecuencia de sus ataques se redujese aún más. Aunque *Annie* sigue teniendo convulsiones ocasionalmente, su vida (y la de sus dueños) ha cambiado enormemente para mejor.

LOS ANIMALES Y EL SISTEMA ENDOCANNABINOIDE

Desde el punto de vista evolutivo, el sistema endocannabinoide (SEC) es bastante antiguo. Todos los animales superiores tienen un sistema endocannabinoide, e incluso se encuentra en muchas formas de vida primitivas, como las babosas. Al igual que en los humanos, la compleja red de neurotransmisores del SEC de los animales tiene un papel en procesos fisiológicos como el apetito, la sensación de dolor, el estado de ánimo y la memoria (consulta el capítulo dos para obtener más detalles sobre el funcionamiento del sistema endocannabinoide). Si bien el funcionamiento general del SEC es similar en todos los animales, existen diferencias entre las especies.

Los perros son únicos con respecto al SEC porque tienen una mayor concentración de receptores endocannabinoides en su tronco cerebral y cerebelo que cualquier otra especie. Estas estructuras controlan su frecuencia cardíaca, respiración y coordinación muscular. La drástica respuesta observada cuando los perros ingieren cantidades excesivas de cannabis que contiene THC se debe a su alta concentración de receptores cannabinoides, así como a su tamaño más pequeño en comparación con el nuestro.

Cuando los perros ingieren niveles excesivos de cannabis que contiene THC, pierden la coordinación muscular, tienen dificultades para mantener el equilibrio y pueden perder el control de los intestinos y la vejiga. Permanecen en posición de caballete y se mueven de un lado a otro. Esta respuesta se conoce como *ataxia estática* y es exclusiva de los perros. Dependiendo del tamaño del perro y de la dosis ingerida, los síntomas de toxicidad pueden durar desde horas hasta días y hacer que el animal no pueda comer ni beber.

En cambio, los gatos reaccionan a las sobredosis de THC de manera muy similar a los humanos, aunque su pequeño tamaño con frecuencia implica que los efectos son importantes y prolongados. Si bien rara vez son fatales, algunas mascotas pueden requerir atención médica para mantenerse hidratadas durante el tiempo en que permanecen incapacitadas. Pocas mascotas han muerto como resultado de la sobreingesta de cannabis; y cuando esto ha ocurrido, habían consumido también otros alimentos tóxicos para ellas, como chocolate o café.

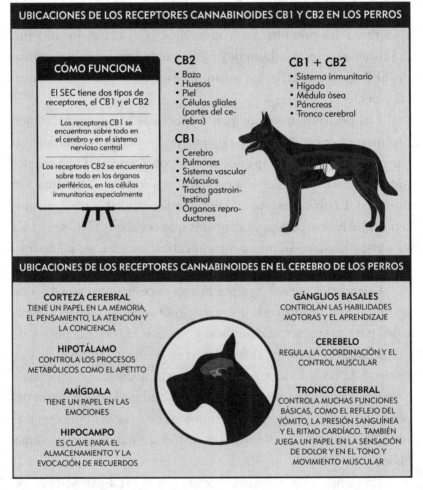

UBICACIONES DE LOS RECEPTORES CANNABINOIDES CB1 Y CB2 EN LOS PERROS

CÓMO FUNCIONA

El SEC tiene dos tipos de receptores, el CB1 y el CB2

Los receptores CB1 se encuentran sobre todo en el cerebro y en el sistema nervioso central

Los receptores CB2 se encuentran sobre todo en los órganos periféricos, en las células inmunitarias especialmente

CB2
• Bazo
• Huesos
• Piel
• Células gliales (partes del cerebro)

CB1
• Cerebro
• Pulmones
• Sistema vascular
• Músculos
• Tracto gastrointestinal
• Órganos reproductores

CB1 + CB2
• Sistema inmunitario
• Hígado
• Médula ósea
• Páncreas
• Tronco cerebral

UBICACIONES DE LOS RECEPTORES CANNABINOIDES EN EL CEREBRO DE LOS PERROS

CORTEZA CEREBRAL
TIENE UN PAPEL EN LA MEMORIA, EL PENSAMIENTO, LA ATENCIÓN Y LA CONCIENCIA

HIPOTÁLAMO
CONTROLA LOS PROCESOS METABÓLICOS COMO EL APETITO

AMÍGDALA
TIENE UN PAPEL EN LAS EMOCIONES

HIPOCAMPO
ES CLAVE PARA EL ALMACENAMIENTO Y LA EVOCACIÓN DE RECUERDOS

GÁNGLIOS BASALES
CONTROLAN LAS HABILIDADES MOTORAS Y EL APRENDIZAJE

CEREBELO
REGULA LA COORDINACIÓN Y EL CONTROL MUSCULAR

TRONCO CEREBRAL
CONTROLA MUCHAS FUNCIONES BÁSICAS, COMO EL REFLEJO DEL VÓMITO, LA PRESIÓN SANGUÍNEA Y EL RITMO CARDÍACO. TAMBIÉN JUEGA UN PAPEL EN LA SENSACIÓN DE DOLOR Y EN EL TONO Y MOVIMIENTO MUSCULAR

Figura 51. Cortesía de canna-pet.com

PRECAUCIONES SOBRE EL USO DEL CANNABIS PARA TRATAR A LAS MASCOTAS

- Los perros tienen un mayor número de receptores endocannabinoides en el cerebelo y el tronco cerebral que los humanos. Estas partes del cerebro controlan la coordinación, la frecuencia cardíaca, la frecuencia respiratoria y más aspectos. Esto hace que sean especialmente susceptibles a intoxicarse debido al exceso de THC.

- Los perros intoxicados con THC pueden mostrar signos de ataxia estática, que los hace parecer rígidos y tener dificultades para permanecer en pie. Este problema solo puede presentarse en perros y, aunque no es fatal, a menudo requiere terapia médica de apoyo.

- Bajo cualquier forma, el cannabis es muy activo desde el punto de vista farmacológico. Consulta siempre con tu veterinario antes de administrar cualquier producto de cannabis a tu mascota.

- Debido a la extrema sensibilidad de los animales de pequeño tamaño al THC, en su caso normalmente se recomiendan los productos con alto contenido en CBD y poco o nada en THC, pues son más seguros para ellos.

VÍAS DE ADMINISTRACIÓN
Oral

El aceite de cannabis, que generalmente se diluye en un vehículo (una sustancia de base) como puede ser el aceite de oliva o el de coco, ofrece una de las formas más sencillas de administrar el remedio a las mascotas. Puede añadirse a los alimentos o suministrarse directamente por vía oral. Los preparados de un extracto altamente concentrado (la extracción por medio de CO_2 o alcohol es el método más limpio) se diluyen en el vehículo para hacer posible una dosificación adecuada. Si no se diluyen, es difícil dosificar con precisión los extractos concentrados (especialmente los que contienen THC) destinados a animales pequeños. El uso de concentrados sin diluir aumenta considerablemente la posibilidad de sobredosis accidental.

Además de los aceites, se venden galletas que contienen cannabis para las mascotas. La mayor parte de ellas están elaboradas con cáñamo con alto contenido en CBD y se venden sin receta en todo Estados Unidos. Estas galletas tienen poco o nada de THC, son muy seguras y a menudo son eficaces para dolores y molestias leves y moderados. Sin embargo, la mayoría de los profesionales están de acuerdo en que, cuando se necesitan dosis más altas, las galletas de cáñamo rico en CBD no son tan potentes como las elaboradas a partir de la marihuana.

Uso tópico

Se pueden administrar aceites de cannabis, ungüentos o aerosoles a las mascotas que tienen alergias cutáneas o incluso artritis y dolor de espalda. Los receptores cannabinoides que hay en la piel y en los folículos pilosos proporcionan un alivio tanto superficial (en la piel) como más profundo (en los músculos y las articulaciones). La alternativa suelen ser esteroides u otros medicamentos que pueden tener efectos secundarios perjudiciales. Los productos tópicos tienen unos efectos increíbles en algunas mascotas. Son una excelente opción para ellas, aunque a veces es necesario afeitarles el pelo, y es importante evitar que laman el remedio.

Fumar y vaporización

Bajo ninguna circunstancia debe intentarse administrar cannabis a una mascota soplando humo o vapor en su cara. Las mascotas tienen sistemas respiratorios muy sensibles que no están preparados para ello. Además, actualmente es imposible dosificar con precisión el remedio para ellas de esta manera. Puede llegar el momento en que se haga a través de un inhalador de dosis medida, como el que se usa con las mascotas y las personas para administrar medicamentos para el asma. Hasta entonces, acude exclusivamente a la administración oral o tópica.

LA ELECCIÓN DE UN PRODUCTO DE CANNABIS PARA TU MASCOTA

Con la llegada de los productos de CBD y la terapia efectiva de bajas dosis de THC, los productos de cannabis son cada vez más habituales para tratar a los animales de manera segura y eficaz. Darlene Arden, consultora certificada en comportamiento animal, afirma:

> Los resultados son casi inmediatos. Los perros ancianos corren como cachorros, y sus últimos meses o años son mucho más confortables. Los que tienen cáncer ya no experimentan ningún tipo de dolor. [El cannabis medicinal] aumenta el apetito. En otras palabras, mejora la calidad de vida. No es sorprendente que aún haya pocos veterinarios que estén recetando marihuana medicinal, pero creo que veremos un cambio de tendencia una vez que se hayan realizado algunas pruebas.
>
> La marihuana debe dispensarse bajo atención médica. Creo que los beneficios superan con creces cualquier connotación negativa si se usa con prudencia, si se enseña a la gente cómo usarla y almacenarla, y si se dosifica cuidadosamente en función del tamaño del perro.[212]

Es posible que hubiese un tiempo en que el CBD estuviese a la sombra del THC cuando la gente veía el cannabis como un remedio, pero esto ya no es así. El CBD ha adquirido un papel protagonista por derecho propio. El THC y el CBD son compuestos altamente activos cuyo uso farmacológico se superpone. No obstante, si bien ambos se pueden usar eficazmente para el dolor, la inflamación y el tratamiento del cáncer, el CBD es especialmente adecuado para tratar afecciones como las enfermedades gastrointestinales y las convulsiones. El objetivo principal a la hora de usar el cannabis como remedio para las mascotas (y las personas) es determinar qué compuestos se pueden emplear de manera más segura y efectiva.

Como todos los remedios vegetales, el cannabis contiene muchos compuestos activos. Existe la teoría de que se produce un efecto sinérgico entre estos componentes químicos que en última instancia es mayor que la suma de sus partes. Este fenómeno, conocido como efecto séquito (consulta la página 75), es una de las muchas razones por las que utilizar una planta entera como remedio es a menudo mejor que intentar aislar un solo compuesto para uso farmacéutico. En el futuro se usará todo el espectro de cannabinoides, terpenos y flavonoides presentes en el cannabis para lograr el mayor efecto medicinal. Por ahora, sin embargo, la elección de productos se basa sobre todo en la proporción de CBD frente a THC.

La proporción relativa de CBD y THC es tan importante para el éxito del tratamiento como lo es la cantidad de cada compuesto presente en un remedio. Cada uno de ellos imita un neurotransmisor distinto del sistema endocannabinoide y, por lo tanto, tiene efectos diferentes en el cuerpo. Las cantidades de THC y CBD presentes en una fórmula dan lugar a un remedio que afecta al cuerpo según la proporción específica utilizada. Por ejemplo, una fórmula que sea adecuada para combatir el cáncer es normal que tenga un mayor contenido en THC, mientras que una diseñada para las convulsiones tendrá un mayor contenido en CBD. Dado que las fórmulas se pueden elaborar con unas proporciones concretas, es posible crear remedios útiles para una amplia variedad de problemas de salud.

Al elegir un producto de cannabis para administrarlo a mascotas, es fundamental conocer tanto la concentración del remedio como la proporción de CBD frente a THC. El cuadro siguiente ofrece una guía para la elección de productos destinados al tratamiento de enfermedades y otros problemas de salud de los animales teniendo en cuenta la proporción más adecuada.

Proporciones recomendadas de CBD frente a THC en productos para el tratamiento de determinadas enfermedades y dolencias en las mascotas y otros animales

CBD FRENTE A THC	ENFERMEDAD O DOLENCIA
Alto contenido en CBD, bajo contenido en THC (proporción entre 4:1 y 30:1)	Epilepsia/convulsiones. Dolor, inflamación. Cáncer. Accidente cerebrovascular o traumatismo craneal. Ansiedad, inquietud (como ayuda para mascotas que no están durmiendo bien).
Misma proporción de CBD y THC (1:1)	Enfermedades inflamatorias intestinales. Dolor, inflamación. Cáncer, especialmente de carácter tumoral. Lesiones en la médula espinal.
Bajo contenido en CBD, alto contenido en THC (proporción entre 1:4 y 1:20)	Dolor intenso, como el de la artritis avanzada o el del cáncer. Estimulación del apetito. Cáncer, especialmente de carácter tumoral.

En el caso de muchos problemas de salud y en las mascotas más pequeñas, es beneficioso comenzar con un remedio que tenga un contenido más bajo en THC y más alto en CBD. Esto permite un mayor margen de seguridad y, si es necesario, la adaptación al THC, lo que ayuda a limitar las posibilidades de intoxicación. Según cómo responda la mascota al producto inicial, se puede pasar a dosis más altas de THC bajo supervisión veterinaria.

Teníamos un golden retriever de trece años al que le salió un bulto en el labio. Se lo extirparon y se vio que era un melanoma oral. Su veterinario nos dijo que le volvería a aparecer con toda seguridad y que en la etapa en la que se encontraba el cáncer, se habría convertido en metastásico y afectaría a otras partes de la boca, la mandíbula y los órganos internos. Le pronosticó entre tres semanas y tres meses de vida si no recibía tratamiento. Las opciones veterinarias eran reducir el hueso en la línea de la mandíbula, además de aplicarle los tratamientos convencionales para el cáncer que son la quimioterapia y la radioterapia, y no había ningún indicio de que todas estas intervenciones le alargaran la vida. Cuando preguntamos sobre los índices de supervivencia y cualquier alternativa posible, nos dijeron: «¡Según la legislación vigente, es lo único que podemos ofrecer!».

Después de buscar alternativas, decidimos utilizar a diario una mezcla de CBD medicinal de cáñamo y aceite de cannabis medicinal, en proporción de 1 a 1, lo cual complementamos con ¼ de cucharadita de bicarbonato de sodio en su comida (para alcalinizar el cuerpo). También pasamos a darle alimentos menos procesados. Seis semanas después, volvimos a llevarlo al veterinario para que le realizase un examen completo, que incluyó radiografías y otras pruebas, para determinar el estado de su cáncer. Cuando el veterinario volvió más tarde, su mirada era la de quien acababa de ver un fantasma: «No hay nada, ¡absolutamente nada! Se ha ido por completo. Ni siquiera ha reaparecido el tumor del labio». Ahora, seis meses después, nuestro golden sigue estando en forma y saludable. Como mantenimiento, le estamos dando una dosis más baja de CBD y aceite de cannabis medicinal, mezclados en la misma proporción de 1 a 1.

RAY WRIGHT, dueño de mascota[213]

LA PRECISIÓN EN EL ETIQUETADO

Como en el caso de cualquier fármaco, la consideración más importante en relación con el cannabis es saber exactamente cuántos ingredientes activos hay en el remedio. Con los productos farmacéuticos convencionales, esto es fácil, porque el etiquetado estandarizado nos permite saber exactamente qué contiene cada líquido, píldora y cápsula existente en el mercado.

Puesto que nuestros amigos de la FDA han determinado que el cannabis no tiene un uso médico legítimo, no regulan ni supervisan la fabricación o el etiquetado de los productos. La ventaja de esto es la presencia de muchas empresas que elaboran productos artesanales muy parecidos al vino de calidad. Estos productos están imbuidos de mucho amor. La desventaja, sin embargo, es la incoherencia o la inexactitud en el etiquetado. Un preparado de cannabis debe etiquetarse indicando las cantidades concretas de CBD y THC que hay en una determinada cantidad de producto (los miligramos por mililitro [mg/ml], por ejemplo) y la proporción de CBD frente a THC. Debemos tener ambas informaciones para lograr el éxito con el tratamiento y para que no pueda ser perjudicial.

Muchos productos de cannabis no contienen suficiente información en la etiqueta para que sea seguro darlos a las mascotas. Además, en el entorno actual de dejar que sea el comprador el que tenga cuidado, algunas etiquetas de productos contienen información inexacta que puede hacer que el remedio sea ineficaz o incluso potencialmente peligroso.

EL CBD DEL CANNABIS FRENTE AL CBD DEL CÁÑAMO

Aunque nunca se produce un desenlace fatal, vale la pena preocuparse por la toxicidad relacionada con el THC en el caso de las mascotas. Un error de cálculo en la dosificación o el uso de un remedio mal etiquetado puede dar lugar a problemas. Cualquiera de las dos cosas puede desembocar en una situación estresante tanto para las mascotas como para sus dueños, y además puede ser que implique un desembolso económico sustancial. En comparación, el margen relativamente amplio de seguridad de los productos con un alto contenido en CBD, junto con su eficacia, hace que sean apropiados para administrarlos a las mascotas.

El cannabis medicinal que contiene CBD proviene tanto de la marihuana como del cáñamo. Ambos son esencialmente la misma planta, aunque, legalmente, el cáñamo contiene menos de un 0,3 % de THC. La pregunta es: ¿es relevante de dónde proceda el CBD?

La respuesta es sí y no. Muchas personas que usan el CBD como remedio afirman que los productos de marihuana son más efectivos que los de cáñamo. La razón más probable de ello es el efecto séquito, por el que un espectro completo de los cannabinoides utilizados en un contexto terapéutico parecen tener un efecto sinérgico y funcionar mejor. Recordemos que la marihuana contiene mucho más que THC y CBD; el conjunto de la planta está constituido también por otros cannabinoides, y por terpenos y flavonoides. Es muy probable que sea la interacción compleja entre estos componentes fitoquímicos lo que dé lugar a su eficacia terapéutica. Si bien el cáñamo contiene algunos de estos compuestos, los niveles más altos se encuentran en el cannabis de grado médico.

El CBD del cáñamo es el mismo que se encuentra en el cannabis. Dicho esto, las particularidades de la planta de origen y los métodos de elaboración tienen una importancia determinante para la eficacia y la seguridad. Históricamente, el CBD del cáñamo proviene de variedades «industriales» cuya genética es relevante para la producción de fibra más que por el contenido de cannabinoides, terpenos y flavonoides. Estos productos también se fabrican, a veces, con la ayuda de disolventes no ecológicos que es posible que dejen residuos dañinos. Actualmente, sin embargo, hay productores de cáñamo que cultivan plantas específicamente para obtener CBD y utilizan métodos seguros, como la extracción con CO_2, para producir remedios de mayor calidad.

El veterinario Matthew J. Cote dijo lo siguiente del uso del CBD extraído del cáñamo: «Lo que hemos visto es que algunos perros responden muy rápidamente. Una mujer de Fort Bragg estaba lista para sacrificar a su perro debido a lo enfermo que estaba y al dolor que sufría, pero el día anterior a la fecha programada para ello le dio nuestras galletas [de CBD] y, sin más, el perro se levantó, empezó a caminar por ahí y a tener, de nuevo, un comportamiento normal».[214]

Pautas para la elección de productos

- Los productos de CBD elaborados a partir del cáñamo pueden ser seguros y efectivos, siempre que provengan de plantas de alta calidad y se fabriquen de manera segura, pero esto puede ser difícil (consulta la página 320 para obtener más información sobre los productos derivados del cáñamo frente a los productos de cannabis de grado médico). Es una buena idea investigar a fondo las empresas y los métodos de fabricación antes de efectuar la compra.

- El etiquetado completo y preciso del cannabis medicinal es fundamental para la seguridad y el éxito de los remedios que contienen THC. Las etiquetas de los productos deben reflejar la concentración de CBD y THC (generalmente expresada en miligramos), así como la proporción de ambos.

- Empieza siempre con una dosis baja y auméntala lentamente según sea necesario (consulta la información que se ofrece sobre las dosis en el próximo apartado). Este proceso limitará las posibilidades de que se produzcan reacciones adversas.

- Usa el cannabis como si fuese un medicamento con receta, con precaución y consultando siempre con el veterinario cualquier decisión a lo largo de todo el proceso.

LA DOSIFICACIÓN SEGURA Y EFICAZ

Sabemos que el cannabis es una combinación compleja de varias formas de THC, CBD, terpenos y flavonoides. Sin embargo, no es práctico calcular la concentración de todos los compuestos presentes en una planta dada como un medio para determinar la dosis. Dado que el THC y el CBD son los cannabinoides más activos desde el punto de vista biológico, la dosificación del cannabis medicinal se basa en estos dos componentes.

Para determinar la dosis de cannabis apropiada para las mascotas, es fundamental que la información que consta en la etiqueta sea precisa. Sin esta información, no sirve de nada calcular meticulosamente las dosis. Suponiendo que el producto que se utilice esté etiquetado con precisión, el otro aspecto que se debe tener en cuenta es la curva de dosificación bifásica.

LA CURVA DE DOSIFICACIÓN BIFÁSICA

En relación con el cannabis se produce un fenómeno llamado *curva de dosificación bifásica*. En pocas palabras, hace referencia a la dosis óptima para un determinado problema de salud y un individuo en concreto. Una dosis inferior o superior a la óptima puede hacer que el remedio no surta el efecto deseado. Hay un «punto justo» en el que el cannabis es máximamente efectivo.

Puesto que no hay manera de saber exactamente cuál es la dosis ideal para un individuo dado, la mejor estrategia consiste en empezar con una dosis baja e ir aumentándola poco a poco cada semana hasta que se produzca la respuesta óptima. La disminución de la eficacia por superar la dosis óptima es diferente de la toxicidad debida a una sobredosis.

EL CÁLCULO DE LAS DOSIS

Al comprar un producto diseñado específicamente para mascotas, determinar una dosis debería ser fácil: tendría que bastar con seguir las instrucciones que constan en la etiqueta. Pero incluso en el caso del CBD, y como se ha indicado con anterioridad, es recomendable empezar por el límite inferior del rango de dosis pertinente e ir subiendo poco a poco. Esto evitará el efecto sedante excesivo, que puede producirse incluso con los productos de CBD.

Los productos de cannabis elaborados para el consumo humano pueden contener información sobre la dosificación, pero insisto en la idea de que los perros y los gatos no son «pequeños humanos». Determinar sus dosis como si lo fueran puede desembocar en un viaje a la sala de urgencias de la clínica veterinaria.

Las siguientes pautas de dosificación para perros y gatos se han obtenido a partir de los datos arrojados por los estudios pertinentes y la experiencia veterinaria. Las recomendaciones no pueden ser las mismas para cada animal ni para todos los problemas de salud, por lo que debes consultar siempre con un veterinario experimentado antes de darle cannabis a tu mascota.

THC*

- Dosis: De 0,1 a 0,25 mg/kg/día.
- La dosis calculada debe dividirse por dos si el producto va a administrarse dos veces al día.
- Empieza con una dosis baja y auméntala poco a poco para desarrollar la tolerancia. Ajústala teniendo en cuenta la curva de dosificación bifásica.

CBD

- Dosis: De 0,1 a 0,5 mg/kg/día.
- La dosis calculada debe dividirse por dos si el producto va a administrarse dos veces al día.
- Se han utilizado dosis de hasta 5 mg/kg/día en casos de convulsiones difíciles.
- Empieza con una dosis baja y auméntala poco a poco teniendo en cuenta la curva de dosificación bifásica.

---

* Aunque la cantidad de CBD presente en un remedio dado es importante, el THC es el compuesto del cannabis que puede tener un efecto intoxicante. Por lo tanto, el THC es siempre el factor limitante en cualquier producto que lo contenga. Para prevenir la intoxicación y un viaje a la sala de urgencias, es fundamental dosificar el producto con precisión. Consulta con el veterinario para que te ayude a calcular las dosis. (N. del autor)

EL FUTURO DEL CANNABIS MEDICINAL PARA MASCOTAS

Todo el mundo le augura un futuro brillante al cannabis medicinal. En Estados Unidos cada vez más estados lo están legalizando, y es inevitable que la FDA finalmente tenga que admitir que la marihuana presenta beneficios médicos y deba ponerla en otra lista. Nadie sabe qué sucederá cuando las grandes empresas farmacéuticas intenten monopolizar el sector, pero, sea como sea, el cannabis medicinal está aquí para quedarse.

Las dudas por parte de los veterinarios relativas a tener en cuenta los beneficios del CBD (y el THC) para las mascotas se basan principalmente en que no están familiarizados con la forma en que actúan estos componentes y en el panorama legal. Todo esto está cambiando, sin embargo. Los veterinarios están cada vez más informados sobre el tema y entusiasmados con la forma en que podemos mejorar la calidad de vida, y su duración, con este remedio increíble.

Mientras no llegue el momento en que la marihuana sea ubicada en otra lista y mientras la industria farmacéutica no entre en el mundo del cannabis medicinal, el movimiento de base deberá seguir esforzándose. Tanto los veterinarios como los dueños de mascotas son importantes en este proceso. Cuanto más se hable del cannabis y cuanto más se compartan los resultados con otros dueños de mascotas y profesionales médicos, mayor será la respuesta dentro de la comunidad veterinaria.

Cuarta parte

VARIEDADES DE CANNABIS

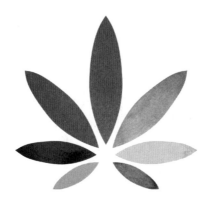

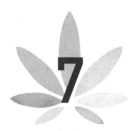

COMPRENDER LA GENÉTICA PARA ACUDIR A LA VARIEDAD ADECUADA EN FUNCIÓN DEL PROBLEMA DE SALUD

Los agricultores de cannabis identifican las variedades de la planta por su genética. Es habitual llamar *cepas* a las distintas variedades de cannabis. Continuamente se crean nuevas, y en la actualidad hay más de mil. El panorama puede ser confuso para el paciente que está buscando el mejor remedio para su problema, pero es importante que identifique las variedades. A menudo, el nombre de la cepa es la única información que tiene el paciente al comprar remedios, semillas o clones, y para elegir la correcta debe saber cuáles son los distintos efectos terapéuticos de las diversas variedades. Estos son los factores importantes que debes tener en cuenta:

- La potencia del CBD y el THC.
- La proporción de CBD frente a THC.

- La genética, generalmente descrita en términos de *sativa*, *indica* e híbrida (nos extendemos al respecto en el próximo apartado).
- El contenido en terpenos (cuando es posible saberlo).

Una vez que el paciente encuentra una variedad que es efectiva para su problema, puede experimentar con otras que tengan proporciones y rasgos genéticos similares. Desafortunadamente, no todas las variedades que comparten el mismo nombre son idénticas. La madre naturaleza tiene la manera de generar variedad y agregar distintas cualidades a la mezcla. Dentro de una misma granja también hay variaciones de una planta a otra; incluso la parte superior de una misma planta puede variar con respecto a la parte inferior. En gran medida ello se debe a los nutrientes utilizados, las técnicas de cultivo, las condiciones climáticas y la ubicación. Dos muestras con el mismo nombre pueden tener rasgos muy diferentes. Siempre que sea posible, es importante que los pacientes dispongan de cualquier otra información relevante en cuanto a las variedades que pueda ayudarlos a identificar cuál será la mejor para su problema de salud. Lo ideal es que el origen de esta información sean los resultados de pruebas de laboratorio.

Cada variedad se ha desarrollado utilizando diversas técnicas de cruzamiento, reproducción selectiva, feminización y otros procesos genéticos. A menudo se cruzan las variedades entre sí para hacerlas más estables. Cuando la planta hembra es polinizada por una planta macho, produce semillas, y, como ocurre con la descendencia humana, en que los hermanos y hermanas a menudo tienen personalidades, características físicas, etc., muy diversas, las plantas que crecen a partir de esas semillas también presentan una amplia variedad de características. Hay diferencias en la proporción de CBD frente a THC, la potencia, el contenido de terpenos, la eficacia terapéutica, etc.

Una vez que se encuentra una planta concreta que tiene las características ideales, esa planta se puede *clonar*. La clonación es un proceso de propagación que implica tomar brotes nuevos de una planta madre que aún se encuentra en su ciclo de crecimiento vegetativo. Se utilizan plantas hembra con este fin, ya que el aceite de las flores femeninas es el que contiene la mayor parte de los componentes terapéuticos. Los pequeños clones son procesados para que echen sus propias raíces y acaben por convertirse en plantas muy productivas. Todas las plantas de cannabis son anuales, y este proceso se repite cada año. La ventaja de clonar plantas es que sus «hijos e hijas» serán casi idénticos a la «madre». Por lo tanto, las cualidades medicinales específicas de la planta original se reproducirán clon tras clon, cultivo tras cultivo. En la naturaleza, las plantas de cannabis que crecen hasta la madurez y producen semillas que caen al suelo y se propagan de esta manera año tras año se conocen como *variedades puras* o *autóctonas*.

La mayoría de las variedades muy ricas en CBD que se han desarrollado solo están disponibles como clones. Si deseas cultivar tu propio remedio, ten cuidado con las semillas de clones que están a la venta, ya que no todas las empresas de semillas tienen buena reputación. Por supuesto, las semillas son más fáciles de enviar, y las plantas nacidas de semillas ofrecen algunos beneficios al productor con respecto a las plantas clonadas, como una mayor consistencia y una raíz primaria muy bien desarrollada. El inconveniente es que las propiedades medicinales y otras características pueden ser muy distintas entre las semillas. No solo ocurrirá que la mitad de ellas serán macho o hembra, sino que, además, la proporción de CBD frente a THC será muy variable; podrá oscilar entre 1:1 y 25:1 en la misma variedad de planta. Si tienes interés en cultivar plantas con unas características concretas, como una proporción muy alta de CBD frente a THC (de 20 a 1 por ejemplo), es mejor buscar plantas generadas a partir de clones.

LAS SUBESPECIES DE CANNABIS:
SATIVA, INDICA Y RUDERALIS
(Escrito aportado por Heather Dunbar)

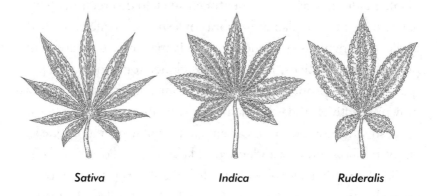

Sativa   Indica   Ruderalis

Figura 52. [Eschved] © 123RF.com

FAMILIA/FARMACOLOGÍA DEL CANNABIS

- Familia: *Cannabaceae*
- Género: *Cannabis*
- Especies: *sativa, indica, ruderalis*

Cannabis es el género botánico de la planta, y aunque el cannabis está clasificado biológicamente como una sola especie (*Cannabis sativa L.*), hay al menos tres subespecies identificadas y sobre las que se ha debatido durante muchos años: *Cannabis sativa, Cannabis indica* y *Cannabis ruderalis*. También existen muchos híbridos, de los cuales hay muchos cruces, entre las variedades *sativa* e *indica* sobre todo. El cannabis utilizado para obtener fibra y alimento, generalmente llamado *cáñamo*, se cultiva para utilizar sus semillas y su fibra y solo tiene trazas del cannabinoide psicoactivo THC, menos del 0,5 % generalmente. El cáñamo parece constituir el origen genético de las variedades de CBD y normalmente su contenido en este es muy alto.

El biólogo Carlos Linneo identificó por primera vez una única especie, que llamó *C. sativa*, en 1753. Enumeró diversas variedades, bajo el supuesto de que todas pertenecían a una sola especie. En 1785, un biólogo botánico llamado Jean-Baptiste Lamarck definió una segunda especie, que llamó *C. indica*. Señaló que la *C. sativa* llega a mayor altura, es más fibrosa y tiene unas hojuelas estrechas, mientras que la *C. indica* no crece tanto, tiene unas hojuelas más anchas y es más psicoactiva. Más recientemente, en 2005, Karl Hillig, de la Universidad de Indiana, investigó la diversidad genética existente entre las variedades de cannabis del mundo e hizo un descubrimiento interesante: que todas las variedades utilizadas como remedio y psicoactivas compartían un abanico de genes relativamente poco amplio y que las variedades de cáñamo, utilizadas para obtener fibra, compartían otro conjunto de genes, menos numeroso.[215]

Hillig respalda el concepto original de que hay dos especies, la *C. sativa* y la *C. indica*; esta última presenta mayor diversidad genética debido al hecho de que su cultivo está más extendido a escala mundial. Decidió que todas las variedades fibrosas debían clasificarse como *C. sativa* y que todas las variedades utilizadas como droga o remedio debían clasificarse como *C. indica*. Además, agrupó las variedades de *C. indica* en cuatro subespecies: *indica*, *afghanica*, *chinensis* y *kafiristanica*. Acabó por dividir las subespecies de *indica* en las variedades *broad-leaf drug* ('droga [o remedio] de hoja ancha') y *narrow-leaf drug* ('droga [o remedio] de hoja estrecha'). Hoy en día son conocidas, en español, las denominaciones *marihuana de hoja ancha* (MHA) y *marihuana de hoja estrecha* (MHE). La mayoría de los híbridos existentes en la actualidad son una combinación de estas dos.

En una publicación más reciente, *Cannabis: Evolution and Ethnobotany* [Cannabis: evolución y etnobotánica], los autores Clarke y Merlin también dividen el cannabis moderno en cuatro categorías; el género *Cannabis* y las especies *sativa* e *indica* pertenecen a las cuatro. De manera que queda la siguiente clasificación: *broad-leaf hemp* ('cáñamo de hoja ancha' o CHA), *broad-leaf drug*, *narrow-leaf hemp* ('cáñamo de hoja estrecha' o CHE) y *narrow-leaf drug*. Clarke y Merlin llegaron a la conclusión de que estas cuatro especies son una combinación de *C. sativa* y *C. indica*.[216]

Actualmente, casi todas las variedades modernas de cannabis medicinal son híbridos entre los miembros de dos subespecies del *C. indica*: la *indica*, denominación que hace referencia a las variedades tradicionales y autóctonas, geográficamente extendidas, de marihuana de hoja estrecha, y la *afghanica*, que hace referencia a las variedades autóctonas de marihuana de hoja ancha de Afganistán, poco extendidas desde el punto de vista geográfico. La combinación de variedades autóctonas de poblaciones geográficamente tan aisladas y genéticamente tan diversas permitió la aparición y expansión de la gran variedad de híbridos de cannabis medicinal y recreativo presentes hoy en día.

Las diferencias existentes entre las variedades de cannabis son en parte la consecuencia de sus distintos orígenes geográficos, el resultado de la evolución de las plantas y la interacción reproductora entre distintas variedades dentro de las subespecies. Los cultivadores de cannabis que en los tiempos modernos han atendido a los aspectos genéticos han desarrollado miles de variedades diferentes que son cruces llamados *híbridos*. Las cepas híbridas dan lugar a variedades que llevan alguna característica de cada «progenitor». Por lo tanto, conocer el «linaje parental» nos dará pistas sobre las propiedades medicinales de las distintas variedades.

Las características de estas plantas y sus efectos son relativamente similares, pero distintas proporciones de cannabinoides y contenidos de terpenos pueden dar lugar a efectos notablemente diferentes. Hoy en día, sería simplificar demasiado clasificar el cannabis como *sedante* o *estimulante*. Michael Backes afirma en su libro *Cannabis Pharmacy* [Cannabis medicinal] que «con el tiempo, la distinción entre los efectos *indica* y *sativa* se basará en los terpenos de las variedades más que en su contenido en cannabinoides».[217]

Ciertamente, los efectos terapéuticos ofrecen una forma mucho mejor de clasificar las variedades que la categorización tradicional «*sativa* frente a *indica*». La mayoría de las variedades disponibles en la actualidad son el resultado de muchas reproducciones y cruces, lo que hace que la mayor parte de ellas sean híbridos que contienen una mezcla variada de las cualidades de ambas especies.

Cannabis sativa

El *Cannabis sativa* tiene su origen cerca del ecuador y prospera en climas cálidos, como los de Colombia, México, Tailandia y el sudeste asiático. Las plantas se caracterizan por tener unas hojas estrechas y unas ramas alargadas que están separadas en comparación con las de las variedades de *indica* y *ruderalis*. Tienden a ser más altas y delgadas que las de estas otras variedades y también tienen menos flores.

Las variedades de *sativa* provocan, en general, un impacto mayor en el cerebro; tienen efectos estimulantes y es preferible consumirlas durante el día. En su origen fueron ciertas variedades de cáñamo, y contienen la enzima responsable de convertir el CBG en CBD. Desde una perspectiva energética o yóguica, se ha dicho que las variedades de *sativa* activan los chakras superiores.

BENEFICIOS

- Estimula y proporciona energía.
- Incrementa la sensación de bienestar.
- Mejora la concentración.
- Estimula la creatividad.
- Eleva el estado de ánimo.
- Mitiga la depresión.
- Alivia los dolores de cabeza.
- Alivia las náuseas.
- Incrementa el apetito.

POSIBLES EFECTOS SECUNDARIOS NEGATIVOS

- Incrementa la ansiedad.
- Aumenta la paranoia.
- Acelera los latidos del corazón.
- Provoca hiperactividad.
- Reduce la concentración.

Cannabis indica

Las variedades de *indica* tienen su origen en la región Hindú Kush de Oriente Medio —que abarca la India, Turquía, Marruecos, Afganistán, Pakistán y Nepal— y tienden a crecer mejor en medio de temperaturas frías y en parajes elevados. La planta tiene las hojas anchas y tiende a ser más baja y tupida, con racimos florales (denominados *cogollos* en el argot del cannabis) más densos, que las variedades de *sativa*. Tiene cualidades más relajantes que estas últimas, y desde el punto de vista energético desplaza la energía hacia abajo, hacia los chakras inferiores.

BENEFICIOS

- Alivia el dolor corporal.
- Relaja los músculos.
- Favorece el sueño.
- Alivia los espasmos.
- Reduce las convulsiones.
- Alivia los dolores de cabeza.
- Mitiga la ansiedad o el estrés.
- Estimula el apetito.

POSIBLES EFECTOS SECUNDARIOS NEGATIVOS

- Provoca sensación de cansancio.
- Causa sensación de lentitud o pesadez.
- Induce a comer en exceso.
- Reduce la motivación.

Cannabis ruderalis

La *Cannabis ruderalis* es la subespecie menos conocida. El tamaño de sus hojas es variado, pero no llega a ser tan estrecho como el de las variedades de *sativa* ni tan ancho como el de las variedades de *indica*. Estas plantas tienden a ser menos altas y más pequeñas que las correspondientes a las otras variedades y a veces se las denomina cannabis «silvestre».

Esta especie, menos habitual, fue identificada en 1924 en el sur de Siberia y crece salvaje en otras zonas de Rusia. El origen del nombre *ruderalis* proviene de la palabra latina *rudera*, 'ruderal'. Las plantas de esta especie crecen en tierras gastadas, en terrenos baldíos, al lado de los caminos y en otros lugares imprevistos. Pero es más que «maleza» o una «mala hierba». A diferencia de las variedades de *sativa* e *indica*, las de *ruderalis* no dependen de los ciclos de luz para florecer y tienen un ciclo de floración automático que dura una determinada cantidad de días. Aunque las variedades de *ruderalis* casi no contienen THC, algunos cultivadores las eligen por sus niveles más altos de CBN (cannabinol), que han demostrado tener muchos beneficios terapéuticos (por ejemplo, favorecen el sueño).

Las características genéticas de las variedades ricas en CBD frente a las ricas en THC

Las plantas que contienen altos niveles de THC expresan un código genético para el THCA, que convierte el CBG en THCA, que a su vez se convierte en THC cuando es calentado, un proceso llamado *descarboxilación*. Estas plantas son tanto variedades de *indica* como de *sativa*, así como híbridas.

Algunas plantas expresan genes que están codificados para el CBDA, que convierten el CBG en CBDA, que a su vez es el precursor del CBD, en el que se convierte a través de la descarboxilación. Estas plantas son generalmente variedades híbridas en las que tiende a predominar la genética *sativa*; en las variedades de CBD están presentes diversas características de las especies *indica* y *sativa* en diversos grados.

EL CBD OBTENIDO DEL CÁÑAMO INDUSTRIAL FRENTE AL OBTENIDO DEL CANNABIS MEDICINAL

La diferencia clave entre las plantas de cáñamo y las de cannabis es el contenido en resina. Las variedades industriales de cáñamo acostumbran a ser un cultivo agrícola con bajo contenido en resina, que se cultiva a partir de semillas selectas; en cada metro cuadrado crecen unas cien plantas altas y delgadas. Se cosechan a máquina y se fabrican una gran cantidad de productos a partir de ellas, como cuerdas, telas y plásticos.

Por otra parte, las plantas de cannabis terapéutico o recreativo actuales son un cultivo hortícola con un alto contenido en resina, que generalmente se cultiva a partir de clones femeninos reproducidos asexualmente; crecen una o dos plantas por metro cuadrado y son cosechadas, secadas, podadas y procesadas manualmente.

El CBD extraído del cáñamo y del cannabis es la misma molécula. El cáñamo industrial generalmente contiene alrededor de un 3,5 % de CBD más una cantidad muy pequeña de THC, menos del 0,1 %. Se requiere una gran cantidad de cáñamo para lograr una pequeña cantidad de producto rico en CBD. El reto, por tanto, consiste en utilizar un procedimiento de extracción adecuado para la producción a gran escala. La forma más económica de extraer el CBD es por medio de disolventes, como el butano y el hexano. Sin embargo, pueden quedar residuos tóxicos en el aceite con este método. Unas pruebas realizadas en 2014 por Project CBD encontraron niveles significativos de residuos de disolventes peligrosos, como el hexano (una neurotoxina según la Agencia de Protección Ambiental estadounidense) en muestras aleatorias de productos de CBD elaborados a partir del cáñamo industrial. Además, la planta de cáñamo es un bioacumulador, lo que significa que tiende a absorber las toxinas del suelo. Lo hace con tanta eficacia que se usó en la limpieza posterior al desastre nuclear de Chernóbil. Por lo tanto, el suelo que contenga cáñamo destinado al consumo humano debe estar estrictamente controlado, y es muy recomendable utilizar sistemas de cultivo ecológicos. Muchos productos de CBD se preparan a partir de cáñamo industrial cultivado en China, y algunos de ellos pueden contener niveles significativos de pesticidas y metales pesados. Las sustancias químicas tóxicas tienden a acumularse y volverse más potentes cuando se practican la extracción y la concentración. La extracción es el proceso habitual de concentración de las moléculas que interesan, y las sustancias químicas tóxicas no pueden separarse con este método. Es muy recomendable conocer el origen de cualquier producto de CBD que se vaya a consumir y las técnicas de cultivo utilizadas.

En la actualidad, gran parte del cannabis utilizado en el sector del cannabis medicinal contiene mayores niveles de THC que el cáñamo, pero algunas variedades también contienen cantidades mucho más altas de CBD; llegan a constituir hasta el 20 % del contenido total. Debido a esto, el CBD se puede extraer del conjunto de la planta utilizando un procedimiento sencillo de infusión de aceite o un método de tintura con alcohol de alta graduación.

Por muchas razones, el cannabis rico en CBD es una fuente de CBD más apropiada que el cáñamo industrial. Muchos fabricantes de aceite de CBD utilizan cáñamo chino y comercializan sus productos en línea. Sin embargo, hay que tener en cuenta que la FDA y la DEA estadounidenses nunca han aprobado el CBD como suplemento para ningún tipo de uso médico.*

En el momento de la publicación de esta obra, de acuerdo con las leyes estatales estadounidenses relativas al cannabis medicinal, un producto de aceite de CBD (extraído del cáñamo o del cannabis) puede ser consumido legalmente, con fines terapéuticos, por parte de pacientes a quienes se lo haya indicado el médico, siguiendo las directrices locales, en los estados en los que el cannabis medicinal o recreativo esté legalizado; en algunos casos, pueden consumirse productos que solo contengan CBD.

---

* Recordemos, sin embargo, que en Estados Unidos está aprobado el fármaco Epidiolex, una formulación farmacéutica oral de CBD puro de origen vegetal, para determinados usos médicos. (N. del T.)

LISTA DE VARIEDADES RICAS EN CBD

(escrito aportado por Amalthea Birkholz)

Voy a presentar una breve lista y descripción de algunas variedades populares de CBD en el norte de California. No es una lista completa de variedades de ninguna de las maneras, ya que se han desarrollado muchas otras en distintas ubicaciones. Los gráficos que se ofrecen a continuación son los resultados de las pruebas de laboratorio realizadas por los autores con muestras de las plantas, no los promedios de las variedades. Cada planta es única y puede ser un poco diferente.

ACDC (TAMBIÉN CONOCIDA COMO *ORACLE* O C-6)

La ACDC ha mejorado la vida de innumerables personas. Es un fenotipo directo de la variedad *cannatonic*, lo que significa que proviene de una semilla de *cannatonic*, uno de los «patrones de oro» originales de la pureza del CBD de Resin Seeds, banco de semillas de cannabis español. En la ACDC, la proporción de CBD frente a

THC es de 22 a 1 (oscila entre 20:1 y 25:1) y es una variedad que solo existe como clon.

A menudo, la ACDC es la primera variedad que se recomienda a los pacientes que van a utilizar por primera vez el cannabis medicinal para una gran variedad de problemas de salud. Su popularidad ha crecido en parte porque es muy efectiva y, en gran medida, porque no tiene ningún efecto secundario psicoactivo debido a su bajo contenido en THC. Aunque la planta es relativamente pequeña, frágil y de bajo rendimiento, produce sistemáticamente algunos de los mejores remedios de alto grado con los que se obtienen resultados.

La ACDC tiene un contenido equilibrado de cannabinoides y terpenos. Esto es importante, ya que sabemos que estos compuestos actúan en sinergia, haciendo que la suma sea mayor que las partes. El CBD, que había sido un cannabinoide subestimado, es un magnífico «actor secundario» que, incluso en pequeñas cantidades, contribuye en silencio al equilibrio y la salud internos. Los estudios indican que la ACDC actúa como un antidepresivo, estimula el desarrollo cerebral, es antiinflamatoria, combate el dolor y también es antibacteriana y antifúngica. Es famosa por sus efectos beneficiosos en niños y adultos con trastornos epilépticos, ansiedad, esclerosis múltiple, la enfermedad de Crohn y problemas de dolor neurológico. A menudo se usa como remedio contra el cáncer y se puede combinar con otras variedades para obtener diversas proporciones de CBD frente a THC, que vayan desde 1:1 hasta 8:1. Se suele recomendar la mezcla 4:1 para el dolor y la inflamación. Mientras que a algunas personas las ayuda a dormir bien, otras encuentran que están más despiertas durante el día.

La ACDC fue expandida en 2011 por el doctor William Courtney, quien adquirió varias semillas *cannatonic* en Resin Seeds. Estas semillas estaban feminizadas, y en la mayoría de ellas la proporción de CBD frente a THC oscilaba entre 1:1 y 20:1. Sin embargo, una de las plantas produjo una proporción muy alta favorable al CBD, de 22 a 1. Puesto que el doctor Courtney estaba muy interesado en utilizar el cannabis crudo y el zumo fresco como fuente alimentaria de CBDA y THCA, salvó esta cepa por medio de clones y la bautizó como *AC/DC*, siglas de *Alternative Cannabinoid/Dietary Cannabis* ('cannabis alimentario [basado en un] cannabinoide alternativo', en referencia al CBD).

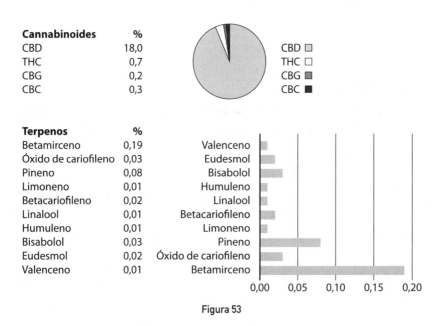

Cannabinoides	%
CBD	18,0
THC	0,7
CBG	0,2
CBC	0,3

Terpenos	%
Betamirceno	0,19
Óxido de cariofileno	0,03
Pineno	0,08
Limoneno	0,01
Betacariofileno	0,02
Linalool	0,01
Humuleno	0,01
Bisabolol	0,03
Eudesmol	0,02
Valenceno	0,01

Figura 53

Aunque está clasificada como un híbrido 50/50 (50 % *sativa*, 50 % *indica*), la ACDC es bastante neutra. Tiene sus propias características y no presenta rasgos distintivos de la genética *sativa* o *indica*. Solo está disponible como clon, en unos pocos dispensarios de cannabis medicinal de California. El cultivo de la ACDC se considera de dificultad media, y el ciclo de floración dura entre nueve y diez semanas (este es el intervalo de tiempo que va desde que empiezan a formarse los racimos florales o cogollos hasta la cosecha). Desde el punto de vista hortícola, los rendimientos son pequeños y es una planta delicada, apenas capaz de sostener sus flores maduras, que siempre necesitan una pérgola. Crece más a lo ancho que a lo alto, con muchas ramas laterales. La ACDC crece bien tanto en interiores como a pleno sol. Su aroma es dulce, alimonado y terroso, y tiene un sabor dulce, picante, cítrico.

Tipo: 50 % *sativa*, 50 % *indica*

Potencia: 15 a 19 % CBD; 0,6 a 0,8 % THC

Proporción: Entre 20:1 y 26:1 de CBD frente a THC

CANNATONIC

La *cannatonic* fue una de las primeras variedades ricas en CBD, y supuso el inicio de la revolución de este cannabinoide. La *cannatonic* ha sido la «variedad abuela» que ha dado lugar a muchas de las otras que se muestran en este capítulo. Es una variedad compleja y valiosa que fue creada por el equipo de Resin Seeds, de España, en 2008, y a ella se debe gran parte de la fama del CBD y de las historias de éxito asociadas con él. Es el resultado de un cruce entre una *MK ultra* hembra y una *G13 haze* macho (la *G13 haze* es una variedad famosa). Se trata de una variedad híbrida única cultivada específicamente por su bajo contenido en THC (rara vez superior al 6 %) y su alto contenido en CBD (generalmente, del 7 al 15 %). Habitualmente, la proporción de CBD frente a THC en las flores varía entre 1 a 1 y 2 a 1. Dado que se cultiva a partir de semillas, el contenido en CBD y THC es muy variado; en algunas ocasiones la proporción ha sido extremadamente alta, de 20 a 1 o superior. Estas plantas excepcionales se han separado de las demás y se han clonado, lo cual ha dado lugar a otras variedades, como la ACDC y la C-6. Los genes de la *cannatonic* se encuentran en algunas de las variedades más populares por su contenido en CBD, ya que ha sido sometida a hibridación para crear variedades como la *canna-tsu*, la *remedy* y la *valentine X*.

La *cannatonic* es una de las principales variedades medicinales; es buena para fomentar la relajación y para combatir el dolor, los espasmos musculares, el insomnio, el cáncer, la ansiedad, las migrañas y una amplia variedad de trastornos psicológicos. Es conocida por ayudar a combatir las náuseas, el estrés y los trastornos del estado de ánimo y por ayudar a enfocar la mente. El CBG y el mirceno, que son predominantes en la *cannatonic*, pueden ser los responsables de que esta variedad regule tan bien el dolor, tanto crónico como agudo. También es buena para combatir la fibromialgia y la inflamación.

La *cannatonic* tiene un olor terroso y un ligero aroma a limón, dulce y suave. Su sabor es cítrico, especiado, suave y cremoso. Alivia muchas enfermedades y acelera su curación. Si bien está clasificada como un híbrido 50 % *sativa* y 50 % *indica*, su efecto medicinal corresponde más a un 60 % de *indica* y un 40 % de *sativa*. Su cultivo es de dificultad media, y florece en nueve semanas. Su potencia en cuanto al CBD varía entre el 6 y el 17 %.

Tipo: 40 % *sativa*, 60 % *indica*

Potencia: 6 a 17 % CBD; 0,45 a 7 % THC

Proporción: Entre 1:1 y 22:1 de CBD frente a THC

Cannabinoides	%
CBD	10,4
THC	3,7
CBG	0,2

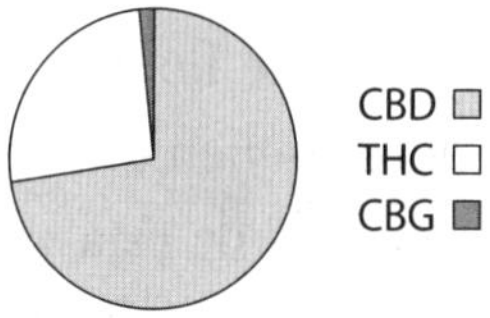

CBD ☐
THC ☐
CBG ■

Terpenos	%
Betamirceno	0,13
Pineno	0,04
Limoneno	0,04
Betacariofileno	0,02
Linalool	0,01

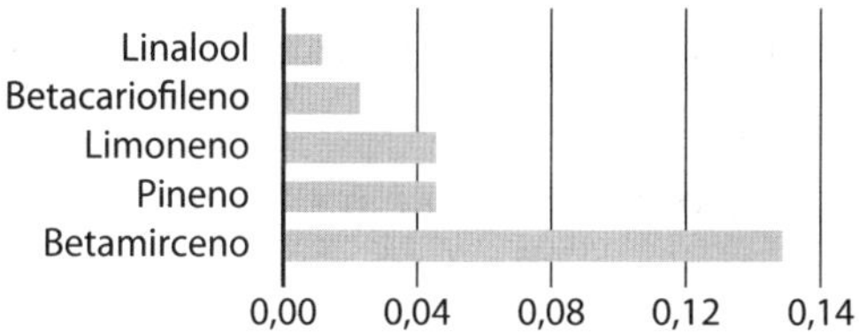

Figura 54

327

CANNA-TSU

La variedad *canna-tsu* es el resultado de cruzar la *cannatonic* y la *sour tsunami*. Fue desarrollada en 2010 por Lawrence Ringo, de SoHum Seeds (Southern Humboldt Seed Company). Es apreciada por muchos pacientes debido a su efectividad medicinal. Los populares y complejos compuestos de la *cannatonic*, que se manifiestan como un predominio de la genética *indica* que se ve atenuado por las cualidades calmantes predominantes en la genética *sativa* de la *sour tsunami*, dan como resultado una claridad estimulante para los pacientes. En general, es una de las mejores opciones de híbrido rico en CBD y manifiesta propiedades del tipo *indica*. Tiene muchas aplicaciones medicinales, que incluyen el tratamiento de problemas de salud que requieren una mayor proporción de CBD, como el dolor, el estrés, la enfermedad de Crohn, la ELA, la inflamación, la ansiedad y el cáncer. Se puede usar en forma de extracto para el tratamiento de afecciones cutáneas y añadir a productos de belleza y cremas antienvejecimiento. Por su alto contenido en betamirceno, es útil con los trastornos del sueño y tiene un efecto relajante.

Esta variedad tiene cogollos (racimos florales) grandes y muy hermosos, es similar a un arbusto y tiene un rendimiento bastante alto. Es fácil de cultivar y presenta una fuerte resistencia al moho y los hongos. Su tiempo de floración dura entre sesenta y tres y setenta días, y sus flores tienen un aroma dulce, picante y cítrico. Puede accederse a semillas de esta variedad por medio del portal de SoHum Seeds (www.kingofcbdgenetics.com). Puesto que no se trata de una variedad que haya sido estabilizada, las semillas de *canna-tsu* dan lugar a una amplia variedad de proporciones de CBD frente a THC.

Tipo: 35 % *sativa*, 65 % *indica*

Potencia: 9 a 14 % CBD; 0,45 a 7 % THC

Proporción: Entre 2:1 y 22:1 de CBD frente a THC

Cannabinoides	%
CBD	12,0
THC	1,8
CBG	0,8

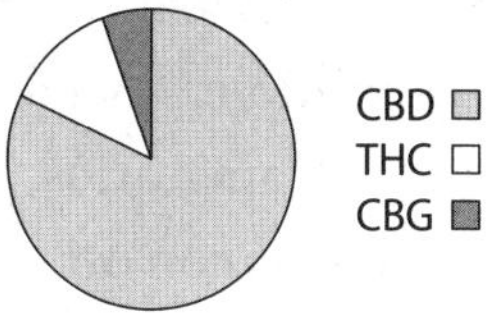

CBD ▢
THC ☐
CBG ◼

Terpenos	%
Betamirceno	0,14
Humuleno	0,03
Betacariofileno	0,08

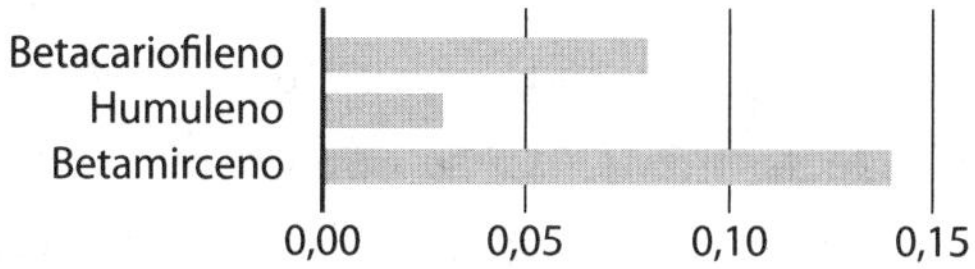

Betacariofileno
Humuleno
Betamirceno

0,00 0,05 0,10 0,15

Figura 55

CBD THERAPY

Esta variedad fue desarrollada por CBD Crew, un proyecto internacional de Howard Marks (también conocido como Mr. Nice); Jaime, de Resin Seeds (España), y Scott Blakey (también conocido como Shantibaba). Cultivadores muy experimentados del mejor cannabis durante muchos años, decidieron trabajar juntos para producir una serie de variedades de cannabis ricas en CBD que fuesen útiles, específicamente, para los pacientes que usasen la marihuana medicinal. De sus siete variedades ricas en CBD, la *CBD therapy* es la que tiene la proporción más alta de CBD frente a THC, con un promedio de 24:1, disponible como semillas que han sido feminizadas por CBD Crew.

La variedad *CBD therapy* se creó a partir de otras que tenían niveles elevados de THC para uso recreativo y ha tardado unos cuatro años en estabilizarse. Puesto que procede de semillas, existe una gran variación en la proporción de CBD y THC. La mayoría de las semillas se convierten en plantas cuya proporción de CBD frente a THC varía entre 30:1 y 20:1, si bien algunas se acercan a 5:1, y unas pocas incluso a 2:1. Ninguna semilla ha dado lugar a ninguna planta con un contenido en THC superior al correspondiente a la proporción 2:1.

La *CBD therapy* es eficaz para el tratamiento del síndrome de Dravet, la esclerosis múltiple, la enfermedad de Crohn, la fibromialgia, los problemas inflamatorios, la ansiedad, la depresión o la epilepsia. Se puede mezclar con otras variedades para crear remedios personalizados para muchos tipos de enfermedades y dolencias. A pesar de que es un híbrido que combina las genéticas *indica* y *sativa* a partes iguales, su alto contenido en betamirceno hace que su efecto medicinal se corresponda más con el de las variedades de *indica* y es, por lo tanto, adecuada para tratar el insomnio y para promover la relajación y la reducción del estrés. Su sabor y aroma es desde afrutado y dulce hasta húmedo y terroso.

Tipo: 50 % *sativa*, 50 % *indica*

Potencia: 14 a 18 % CBD; 0,6 a 0,8 % THC

Proporción: Entre 20:1 y 30:1 de CBD frente a THC

Cannabinoides	%
CBD	17,0
THC	0,6
CBG	0,8
CBC	0,1

Terpenos	%
Betamirceno	0,24
Pineno	0,09
Terpinina	0,04
Betacariofileno	0,02
Bisabolol	0,02

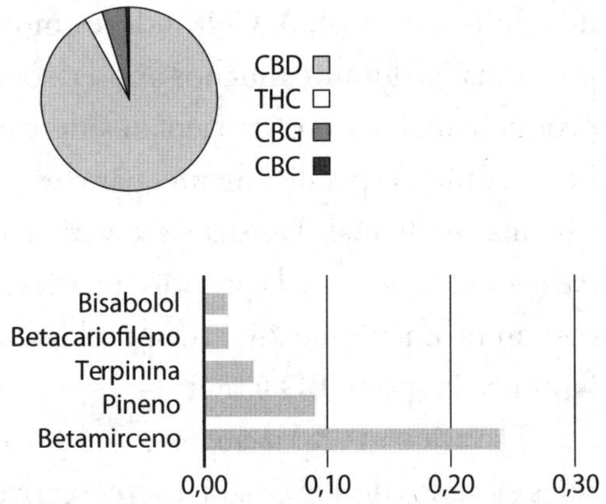

Figura 56

ELECTRA 4

La *electra 4* es un cruce de las variedades ACDC y *otto*, que reúne destacadas cepas con alto contenido en CBD de California y Colorado. La *otto* fue una de las primeras variedades de CBD identificadas en 2008. La *electra 4*, al igual que la ACDC, es un fenotipo de CBD disponible solo como clon cuya relación entre el CBD y el THC se sitúa entre las proporciones 10:1 y 25:1. Fue creada en el norte de California en 2011 por el cultivador Tim Underwood, y tiene un perfil terpénico rico y variado.

Uno de los terpenos predominantes de la *electra 4* es el betacariofileno, el cual contribuye a regular la respuesta natural del cuerpo a la inflamación causada por la irritación o las lesiones. También tiene un efecto calmante sobre el tracto digestivo cuando se ingiere. El betacariofileno actúa sobre los receptores CB2, que pueden combatir muchos trastornos inflamatorios, como la artritis, la cistitis vesical, la esclerosis múltiple y la demencia asociada al VIH, todo ello sin que la persona experimente los efectos psicoactivos asociados al consumo de THC.

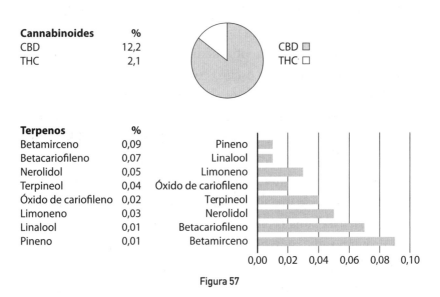

Cannabinoides	%
CBD	12,2
THC	2,1

CBD ☐
THC ☐

Terpenos	%
Betamirceno	0,09
Betacariofileno	0,07
Nerolidol	0,05
Terpineol	0,04
Óxido de cariofileno	0,02
Limoneno	0,03
Linalool	0,01
Pineno	0,01

Figura 57

La *electra 4* fue un intento de fusionar la tupida forma de la ACDC con la estructura alta y arborescente de la *otto*. La *electra 4* alcanza bastante altura, como su ascendiente macho; tiene unas ramas largas y pesadas cubiertas con grandes cogollos (racimos florales) y hojas pequeñas influidas por la genética *sativa*. Se asemeja más al cáñamo industrial que al cannabis, a menudo tarda doce semanas completas en terminar de crecer y puede alcanzar los seis metros de altura al aire libre. Produce una gran cantidad de flores aromáticas y las hojas crecen dispersas. Es resistente al moho y, en cierta medida, a los ácaros y los gusanos, como su ascendiente *otto*. Su aroma es afrutado y picante, y recuerda al pino.

Tipo: 70 % *sativa*, 30 % *indica*

Potencia: 12 a 15 % CBD; 0,6 a 1,5 % THC

Proporción: Entre 10:1 y 27:1 de CBD frente a THC

HARLEQUIN

La variedad *harlequin*, conocida por aliviar una amplia variedad de dolencias, desde el dolor y los efectos secundarios de la quimioterapia hasta el TEPT, es un complemento importante a cualquier programa de tratamiento médico. Crece en forma de árbol de Navidad de color verde oscuro con bastante vigor. Los grandes cogollos (racimos florales) son tan densos que pueden tardar hasta tres semanas en secarse. Tiene un olor y un sabor dulce, a pino, con una consistencia que recuerda la del jarabe, lo cual hace que sea un remedio agradable. Esta variedad fue creada entre 2007 y 2008 por Wade Laughter, pionero en el resurgimiento del CBD. Laughter obtuvo en una granja suiza de cannabis algunas semillas de una variedad llamada *snowcap* ('casquete de nieve'), denominada así por sus abundantes tricomas blancos. La cruzó con las variedades *colombian gold*, *nepali* (*indica*) y *thai* (*sativa*). Gracias a su pericia como cultivador, logró salvar esta extraordinaria planta, y más tarde la llamó *harlequin* ('arlequín').

Los resultados de las pruebas permitieron constatar una proporción de CBD frente a THC de 2 a 1, rica en cualidades medicinales. Esta variedad tiene un contenido muy alto en betamirceno y betacariofileno, por lo que presenta propiedades tanto antiinflamatorias como relajantes. Laughter colaboró con Project CBD y el dispensario de cannabis medicinal Harborside para ayudar a que hubiese clones y flores secas disponibles. Esta variedad se volvió popular en los dispensarios locales y se extendió rápidamente por todo California; muchas personas conocieron el CBD gracias a ella. Es bastante fácil de cultivar, tiene grandes cogollos (racimos florales) cargados de tricomas, el ciclo de floración dura entre ocho y nueve semanas y está disponible en los dispensarios de California como clon solamente.

Tipo: 75 % *sativa*, 25 % *indica*

Potencia: 14 a 18 % CBD; 7 a 9 % THC

Proporción: Entre 1:1 y 3:1 de CBD frente a THC

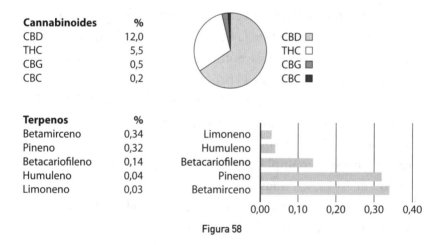

Cannabinoides	%
CBD	12,0
THC	5,5
CBG	0,5
CBC	0,2

CBD □
THC □
CBG ■
CBC ■

Terpenos	%
Betamirceno	0,34
Pineno	0,32
Betacariofileno	0,14
Humuleno	0,04
Limoneno	0,03

Figura 58

Laughter le ofreció algo de *harlequin* a un amigo al que le habían reconstruido un hombro. Este amigo no experimentó efectos psicoactivos, y la *harlequin* fue lo único que le quitó el dolor.

Otro paciente, un veterano de guerra de Arizona, encontró esta variedad tan efectiva para su trastorno de estrés postraumático que llegó a un acuerdo con la policía local para que le permitiese cultivarla si la ofrecía de forma gratuita a cualquier veterano necesitado que pudiera mostrar documentación legal.

HARLE-TSU

La variedad *harle-tsu* es un híbrido en el que la genética *indica* es predominante, al constituir un 60 % del total. Crece como una reina fuerte que inspira mucha confianza; los pacientes pueden fiarse de ella. Ofrece una sólida diversidad de cannabinoides y terpenos conocidos que dan lugar a un efecto séquito casi completo en una sola planta.

La *harle-tsu* fue desarrollada por Lawrence Ringo, de SoHum Seeds, en 2012. Es un cruce entre la *harlequin* y la *sour tsunami*. Se trata de una planta uniforme, de color verde esmeralda claro, con flores que se alargan en un trazado exuberante, en unos cogollos (racimos florales) grandes y densos. Produce en grandes cantidades una sustancia medicinal con alto contenido en CBD en la que se puede confiar. Desprende un aroma considerablemente afrutado, amaderado y a pino durante la floración, que revela un abundante contenido en terpenos. Si se cultiva y se cosecha adecuadamente, esta fragancia permanece en el proceso de curado.

Se sabe que la *harle-tsu* es útil con la ELA, la ansiedad, las náuseas relacionadas con la quimioterapia, el trastorno bipolar, el cáncer, la enfermedad de Crohn, la depresión, la epilepsia, la inflamación, la esclerosis múltiple, la enfermedad de Parkinson, el TEPT, el dolor, el estrés, los traumatismos craneales, los tics y temblores de cabeza (no relacionados con la epilepsia), el síndrome de las piernas inquietas y la artritis reumatoide.

La *harle-tsu* está disponible como semillas en SoHum Seeds (condado de Humboldt, en California). En las semillas, la proporción de CBD frente a THC suele ser de 20 a 1. Es bastante fácil de cultivar y ofrece una buena producción. Su tiempo de floración es de ocho semanas. Su aroma es a manzana y cítricos, enraizado en fragancias terrosas y amaderadas.

Tipo: 40 % *sativa*, 60 % *indica*

Potencia: 12 a 17 % CBD; 0,6 a 0,8 % THC

Proporción: Entre 18:1 y 24:1 de CBD frente a THC

Cannabinoides	%
CBD	15,1
THC	0,8
CBG	0,5
CBC	0,4

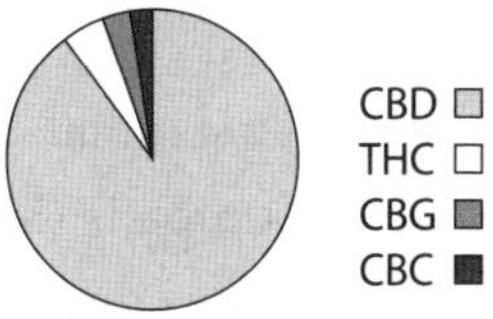

CBD ▢
THC ▢
CBG ▣
CBC ■

Terpenos	%
Betamirceno	0,21
Acetato de terpenilo	0,20
Betacariofileno	0,12
Pineno	0,06
Limoneno	0,02
Elemene	0,01
Óxido de cariofileno	0,01

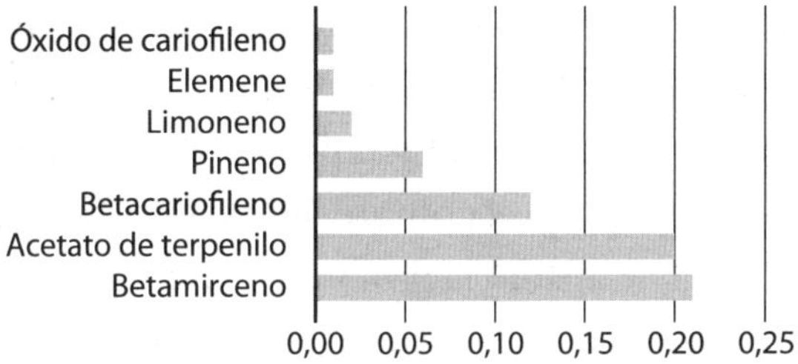

Óxido de cariofileno
Elemene
Limoneno
Pineno
Betacariofileno
Acetato de terpenilo
Betamirceno

0,00   0,05   0,10   0,15   0,20   0,25

Figura 59

OMRITA

La *omrita Rx* es un híbrido en el que predomina la genética *sativa* del Área de la Bahía de San Francisco. Con un nivel promedio de CBD que va del 9,5 al 12 % y un nivel de THC del 7 al 8 %, esta variedad produce una sustancia medicinal extremadamente potente. La *omrita Rx* es famosa entre la comunidad del cannabis medicinal por ser utilizada como tratamiento para un amplio abanico de enfermedades y dolencias, como el dolor crónico debido a enfermedad o lesión, la inflamación, los espasmos musculares, los trastornos de ansiedad y las náuseas.

El efecto asociado con la *omrita Rx* se describe como una sensación estimulante de concentración y claridad mental más un brillo corporal suave y cálido. Con una proporción de CBD frente a THC de 1,5 a 1, esta variedad tiene un leve efecto psicoactivo. La *omrita Rx* posee un aroma terroso fresco con toques de la marihuana *skunk* y un sabor terroso fresco ligeramente picante. Sus cogollos (racimos florales) son largos y densos, con frondosas flores de color verde oliva oscuro, abundantes pelos de color ámbar, una capa de tricomas cristalinos y una resina con consistencia de jarabe, dulce y pegajosa.

Miguel A. adquirió diez semillas de una variedad llamada *Rx* en la Vancouver Island Seed Company (VISC) a finales de 2009. En su catálogo, VISC describía la *Rx* como su «variedad medicinal favorita»: un cruce doble *indica* de *romulan joe* con una variedad llamada *fucking incredible*. Las diez semillas originales de *Rx* que sembró Miguel dieron lugar a dos plantas femeninas robustas, coloridas y cubiertas de resina. Estas plantas fueron clonadas y se expandieron. Miguel cambió el nombre de la variedad para subrayar su valor medicinal; le añadió la palabra sánscrita *omrita*, que significa 'néctar'. Reconoce que esta variedad «fue el resultado del trabajo de otras personas y cualquier reconocimiento debe dirigirse a los cultivadores originales de VISC por su increíble creación».

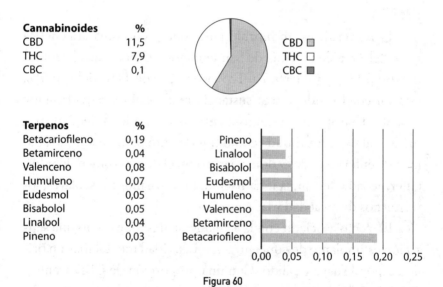

Cannabinoides	%
CBD	11,5
THC	7,9
CBC	0,1

Terpenos	%
Betacariofileno	0,19
Betamirceno	0,04
Valenceno	0,08
Humuleno	0,07
Eudesmol	0,05
Bisabolol	0,05
Linalool	0,04
Pineno	0,03

Figura 60

Recientemente, a lo largo de todo un año, plantas desarrolladas a partir de esquejes sacados de las dos hembras *Rx* originales de Miguel han mostrado tener entre un 9 y un 12 % de CBD y entre un 5 y un 7 % de THC. Esta variedad tiene una gran cantidad de betacariofileno, conocido por sus efectos antiinflamatorios.

Tipo: 65 % *sativa*, 35 % *indica*

Potencia: 9,5 a 12 % CBD; 7 a 8 % THC

Proporción: Entre 1,5:1 y 2:1 de CBD frente a THC

REMEDY

La *remedy* «resucita» la genética marroquí y afgana que en el pasado produjo, de forma natural, plantas ricas en CBD y THC. Los aldeanos utilizaban a menudo estas plantas autóctonas para conservar la salud y el equilibrio en entornos hostiles. La *remedy* es útil para los trastornos epilépticos, como los síndromes de Dravet y Lennox-Gastaut, así como para la ansiedad, el insomnio, la inflamación, los trastornos nerviosos y muchos otros problemas de salud, como el cáncer.

Similar a la *harle-tsu*, esta variedad contiene una gran cantidad de los cannabinoides y terpenos más deseables, como si fuese un botiquín bien surtido, que actúan según el efecto séquito. Sin embargo, la *remedy* tiene una genética más bien *indica*. Crece como un arbusto redondo de color verde azulado y sus fuertes cogollos (racimos florales) son de color lavanda; las puntas de dichos cogollos suelen ser de color magenta. Una característica única de esta variedad es su ciclo de floración muy corto, de siete semanas solamente (la mayoría de las otras variedades ricas en CBD tardan entre nueve y once semanas en florecer). Este período de rápido crecimiento permite a los cultivadores producir varios cultivos utilizando técnicas de privación de luz.

La *remedy* es un híbrido cuya genética es *indica* en un 75 % y *sativa* en un 25 %. Fue desarrollada por Dark Heart Nursery y es una combinación de las variedades *cannatonic* y *afghan skunk*. Solo está disponible como clon en dispensarios de cannabis medicinal del norte de California. Fue criada y lanzada en 2014 y su cultivo es de una dificultad entre escasa y media. Tiene un aroma a limón, amaderado y terroso, y su sabor presenta dulces toques florales.

Tipo: 25 % *sativa*, 75 % *indica*

Potencia: 14 a 19 % CBD; 0,6 a 0,8 % THC

Proporción: Entre 22:1 y 25:1 de CBD frente a THC

Cannabinoides	%
CBD	18,9
THC	0,7
CBG	0,9

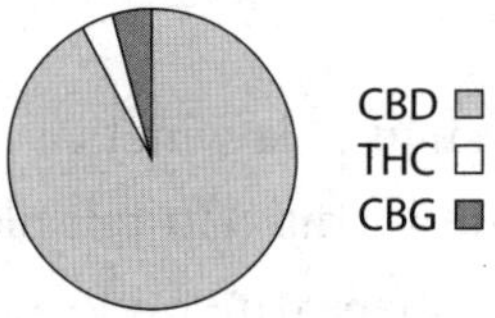

Terpenos	%
Betamirceno	0,12
Pineno	0,07
Betacariofileno	0,05
Bisabolol	0,02
Terpineno	0,02
Óxido de cariofileno	0,02

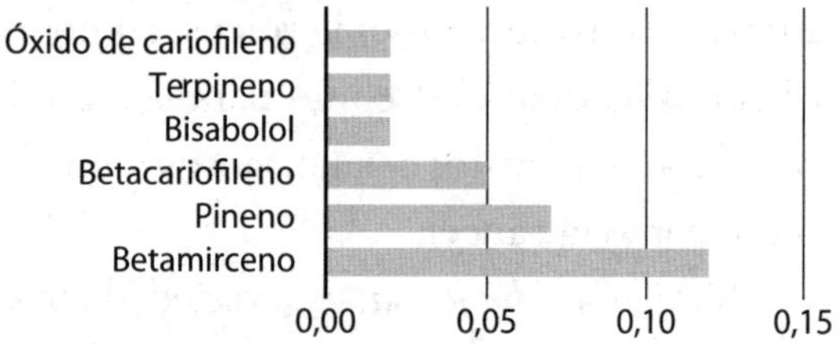

Figura 61

RINGO'S GIFT

Esta magnífica planta es el resultado de cruzar las variedades *sour tsunami*, *harlequin* y ACDC y es un verdadero regalo (*gift*), la última variedad que creó Lawrence Ringo, de SoHum Seeds, antes de fallecer, en 2014. La *Ringo's gift* está adquiriendo rápidamente la reputación de ser útil en una amplia variedad de afecciones, como la fibromialgia, las enfermedades inflamatorias, algunos tipos de epilepsia, el cáncer, el estrés y un largo etcétera. Tiene un potente efecto medicinal; conserva los mejores aspectos de la ACDC a la vez que supera con creces los rasgos frágiles de esta variedad en cuanto al crecimiento. La *harlequin* y la *sour tsunami* aportan vigor y abundancia a esta santísima trinidad de variedades ricas en CBD.

La mayor parte de las variedades con alto contenido en CBD tienden a tener un bajo rendimiento, lo cual es frustrante para la mayoría de los cultivadores. Ringo quiso producir una variedad que combinara unas cualidades medicinales muy altas (20:1+) con un crecimiento vibrante y un alto rendimiento. En 2014, eligió su mejor *harle-tsu* macho para cruzarlo con la mejor ACDC hembra en su huerto. Tras verse cubierto por el polen en el proceso, abrazó la ACDC para quitarse todo el polen de encima y que cayese en la planta. Sabía que la variedad obtenida sería especial, y así fue: en 2015, el extracto de CBD obtenido de ella obtuvo el primer y segundo puesto en la SoCal Medical Cannabis Cup ('trofeo al cannabis medicinal, sur de California').

> Demasiadas personas no son conscientes de lo que hay exactamente en una planta en particular. La potencia de los cannabinoides y los terpenos puede variar según las semillas, incluso según los clones, dependiendo de cómo se cultiven, el tipo de iluminación complementaria y los nutrientes. Las proporciones de cannabinoides y terpenos parecen seguir siendo las mismas en los clones. Tenemos que hacer más pruebas, pero hasta ahora hemos visto que es así.
>
> SoHum Seeds

La *Ringo's gift* puede encontrarse en SoHum Seeds (Humboldt, en California), es fácil de cultivar y tiene un alto rendimiento. Su aroma es floral, cítrico y dulce, con un toque de pino. Puesto que crece a partir de semillas, presenta un amplio abanico de proporciones de CBD frente a THC.

Tipo: 60 % *sativa*, 40 % *indica*

Potencia: 13 a 20 % CBD; 0,5 a 0,8 % THC

Proporción: Entre 15:1 y 25:1 de CBD frente a THC

Cannabinoides	%
CBD	19,0
THC	0,73
CBC	0,07

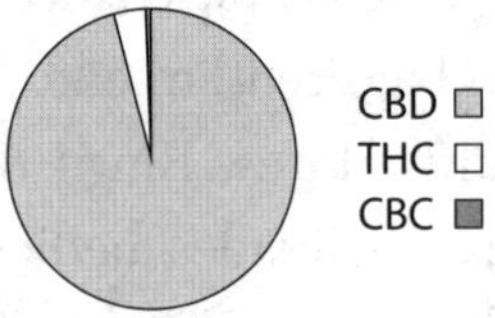

Terpenos	%
Betamirceno	0,21
Humuleno	0,05
Betacariofileno	0,02

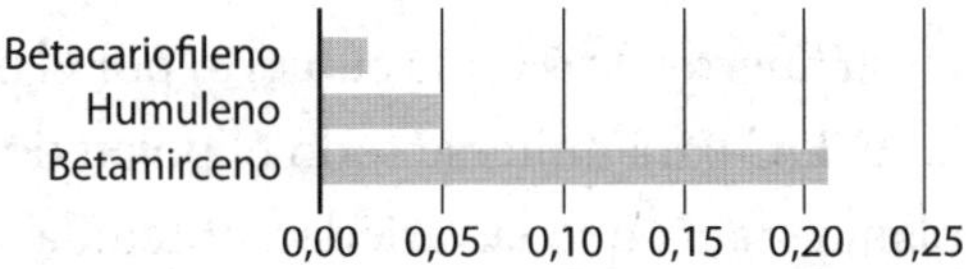

Figura 62

SOUR TSUNAMI II

En la variedad *sour tsunami II* predomina la genética *sativa*. Induce una sensación estimulante debido a su ascendencia *diesel*. La primera vez que se comprobó el contenido en CBD de la *sour tsunami I* se vio que era del 11 %, una cantidad notable en 2011. Ahora alcanza entre un 16 y un 19 %, según las condiciones de crecimiento, la semilla o el clon de origen y la experiencia del cultivador. Lawrence Ringo estuvo varios años creando la variedad para que lo ayudase con una lesión de espalda que tenía desde los trece años. Comprometido a evitar los analgésicos farmacéuticos y la cirugía, quiso encontrar una variedad de cannabis que tuviese propiedades curativas pero que no fuese demasiado sedante. Contando quince años de edad, unos moteros que quisieron recompensarlo por haber devuelto un anillo perdido le enseñaron a cultivar cannabis. A los diecinueve, aprendió horticultura ecológica en la universidad. Su vocación y sus conocimientos acabaron por dar lugar a la creación de una variedad excelente con un contenido en CBD elevado y estabilizado que posteriormente cruzó con otras variedades destacadas que aumentaron enormemente la efectividad y la disponibilidad del CBD para los investigadores, los pacientes y los médicos.

Ringo era músico y guardaba las semillas de cualquier planta que le aportara un sentimiento creativo. Tenía diversas variedades *diesel*, y un día un amigo le trajo una variedad llamada *ferrari*. Ringo describe este descubrimiento en un artículo publicado en la edición de otoño de 2011 de *O'Shaughnessy's*:

Nunca olvidaré ese sabor cremoso. La fumé y mi cerebro despegó. Soy músico, así que agarré mi guitarra y toqué como un loco durante horas. [...] Tardé cerca de un año en obtener ese clon, el cual estaba protegido por viejos leñadores que habían pasado a ser cultivadores de macetas. Habían constituido un pequeño círculo, una red. Al principio no nos lo iban a dar, pero finalmente lo conseguimos.[218]

La perseverancia de Ringo y su capacidad de convencer a los moteros y los antiguos leñadores nos dio esta variedad «animadora». La *sour tsunami II* es interesante para las personas con TDAH, los consumidores de cannabis diurnos y quienes buscan estimular su creatividad o levantar el ánimo. También es buena para la migraña, la pérdida de apetito, los problemas antiinflamatorios y el cáncer.

La *sour tsunami II* es un cruce de las variedades *New York diesel*, *sour diesel* y *ferrari*, y el cultivo continuado la ha mejorado mucho. Tiene una proporción de CBD frente a THC que llega a ser de 24 a 1. Crece como un arbusto de altura media y color verde oscuro, con toques de púrpura en las hojas y en los densos cogollos (racimos florales). Más adelante, Ringo cruzó la *sour tsunami II* y creó otras variedades más sorprendentes, como la *canna-tsu*, la *harle-tsu* y la *Ringo's gift*.

La *sour tsunami II* es un híbrido en el que predomina la genética *sativa* (con un 60 %; el otro 40 % es *indica*), y está disponible como semillas en SoHum Seeds y otros dispensarios de cannabis medicinal de California. La dificultad de su cultivo es entre escasa y media, y florece en nueve semanas. Su aroma es dulce y almizclado y su sabor es dulce con matices terrosos.

Tipo: 60 % *sativa*, 40 % *indica*

Potencia: 11 a 16 % CBD; 0,9 a 6,0 % THC

Proporción: Entre 8:1 y 24:1 de CBD frente a THC

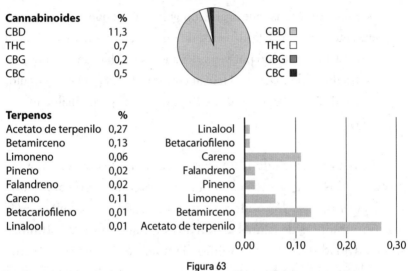

Cannabinoides	%
CBD	11,3
THC	0,7
CBG	0,2
CBC	0,5

Terpenos	%
Acetato de terpenilo	0,27
Betamirceno	0,13
Limoneno	0,06
Pineno	0,02
Falandreno	0,02
Careno	0,11
Betacariofileno	0,01
Linalool	0,01

Figura 63

SUZY-Q

La *suzy-Q* es una variedad con alto contenido en CBD y bajo en THC de Project CBD (Santa Rosa, en California). Las flores finales de esta variedad han mostrado tener un porcentaje altísimo de CBD frente a THC, de 59 a 1, y una potencia de CBD del 15 % y de THC del 0,25 %. El perfil único de cannabinoides de la *suzy-Q* es perfecto para tratar una amplia variedad de problemas de salud, como el dolor crónico, enfermedades bacterianas, la diabetes, náuseas, convulsiones, la artritis, la inflamación, el cáncer, la psoriasis, el trastorno de estrés postraumático, espasmos musculares, la ansiedad, la pérdida de masa ósea, migrañas y el alzhéimer.

Tiene un fresco sabor a pino, que recuerda ligeramente el de la popular variedad *trainwreck*. Las flores finales son moderadamente densas, con tonos profundos de verde y pelos de color naranja oscuro. Tiene un sabor y un aroma dulce, a nuez. La *suzy-Q* es excelente para tratar el dolor crónico, la ansiedad, el cáncer y la inflamación. Esta variedad es ideal para preparar concentrados y remedios a base de aceite, y es buena para cualquier persona que quiera encontrar alivio al dolor sin experimentar los efectos psicoactivos inducidos por el THC.

Tipo: 25 % *sativa*, 75 % *indica*

Potencia: 15 a 20 % CBD; 0,4 a 0,8 % THC

Proporción: Entre 18:1 y 30:1 de CBD frente a THC

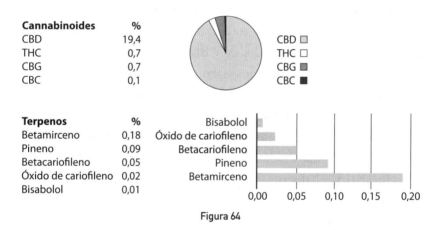

Cannabinoides	%
CBD	19,4
THC	0,7
CBG	0,7
CBC	0,1

Terpenos	%
Betamirceno	0,18
Pineno	0,09
Betacariofileno	0,05
Óxido de cariofileno	0,02
Bisabolol	0,01

Figura 64

V. J. S. se sometió a una intervención quirúrgica de pie, y la recuperación fue bastante dolorosa. Como no le gustaba la oxicodona, consumió *suzy-Q*, con resultados asombrosos: encontró alivio a su dolor sin experimentar efectos psicoactivos; solo una sensación de bienestar acompañada de relajación y calma.

SoHum Seeds

TELARAÑA DE CHARLOTTE

La telaraña de Charlotte fue desarrollada por los hermanos Stanley (Joel, Jesse, Jon, Jordan, Jared y Josh) en 2011 en Colorado. Aunque su origen es un tanto secreto, se cree que es un cruce entre la *cannatonic* y el cáñamo industrial, y en una entrevista se mencionó el uso de un «hierbajo» local. Es una variedad muy rica en cannabidiol, cuya proporción de CBD frente a THC es de 25 a 1, y la potencia del CBD en sus flores secas va del 15 al 17%. Como esta variedad no induce ningún «colocón», al principio se llamó *decepción del jipi*.

En 2012, los hermanos Stanley fueron presentados a la familia Figi, cuya hija de cinco años, Charlotte, tenía el síndrome de Dravet, un tipo de epilepsia intratable que causa más de trescientas convulsiones tonicoclónicas generalizadas a la semana. Los Figi habían probado todas las opciones farmacológicas convencionales que se les habían ofrecido y todas habían fallado. También habían probado con otras variedades de CBD que estaban disponibles en esos momentos y algunas funcionaron, pero solo ligeramente. Después de probar con la variedad *decepción del jipi*, Charlotte experimentó una reducción drástica de sus crisis epilépticas: pasó a tener tres o cuatro ataques al mes. Desde entonces los Stanley denominaron a esa variedad *Charlotte's Web* ('telaraña de Charlotte').

En 2013, el doctor Sanjay Gupta presentó a Charlotte en un documental de la CNN llamado *Weed* y nuevamente en 2014, en *Weed 2*. Charlotte y esta variedad también han sido objeto de muchos otros documentales y entrevistas; han aparecido en *60 Minutes*, *Dateline* y *The Doctors*. La publicidad que ha supuesto esta exposición ha sido uno de los mayores sucesos que han impulsado la toma de conciencia respecto al CBD y sus propiedades medicinales entre la población general no consumidora de cannabis. Y ha constituido el eje de un esfuerzo a escala nacional, en Estados Unidos, encaminado a legalizar las variedades de marihuana ricas en CBD.

La telaraña de Charlotte es un híbrido en el que predomina la genética *sativa*. Es muy eficaz para tratar los trastornos convulsivos infantiles, así como para ayudar a combatir el dolor, los espasmos musculares y los dolores de cabeza. Los efectos se limitan al ámbito del cuerpo (es decir, nunca son psicoactivos); no se produce ningún tipo de «colocón», ni siquiera en los niños ni en quienes consumen cannabis por primera vez. Esta variedad tiene un fuerte olor a pino con tonos florales, y un sabor terroso.

El acceso a esta variedad es algo limitado. Los hermanos Stanley no han puesto la información genética a disposición de otros cultivadores; la han conservado en el seno de sus propias organizaciones, CW Botanicals y Realm of Caring ('reino del cuidado'). Además, estos productos solo están disponibles en el estado de Colorado. De todos modos, la telaraña de Charlotte es casi idéntica a la variedad ACDC en todos los aspectos, y esta última es mucho más accesible.

Tipo: 60 % *sativa*, 40 % *indica*

Potencia: 15 a 17 % CBD; 0,5 a 0,8 % THC

Proporción: Entre 22:1 y 26:1 de CBD frente a THC

Cannabinoides	%
CBD	15,8
THC	0,7

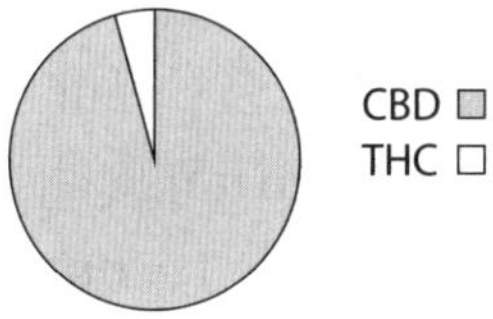

CBD ▣
THC ☐

Terpenos	%
Betamirceno	0,09
Pineno	0,07
Limoneno	0,01
Betacariofileno	0,01

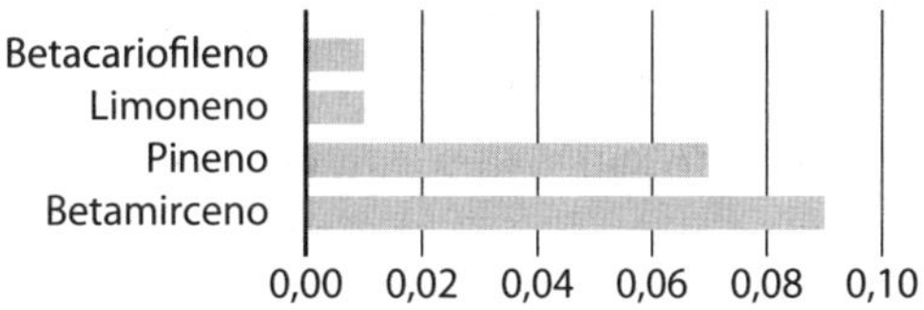

Betacariofileno
Limoneno
Pineno
Betamirceno

0,00 0,02 0,04 0,06 0,08 0,10

Figura 65

VALENTINE X

Llamada así en honor a san Valentín, el santo patrón de la epilepsia, la *valentine X*, una variante de la excelente ACDC, es buscada por sus excepcionales propiedades curativas y su elevada proporción de CBD frente a THC, de 25 a 1. Muchas personas han encontrado que la *valentine X* las ha ayudado en gran medida con los trastornos convulsivos, la inflamación, la depresión, la ansiedad, los trastornos nerviosos, el dolor, el asma, el cáncer y los efectos secundarios del tratamiento de este último. También es buena para la migraña y el dolor de cabeza tensional, los espasmos musculares y los temblores. Esta variedad no solo es conocida por sus efectos terapéuticos, sino también por desencadenar la curación y el pensamiento creativo. Aunque es un híbrido cuya genética es 50 % *sativa* y 50 % *indica*, su bajo contenido en mirceno hace que sus efectos tiendan a ser más estimulantes; aporta energía y es especialmente adecuada para el funcionamiento diurno.

La *valentine X* surte efecto casi inmediatamente después de ser ingerida; el resultado es una fuerte euforia y un sentimiento de felicidad y tranquilidad. Su alto contenido en CBD tiende a disolver cualquier dolor que se experimente en la mente y el cuerpo, así como cualquier tensión o efecto negativo. Los cogollos (racimos florales) contienen unas flores de color verde oliva oscuro con tonos azules, grumosas, densas y mullidas y con forma de palomitas de maíz; también contienen hojas, algunos pelos dispersos de color ámbar y una gruesa capa de tricomas cristalinos teñidos de azul. Esta flor tiene un aroma terroso a miel de pino que libera dulzor a medida que las flores se rompen y se calientan. El sabor es a miel dulce con un regusto terroso, a pino; este regusto tiene un efecto amaderado sabroso y especiado que permanece mucho tiempo en la lengua.

Tipo: 50 % *sativa*, 50 % *indica*
Potencia: 14 a 19 % CBD; 0,6 a 0,8 % THC
Proporción: Entre 22:1 y 26:1 de CBD frente a THC

Cannabinoides	%
CBD	17,5
THC	0,5
CBG	0,13
CBC	0,13

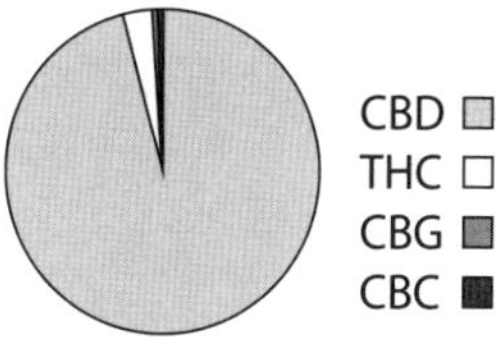

CBD ☐
THC ☐
CBG ▣
CBC ■

Terpenos	%
Betamirceno	0,03
Óxido de cariofileno	0,02
Pineno	0,03
Limoneno	0,02

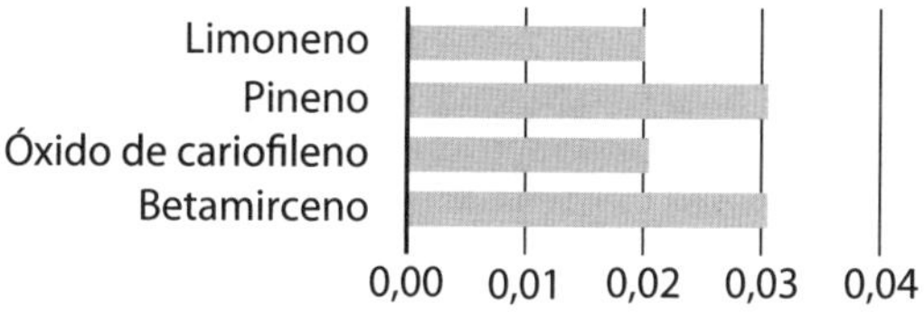

Limoneno
Pineno
Óxido de cariofileno
Betamirceno

0,00 0,01 0,02 0,03 0,04

Figura 66

Quinta parte

EL FUTURO DE LOS REMEDIOS BASADOS EN EL CANNABIS

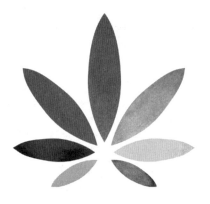

Aportación de Lion Goodman

S e está produciendo un cambio cultural importante en relación con el cannabis según se van comprendiendo en mayor medida sus numerosos beneficios para la salud. Con la reaparición de variedades en las que el contenido en CBD es predominante y la mayor disponibilidad de remedios de calidad, parece que esta planta estigmatizada durante mucho tiempo se está abriendo camino hacia ocupar un lugar prominente en la farmacopea occidental, una vez más.

El futuro medicinal del cannabis es brillante y, a la vez, está lleno de incertidumbres. Nuestra bola de cristal está un poco turbia (como la de todo el mundo). En esta quinta parte abordamos tres tendencias principales relacionadas con el cannabis medicinal que tienen un potencial tremendo: la reducción del daño causado por la epidemia de opioides, las tendencias políticas, incluida la legislación, y la investigación médica y la personalización de los remedios.*

---

* Aun cuando esta quinta parte está muy centrada en el contexto estadounidense, refleja problemáticas extendidas de forma generalizada. (N. del T.)

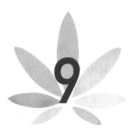

EL CANNABIS COMO HERRAMIENTA PARA COMBATIR LA EPIDEMIA DE OPIOIDES

En Estados Unidos, las muertes por sobredosis de opioides (analgésicos recetados y heroína) se han cuadruplicado desde 1999. Las estimaciones de los costes médicos asociados al problema de los opioides son de más de 72.000 millones de dólares al año, solo en este país. El doctor Donald Abrams, jefe de la División de Hematología y Oncología del Hospital General de San Francisco, es uno de los muchos profesionales médicos que señalan que cualquier cosa que debilite esta epidemia, que mata a ochenta estadounidenses todos los días, es digna de consideración.

«Si pudiéramos usar el cannabis, que es menos adictivo y dañino que los opioides, para aumentar la efectividad del tratamiento del dolor, creo que esto tendría un efecto en la actual epidemia de abuso de los opioides». Abrams ha investigado el efecto del cannabis en el dolor durante más de una década. «Nos vemos obstaculizados por el hecho de que sigue siendo difícil obtener fondos para realizar estudios sobre el cannabis como agente terapéutico», añade.[219]

El doctor Dustin Sulak es un médico osteópata de Maine que trata muchos de los síntomas de sus pacientes con marihuana medicinal. «El cannabis hace que el efecto de alivio del dolor de los opioides sea mayor, y si actúan juntos, [el efecto] es más potente», afirma.[220] Sulak lleva a cabo su práctica médica al lado de otros quince profesionales sanitarios de Maine y Massachusetts que tratan, en total, a unas veinte mil personas. Alrededor del 70 % de sus pacientes utilizan la marihuana medicinal para el dolor crónico. Otros la utilizan para dolencias como las náuseas provocadas por los medicamentos de quimioterapia o el cáncer. Recientemente entrevistó a más de mil pacientes en el contexto de su práctica médica, y la mitad dijeron que usaban el cannabis en combinación con los opioides para tratar su dolor. La mayoría de esas personas indicaron que con el tiempo habían llegado a prescindir por completo de los opioides o que habían reducido su consumo. «Esto no se ve en ningún otro caso —señala Sulak—. Quienes no consumen cannabis siempre regresan para pedir más opioides».[221]

El CBD y otros remedios basados en el cannabis tienen el potencial de ser herramientas importantes en la lucha contra la epidemia actual de abuso y sobredosis de fármacos en Estados Unidos. Se han empleado con éxito como sustitutos de los fármacos basados en opioides para aliviar el dolor, lo que permite a las personas reducir sus dosis y prevenir la adicción. El cannabis y los analgésicos narcóticos son conocidos por ser coagonistas, lo que significa que cada uno de ellos magnifica el efecto del otro. Esto permite tomar dosis más bajas y obtener resultados similares a los obtenidos con dosis mayores. En un estudio de investigación reciente realizado con trescientas personas que consumían altas dosis de opioides para controlar el dolor, se descubrió que estas podían reducir su consumo de opioides en un 60 % dentro de un período de tres semanas de ingesta de CBD y aun así mantener el dolor controlado en la misma medida. Al cabo de dos meses, muchas de estas personas pudieron abandonar por completo el medicamento opioide.

El CBD también se ha utilizado con éxito para aliviar los síntomas del síndrome de abstinencia con respecto a los opioides durante el proceso de recuperación de la adicción. También reduce el deseo físico de opiáceos. En el pasado se dijo que el cannabis es una droga de iniciación o «de entrada». En realidad, sirve para lo contrario, para abandonar la adicción. Se utiliza para facilitar la curación de adictos a las drogas duras. En 2015 se informó de que las ventas de fármacos opioides habían disminuido en un 5 % en los estados de Estados Unidos que habían legalizado el cannabis.

En 2014, investigadores de la Universidad de Pensilvania publicaron un estudio que examinaba las tasas de sobredosis relacionadas con los opioides en Estados Unidos entre 1999 y 2010. Los resultados revelaron que, en promedio, los estados que habían legalizado el uso del cannabis con fines medicinales presentaban un índice de mortalidad por sobredosis de opioides casi un 25 % más bajo después de dicha legalización. Según Marcus A. Bachhuber, uno de los autores del estudio, «las personas que ya toman opioides para el dolor pueden tomar marihuana medicinal como suplemento; así pueden reducir la dosis de su analgésico y, con ello, mitigar el riesgo de sobredosis».[222]

La relación entre el consumo de marihuana medicinal y la disminución de las muertes por sobredosis de opioides se ha fortalecido con el tiempo. Durante el primer año después de la implementación de la ley en el ámbito de un estado dado, las muertes han disminuido casi en un 20 % y han seguido haciéndolo. Cinco años después de la implementación, la tasa se ha revelado un 33,7 % más baja.

En la edición de junio de 2016 de The Journal of Pain [La revista del dolor], los investigadores Boehnke, Litinas y Clauw mostraron que el consumo de cannabis medicinal estaba asociado con una disminución del 64 % del consumo de opioides en pacientes con dolor crónico. Además, la cantidad de medicamentos se vio reducida, así como los efectos secundarios de estos, y se observó un incremento del 45 %, de media, en las mediciones relativas a la calidad de vida. Los beneficios eran mayores que los proporcionados por los fármacos, y se producían menos efectos secundarios.[223]

Ashley y W. David Bradford, investigadores de la Universidad de Georgia, encontraron que, en diecisiete estados en los que había leyes favorables a la marihuana medicinal en 2013, las recetas de analgésicos habían disminuido considerablemente en comparación con lo que estaba ocurriendo en aquellos en los que no existían este tipo de leyes. El descenso era significativo. En los estados que reconocían la marihuana medicinal, los médicos recetaban 1.826 dosis menos de analgésicos al año, en promedio. Además, también en promedio, recetaban 265 dosis menos de antidepresivos al año, 486 dosis menos de anticonvulsivos, 541 dosis menos de medicamentos contra las náuseas y 562 dosis menos de ansiolíticos.[224]

Es probable que las empresas farmacéuticas estén preocupadas por estas cifras. De hecho, las grandes empresas del sector han estado a la vanguardia de la oposición a la reforma de la marihuana. Han financiado investigaciones llevadas a cabo por académicos contrarios a esta planta[225] y han canalizado millones de dólares hacia grupos que se oponen a su legalización, como las Coaliciones Comunitarias Antidrogas de América.[226, 227] Las compañías farmacéuticas también han presionado directamente a las agencias federales para evitar la liberalización de las leyes de la marihuana.

Los principales actores del movimiento contrario a la legalización de la marihuana son las compañías farmacéuticas, las empresas cerveceras y las que producen otras bebidas alcohólicas, corporaciones privadas de prisiones y sindicatos de policías; todos estos colectivos ayudan a financiar grupos de presión contrarios a la reforma de la ley de la marihuana. Corrections Corporation of America ('corporación correccional de Estados Unidos'), una de las empresas de prisiones más grandes con ánimo de lucro de Estados Unidos, ha gastado casi un millón de dólares al año en ejercer presión. La compañía llegó a declarar en un informe que «los cambios con respecto a las drogas y sustancias controladas [...]

podrían afectar a la cantidad de personas arrestadas, condenadas y sentenciadas, lo cual podría reducir la demanda de instalaciones penitenciarias para albergarlas».[228]

Según un informe publicado en la revista *The Nation*, entre los principales donantes a organizaciones que luchan contra la liberalización de la marihuana están Purdue Pharma, creadora del analgésico OxyContin; Abbott Laboratories, que produce el opioide Vicodin, y Janssen Pharmaceutica, una filial de Johnson & Johnson que fabrica el analgésico Nucynta.[229]

«La prohibición de la marihuana permite ganar mucho dinero», señala el Center for Responsive Politics ('centro para políticas responsables'), un grupo de investigación sin ánimo de lucro con sede en Washington D. C., que investigó los esfuerzos de los grupos de presión contra la legalización.[230] Las organizaciones que han recibido dinero de estas compañías presionan al Congreso para que mantenga la clasificación de la marihuana como droga de la Lista 1, a pesar del hecho de que más de veintidós mil personas mueren cada año en Estados Unidos a causa del consumo excesivo de fármacos, según los Centers for Disease Control and Prevention ('centros para el control y la prevención de enfermedades'). Tres de cada cuatro muertes por sobredosis de fármacos tienen que ver con el consumo excesivo de analgésicos con receta. Son más muertes de las que ocasiona, en total, el consumo de heroína y cocaína.

Parece que las compañías farmacéuticas quieren restar importancia a los beneficios terapéuticos de la marihuana para mantener o aumentar la venta de sus medicamentos, los fabricantes de alcohol no desean que sus clientes se pasen en cierta medida al cannabis legalizado y las cárceles privadas deben llenar sus camas con delincuentes toxicómanos. Los defensores de la marihuana tienen unos enemigos poderosos y bien financiados con los que lidiar. El futuro de la legalización del cannabis depende, actualmente, de los esfuerzos que lleven a cabo ciudadanos individuales para impulsar cambios en las leyes estatales.

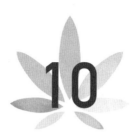

PRESENTE Y FUTURO DEL CANNABIS. ASPECTOS LEGALES Y TENDENCIAS EN EL SECTOR SANITARIO

BREVES CONSIDERACIONES ACERCA DE LA REGULACIÓN DEL CANNABIS

En el momento de la publicación de este libro, la administración Trump tiene el control de la Casa Blanca estadounidense y del Gobierno federal. Puesto que la posición de Trump y la del poder legislativo sobre el cannabis no está clara, nos encontramos en un momento de verdadera incertidumbre sobre el futuro legal del cannabis medicinal. Por una parte, la mayoría de los estados han aprobado iniciativas de legalización de la marihuana de una forma u otra. En 2016, los votantes de Arkansas, Florida y Dakota del Norte aprobaron la marihuana medicinal en sus estados, y en Montana se votó a favor de revertir las restricciones a las leyes existentes sobre el cannabis medicinal. Estos movimientos han hecho que el 20 % de la población tenga acceso al cannabis, uno de cada cinco estadounidenses. El número total de estados que han aprobado iniciativas favorables a la marihuana o han despenalizado su posesión es de cuarenta en el momento de la publicación de esta obra (en inglés). Después del ciclo electoral de 2016, 24,5 millones más de estadounidenses obtuvieron acceso al cannabis medicinal.

Antes de estas votaciones, la marihuana recreativa solo era legal en cuatro estados (Colorado, Oregón, Washington y Alaska) y en el Distrito de Columbia. Después de las elecciones, California, Massachusetts, Nevada y Maine se unieron a los estados que permitieron el consumo de marihuana a la población adulta. Una encuesta reciente de Gallup reveló que el 60 % de los habitantes del país estaban a favor de la legalización del cannabis, lo cual constituye el apoyo más alto en cuarenta y siete años.

De todos modos, mientras la marihuana continúe estando clasificada como droga de la Lista 1, seguirá siendo ilegal tener un negocio de cannabis a escala federal, incluso si el estado en el que tiene la sede la empresa autoriza dicho negocio. Esta es la paradoja que afrontan todos los propietarios de negocios de cannabis y todos los consumidores estadounidenses. Las empresas proveedoras de cannabis medicinal están obligadas a operar estrictamente dentro de los límites de un estado dado en el que sea legal. Si una empresa desea extender sus servicios a otro estado, toda ella debe ajustarse a la legislación vigente en ese estado. Esto hace muy difícil que cualquier empresa pueda crear una marca que la identifique a escala nacional y evita que los pacientes que se encuentran en estados en los que el cannabis medicinal no es legal obtengan el remedio que podría ayudarlos o curarlos.

A principios de 2016, una comisión internacional publicó un informe en *The Lancet* en el que pedía la despenalización de todas las drogas, y revelaba que la prohibición no era efectiva para impedir el consumo de drogas, la adicción o el crimen organizado.[231] Al mismo tiempo, las Naciones Unidas celebraron una sesión especial para debatir sobre la política global sobre drogas, la primera en casi veinte años. En el ámbito internacional, algunos países han legalizado el cannabis de alguna forma. Aunque la Convención Internacional del Opio hizo que el cannabis (llamado hachís en ese momento) fuese declarado ilegal en la mayoría de los países en 1912, en muchos se ha despenalizado la posesión de marihuana desde entonces. En 2016, los países que tienen unas leyes menos restrictivas en relación con el cannabis son Australia, Bangladés, Camboya, Canadá, Chile, Colombia, Costa Rica, la República Checa, Alemania, la India, Jamaica, México, los Países Bajos, Portugal, España, Uruguay y algunas jurisdicciones estadounidenses.

Por otro lado, los países con las leyes más restrictivas son China, Egipto, Francia, Indonesia, Japón, Malasia, Nigeria, Noruega, Filipinas, Polonia, Arabia Saudita, Singapur, Corea del Sur, Tailandia, Turquía, Ucrania, los Emiratos Árabes Unidos y Vietnam.

Las legislaciones acerca del cannabis pueden ir cambiando, y corresponde a los ciudadanos de los distintos países permanecer informados.

REPERCUSIONES DE LA INESTABILIDAD REGULADORA SOBRE EL ÁMBITO CIENTÍFICO

En la última década, desde el descubrimiento del sistema endocannabinoide, la investigación médica sobre el cannabis se ha convertido en una disciplina científica en sí misma, una disciplina que aún es joven y está en desarrollo. Sin embargo, el Gobierno federal estadounidense mantiene un control estricto sobre todas las investigaciones efectuadas con las drogas de la Lista 1. Esto ha limitado el patrocinio por parte de dicho Gobierno y ha estrangulado el acceso legal al cannabis como material de investigación: durante años solo hubo un productor autorizado de cannabis destinado a la investigación científica en todo Estados Unidos, la Universidad de Misisipi. Manifestar interés en la experimentación con el cannabis se consideraba un suicidio profesional, por lo que había pocos científicos «tan tontos» como para solicitar una beca de investigación. Además, solo estaban disponibles ciertas variedades, y las que tenían un alto contenido en CBD no se encontraban en la lista.

Debido a la experimentación pública a gran escala y a los claros beneficios para la salud que obtenían los individuos que utilizaban esta sustancia, algunos científicos pioneros rompieron con la tradición y comenzaron a explorar los múltiples usos potenciales de la planta y a investigar los mecanismos biológicos y fisiológicos que inducían cambios en el cerebro, el sistema nervioso y el resto del cuerpo. Actualmente, hay cientos de científicos que están realizando investigaciones cuidadosas para descubrir los beneficios de variedades concretas, las dosis adecuadas, los métodos de ingestión y el impacto sobre determinadas enfermedades y dolencias.

La mayor parte de los avances importantes en este campo se han efectuado en laboratorios que se encuentran fuera de Estados Unidos por parte de investigadores que tienen una mentalidad más abierta en el ámbito de la exploración del cannabis. Algunas de las primeras investigaciones sobre el CBD se han llevado a cabo en Israel; este país ha invertido millones de dólares en investigaciones sobre los cannabinoides y sus efectos.

La International Cannabinoid Research Society ('sociedad internacional de investigación sobre cannabinoides', www.ICRS.co) se incorporó como sociedad de investigación científica en 1992, pero ha organizado simposios para varios investigadores en el campo desde 1970. El primer año tenía cincuenta miembros y actualmente cuenta con quinientos en todo el mundo. Esperemos que esta tendencia continúe y la bola de nieve se vaya haciendo grande, a menos que las fuerzas políticas empujen este tipo de investigación a la clandestinidad.

El papel de los terpenos en la respuesta de curación del cuerpo también es un descubrimiento bastante reciente (tienes más información sobre ellos en el capítulo dos). Los terpenos están muy extendidos; a menudo son responsables del olor de las plantas y se encuentran en las hojas, las raíces, las flores, las cortezas y los frutos. Se han utilizado como saborizantes para los alimentos, las bebidas y los perfumes durante milenios. Nuevas investigaciones científicas están mostrando que estas moléculas que proporcionan olor y sabor son agentes importantes en la respuesta curativa del cuerpo a los remedios de origen vegetal. Las distintas variedades de cannabis tienen perfiles de terpenos diferentes, y no ha sido hasta la última década se ha visto que estas importantes moléculas desempeñan un papel en los remedios basados en el cannabis. Esperemos que sigan desarrollándose investigaciones científicas en este ámbito y que ello desemboque en que los médicos sean capaces de personalizar los perfiles de cannabinoides y terpenos en función del problema de salud de cada paciente; por ejemplo, deberían poder prescribir una variedad de cannabis especialmente efectiva para el problema de salud que haya que abordar en cada caso.

En Estados Unidos, la FDA es la guardiana de los tratamientos médicos. En el momento de la publicación de esta obra (en inglés) ha aprobado tres fármacos que contienen versiones sintéticas de moléculas del cannabis [y, en el momento de la traducción, uno basado en el CBD de origen vegetal, el Epidiolex].* Sin embargo, por ahora no es posible patentar una planta entera, y por ello las empresas farmacéuticas no quieren saber nada del cannabis como tal. Ahora bien, sí están interesadas en sintetizar una molécula que tenga el mismo efecto que una de las moléculas del cannabis y patentarla. Esta es la razón por la que la medicina occidental está orientada hacia los medicamentos centrados en una sola molécula en lugar de estarlo en fármacos derivados de plantas enteras. Por ejemplo, la aspirina se elabora a partir de las hojas del sauce, que se emplean con finalidades terapéuticas desde hace al menos dos mil cuatrocientos años. No obstante, la tintura de corteza de sauce

---

* Recordemos que, fuera de Estados Unidos, existe el Sativex como medicamento elaborado a partir de la planta de cannabis para usos muy concretos. Es legal en más de veinte países, entre ellos España, México y Colombia (consulta el capítulo dos). (N. del T.)

no está disponible en las farmacias porque Bayer la convirtió en un producto refinado en 1899 que patentó y que le hizo ganar miles de millones de dólares, hasta que caducó la patente.

Las compañías farmacéuticas son conscientes de las propiedades curativas del cannabis y han invertido para que siga siendo ilegal. Sencillamente, no quieren competencia para sus productos, especialmente por parte de una planta medicinal que no pueden controlar y con la que no pueden ganar dinero. Es probable que estén detrás de la decisión de la FDA de finales de 2016 de declarar el CBD y todos los otros cannabinoides como drogas de la Lista 1* y que estén también detrás de su negativa a que la marihuana tenga algún uso medicinal. Existe un vínculo estrecho entre la FDA y la industria farmacéutica, y no son partidarias de las leyes estatales que liberalizan las políticas sobre el cannabis (consulta más al respecto en el capítulo nueve).

El sector farmacéutico lleva a cabo una función importante en el ámbito de la investigación; realiza ensayos clínicos sobre dosis concretas y vías de administración de determinadas moléculas. Este proceso amplía el conocimiento sobre cómo actúan ciertas moléculas en el cuerpo humano. La medicina basada en moléculas únicas tiene su papel, y valoramos sus contribuciones. Pero si los ciudadanos pierden la capacidad de usar legalmente remedios basados en plantas enteras, creemos que esta realidad debe combatirse en los tribunales y en el ámbito del poder legislativo, hasta que todos los adultos tengan acceso a dichos remedios. Esto debe defenderse como un derecho humano.

---

* Reproducimos aquí una nota significativa que hemos incluido en la Introducción: en septiembre de 2018, después de la publicación del libro original en inglés, la Administración para el Control de Drogas estadounidense pasó a incluir en la Lista 5 los remedios, fármacos o sustancias que tuviesen un contenido en CBD más THC inferior al 0,1%. Esta novedad se introdujo tres meses después de la legalización del primer fármaco basado en el cannabis en Estados Unidos, el Epidiolex. La Lista 5 engloba las sustancias y productos medicamentosos con menos potencial adictivo; en concreto, los preparados que contienen cantidades limitadas de ciertos narcóticos. (N. del T.)

También vemos una tendencia importante en la formación médica. Los consumidores han estado hablando sobre los beneficios del cannabis durante muchos años, e Internet ha ayudado a que esta información llegue a los pacientes y al público en general. Los médicos, por otro lado, no pueden prescribir las drogas y sustancias incluidas en la Lista 1 sin contar con la aprobación específica de las agencias gubernamentales y la supervisión rigurosa por parte de estas. Cada vez más médicos han recibido información (a menudo por parte de sus pacientes) sobre el impacto positivo del cannabis en diversas enfermedades y dolencias, y a muchos les encantaría recetarlo si se les permitiera hacerlo. Para sortear este obstáculo, los estados en los que el uso medicinal del cannabis es legal requieren que el médico haga una recomendación, pero no puede extender una receta. Aunque el estigma del cannabis está retrocediendo en la mayor parte de Estados Unidos, sigue siendo ilegal en muchos estados, y en estos las manos de los médicos están atadas, por más que deseen ayudar a sus pacientes.

Los médicos deben formarse, y casi toda la educación que reciben la obtienen de publicaciones de compañías farmacéuticas, investigaciones patrocinadas por el Gobierno y revistas revisadas por pares. Afortunadamente, cada vez se ofrecen más programas de capacitación clínica y simposios de investigación en Estados Unidos y en otros países cada año en relación con el cannabis; estos son algunos ejemplos: el Medical Cannabis Institute ('instituto de cannabis medicinal'), la Society of Cannabis Clinicians ('sociedad de profesionales clínicos del cannabis'), la Institute of Cannabis Research Conference ('conferencia del instituto de investigación sobre el cannabis'), la Carolina Cannabinoid Collaborative Conference ('conferencia de colaboración sobre cannabinoides de Carolina'), la Marijuana for Medical Professionals Conference ('conferencia sobre marihuana para profesionales médicos'), la National Clinical Conference on Cannabis Therapeutics ('conferencia clínica nacional sobre la terapéutica del cannabis'), la Cannabis-Based

Therapies Summit ('cumbre de terapias basadas en el cannabis'), la International Cannabinoid Research Society ('sociedad internacional de investigación sobre cannabinoides'), la International Association for Cannabinoid Medicines ('asociación internacional para los remedios cannabinoides') y la National University of Natural Medicine ('universidad nacional de medicina natural').

Esperamos que esta tendencia en la formación médica continúe a medida que cada vez más médicos aprendan sobre el increíble poder sanador que reside dentro de la planta de cannabis. Muchos médicos están a la espera de que se publique un número suficiente de trabajos de investigación, y de que el Gobierno saque la marihuana de la Lista 1, para poder prescribir remedios cannabinoides.

En enero de 2017, las Academias Nacionales de Ciencias, Ingeniería y Medicina estadounidenses publicaron una revisión de estudios relacionados con los efectos sobre la salud del cannabis y los cannabinoides. Después de revisar más de diez mil estudios, llegaron a numerosas conclusiones, algunas positivas y otras negativas. Encontraron pruebas suficientes para respaldar oficialmente el tratamiento para tres usos terapéuticos: reducir las náuseas y los vómitos relacionados con la quimioterapia, tratar el dolor crónico y disminuir los espasmos de la esclerosis múltiple.[232]

«La mayoría de las razones terapéuticas por las que las personas consumen marihuana medicinal no se corresponden con unos efectos beneficiosos demostrados», dijo Sean Hennessy, profesor de Epidemiología en la Universidad de Pensilvania y miembro del comité de dieciséis científicos (que incluía a neurólogos, oncólogos, epidemiólogos y psiquiatras infantiles) que llevó a cabo la revisión.[233] Esto significa que los estudios son muy escasos o no tienen un nivel que permita extraer conclusiones científicas o médicas.

Como científicos, los revisores expresaron su preocupación de que el sector del cannabis experimente una evolución semejante a la del sector de los suplementos vitamínicos y nutricionales;

temen que las empresas hagan afirmaciones descabelladas mientras que los beneficios medicinales son dudosos. Ese equipo revisor se basó en los criterios más exigentes en el ámbito de la terapéutica médica y, por lo tanto, partió de los criterios más altos del ámbito de la investigación médica para analizar en profundidad las investigaciones y publicaciones recientes.

El informe reclamó fondos adicionales para avanzar en la investigación de la marihuana; también señaló que los investigadores del cannabis han tenido dificultades para acceder a las plantas necesarias, tanto en lo relativo a los tipos de cannabis como en lo relativo a la cantidad y calidad de las muestras. (El cannabis disponible para los investigadores no es, ni de lejos, el que se puede encontrar en el dispensario de cannabis medicinal promedio). Los autores reclamaron, sobre todo, investigaciones de mucha mayor calidad.[234]

Hay miles de médicos valientes y pioneros que están ansiosos por ayudar a sus pacientes a curarse con mayor rapidez, a prescindir de los medicamentos opioides, a que encuentren alivio a sus síntomas y a combatir el cáncer. Creemos que la planta de cannabis prevalecerá, como lo ha hecho durante cinco mil años por lo menos, y que a medida que las investigaciones continúen sucediéndose, la mayoría de los médicos se irán convenciendo de añadir remedios basados en el cannabis a su repertorio de recursos farmacológicos.

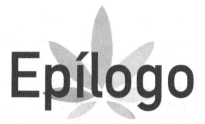

Epílogo

EJERCICIO: CONEXIÓN INTUITIVA CON EL REMEDIO

por Terumi Leinow

C ierra los ojos, respira hondo varias veces y concéntrate para hacerte una idea de cómo todos los componentes de tu cuerpo están interconectados. Percibe, en la inhalación, cómo tus pulmones reciben «la exhalación» de los árboles y plantas que te rodean y cómo el oxígeno pasa a circular por todo tu cuerpo. Todo nuestro mundo es una red intrincada de conexiones interdependientes.

Del mismo modo, toma conciencia de las interacciones que tienen lugar en el seno de la naturaleza y de cómo los microorganismos presentes en la tierra, el viento, el agua y el sol trabajan juntos a favor de la creación. Las poderosas fuerzas de la naturaleza que se despliegan durante una tormenta de invierno pueden ponernos de rodillas cuando experimentamos interrupciones en nuestros viajes o cuando sufrimos un apagón prolongado. En esos momentos podemos experimentar lo dependientes que nos hemos vuelto de Internet, del teléfono y de las fuentes de energía que alimentan los aparatos que nos proporcionan luz y calor. La madre naturaleza nos humilla en esos momentos. Por otro lado, nos sorprende y asombra cuando nos encontramos ante una cascada o cuando presenciamos la salida de la luna o una puesta de sol exquisita, que nos recuerdan lo unidos que estamos al resto del universo.

Como consumidor de productos de cannabis, tienes en tus manos el resultado final de un largo proceso que incluye muchos ciclos. Reconoce que en algún momento ese producto fue una planta viva, que respiraba, crecía y florecía; y no una planta más, sino una que contenía la energía de una fuerza vital que, ahora, puede conectarse con la capacidad innata que tiene tu cuerpo de recuperar la salud y el bienestar. Es importante, por lo tanto, que antes de ingerir cualquier producto de cannabis dediques tiempo a conectarte con el «espíritu» de la planta. Como escribe el maestro espiritual Eckhart Tolle:

> Flores más delicadas que las plantas de las que emergieron se convierten en mensajeros de otro reino; constituyen una especie de puente entre el mundo de las formas físicas y lo que no tiene forma. [...] Podríamos ver las flores como el estado de iluminación de las plantas [...] manifestaciones temporales de la Vida Única subyacente, una conciencia o espíritu que reside en cada forma de vida.[235]

Cuando te tomas un tiempo para sentir aprecio y gratitud, conectas y sintonizas con la esencia de la fuerza de vida divina de la planta y la que hay dentro de ti. Juntos activáis el recuerdo que albergas de que todo está conectado y de que tú estás conectado a todo. ¡Qué reconfortante es saber que no estás solo sino que cuentas, como aliado, con una poderosa planta curativa en tu camino hacia el bienestar!

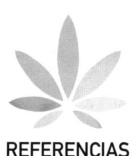

REFERENCIAS

Introducción

1. John M. McPartland y Ethan B. Russo (2001). «Cannabis and Cannabis Extracts: Greater Than the Sum of Their Parts?». *Journal of Cannabis Therapeutics*, 1, 3/4, 132.

Primera parte

2. William Brooke O'Shaughnessy (1839). «On the Preparations of the Indian Hemp, or Gunjah». Med. and Phy. Soc., Bengal, Calcuta; (julio de 1840). *Brit. and For. Med. Rev.*, p. 224.
3. *Ibid*.
4. Martin A. Lee (2013). *Smoke signals. A social history of marihuana —medical, recreational and scientific*. Nueva York, EUA: Scribner.
5. Miles O'Brien (13 de julio de 2016). «Medical Marijuana Research Comes out of the Shadows». *PBS NewsHour*. www.pbs.org/newshour/bb/medical-marijuana-research-comes-shadows/.
6. (Otoño de 2011). «Medical Hemp: The Story to Date». *O'Shaughnessy's*, 7. www.os-extra.cannabisclinicians.org/wp-content/uploads/2013/11/CBD-Reintroduction-Era-2011.pdf.
7. «The Re-emergence of CBD —A Brief History». Project CBD. www.projectcbd.org/re-emergence-cbd-brief-history.

8. Martin A. Lee (2010). «The Discovery of the Endocannabinoid System». *The Prop 215 Era*. www.beyondthc.com/wp-content/uploads/2012/07/eCBSystemLee.pdf.

9. David B. Allen (consultado el 3 de marzo de 2017). «Survey Shows Low Acceptance of the Science of the ECS (Endocannabinoid System) at American Medical Schools». *Outword Magazine*. www.outwordmagazine.com/inside-outword/glbt-news/1266-survey-shows-low-acceptance-of-the-science-of-the-ecs-endocannabinoid-system.

10. P. Pacher y G. Kunos (mayo de 2013). «Modulating the Endocannabinoid System in Human Health and Diseases: Successes and Failures». *Federation of European Biochemical Society Journal*, 280, 9, 1918.

11. K. A. Sharkey y J. W. Wiley (2016). «The Role of the Endocannabinoid System in the Brain-Gut Axis». *Gastroenterology*, 151, 2, 252. DOI: 10.1053/j.gastro.2016.04.015.

12. R. Mechoulam, L. O. Hanus, R. Pertwee y A. C. Howlett (noviembre de 2014). «Early Phytocannabinoid History to Endocannabinoids and Beyond: A Cannabinoid Timeline». *Nature Neuroscience Review*, 15, 760.

13. Y. Y. Syed, K. McKeage y L. J. Scott (abril de 2014). «Delta-9-tetrahydrocannabinol/cannabidiol (Sativex®): A Review of Its Use in Patients with Moderate to Severe Spasticity Due to Multiple Sclerosis». *Drugs*, 74, 5, 563-578.

14. M. Moreno-Martet, A. Feliu, F. Espejo-Porras, M. Mecha, F. J. Carrillo-Salinas, J. Fernández-Ruiz, C. Guaza y E. de Lago (4 de noviembre de 2015). «The Disease-Modifying Effects of a Sativex-Like Combination of Phytocannabinoids in Mice with Experimental Autoimmune Encephalomyelitis Are Preferentially Due to Δ9-tetrahydrocannabinol Acting through CB1». *Multiple Sclerosis Related Disorders*, 6, 505-511.

15. R. Gallily, Z. Yekhtin y L. O. Hanuš (2015). «Overcoming the Bell-Shaped Dose-Response of Cannabidiol by Using Cannabis Extract Enriched in Cannabidiol». *Pharmacology & Pharmacy*, 6, 75-85.

16. «Introduction to Terpenes» (última modificación: 27 de febrero de 2017). *Medical Jane*. https://www.medicaljane.com/category/cannabis-classroom/terpenes/#terpenes-in-cannabis.

17. «Marijuana Terpenes and Their Effects». *Alchimiaweb*. Consultado el 27 de febrero de 2017. www.alchimiaweb.com/blogen/marijuana-terpenes-effects/.

18. Horvath, Bela, Partha Mukhopadhyay, Malek Kechrid, Vivek Patel, Galin Tanchian, David A. Wink, Jurg Gertsch y Pal Pacher (2012). «β-Caryophyllene Ameliorates Cisplatin-Induced Nephrotoxicity in a Cannabinoid 2 Receptor-Dependent Manner». *Free Radical*

Biology and Medicine, 52, 8, 1325-1333. DOI: 10.1016/j.freeradbio-med.2012.01.014.

19. Susan Kristiniak, Jean Harpel, Diane M. Breckenridge y Jane Buckle (noviembre de 2012). «Black Pepper Essential Oil to Enhance Intravenous Catheter Insertion in Patients with Poor Vein Visibility: A Controlled Study». *The Journal of Alternative and Complementary Medicine*, 18, 11, 1003-1007. DOI: 10.1089/acm.2012.0106.

20. P. G. Fine y M. J. Rosenfeld. (2013). «The Endocannabinoid System, Cannabinoids, and Pain». *Rambam Maimonides Medical Journal*, 4, 4. e0022, doi.org/10.5041/RMMJ.10129.

21. Jianqun Ma, Hai Xu, Jun Wu, Changfa Qu, Fenglin Sun y Shidong Xu (diciembre de 2015). «Linalool Inhibits Cigarette Smoke-Induced Lung Inflammation by Inhibiting NF-B Activation». *International Immunopharmacology*, 29, 2, 708-713. http://dx.doi.org/10.1016/j.intimp.2015.09.005.

22. Ken Ito y Michiho Ito (2013). «The Sedative Effect of Inhaled Terpinolene in Mice and Its Structure-Activity Relationships». *Journal of Natural Medicines*, 67, 4, 833-837. DOI: 10.1007/s11418-012-0731.

23. Naoko Okumura, Hitomi Yoshida, Yuri Nishimura, Yasuko Kitagishi y Satoru Matsuda (2011). «Terpinolene, a Component of Herbal Sage, Downregulates AKT1 Expression in K562 Cells». *Oncology Letters*, 3, 2, 321-324. DOI: 10.3892/ol.2011.491.

24. L. R. Zhang, H. Morgenstern, S. Greenland, S. C. Chang, P. Lazarus, M. D. Teare, P. Woll, I. Orlow y B. Cox, en representación del Cannabis and Respiratory Disease Research Group of New Zealand, Y. Brahne, G. Liu y R. J. Hung. (2015). «Cannabis Smoking and Lung Cancer Risk: Pooled Analysis in the International Lung Cancer Consortium». *International Journal of Cancer*, 136, 894-903. DOI: 10.1002/ijc.29036.

25. Mateus Machado Bergamaschi, Regina Helena Costa Queiroz, Antonio Waldo Zuardi y Jose Alexandre S. Crippa (2011). «Safety and Side Effects of Cannabidiol, a Cannabis sativa Constituent». *Current Drug Safety*, 6, 4, 237–249. DOI: 10.2174/157488611798280924.

26. Madeline H. Meier, Avshalom Caspi, Antony Ambler, HonaLee Harrington, Renate Houts, Richard S. E. Keefe, Kay McDonald, Aimee Ward, Richie Poulton y Terrie E. Moffitt. (2012) «Persistent Cannabis Users Show Neuropsychological Decline from Childhood to Midlife». *Proceedings of the National Academy of Sciences*, 109, 40, E2657-E2664. DOI: 10.1073/pnas.1206820109.

27. «How Safe is Cannabis? This Doctor Takes a Cold Hard Look at the Facts» (modificado por última vez el 22 de marzo de 2016). *Illegally*

Healed. https://illegallyhealed.com/how-safe-is-cannabis-this-doctor-takes-a-cold-hard-look-at-the-facts/.
28. P. Fried, B. Watkinson, D. James y R. Gray (2002). «Current and Former Marijuana Use: Preliminary Findings of a Longitudinal Study of Effects on IQ in Young Adults». *Canadian Medical Association Journal*, 166, 7, 887-891.
29. Madeline H. Meier, Avshalom Caspi, Antony Ambler, HonaLee Harrington, Renate Houts, Richard S. E. Keefe, Kay McDonald, Aimee Ward, Richie Poulton y Terrie E. Moffitt (2012). «Persistent Cannabis Users Show Neuropsychological Decline from Childhood to Midlife». *Proceedings of the National Academy of Sciences USA*, 109, 40, E2657-E2664.
30. Jodi M. Gilman, John K. Kuster, Sang Lee, Myung Joo Lee, Byoung Woo Kim, Nikos Makris, Andre van der Kouwe, Anne J. Blood y Hans C. Breiter (2014). «Cannabis Use Is Quantitatively Associated with Nucleus Accumbens and Amygdala Abnormalities in Young Adult Recreational Users». *Journal of Neuroscience*, 34, 5529-5538.
31. Barbara J. Weiland, Rachel E. Thayer, Brendan E. Depue, Amithrupa Sabbineni, Angela D. Bryan y Kent E. Hutchison (28 de enero de 2015). «Daily Marijuana Use Is Not Associated with Brain Morphometric Measures in Adolescents and Adults». *The Journal of Neuroscience*, 35, 4, 1505-1512.
32. P. Silva y W. Standton (1996). *From Child to Adult: The Dunedin Multidisciplinary Health and Development Study*. (Oxford University Press).
33. Yvette Brazier. (17 de enero de 2016). «Teens who use cannabis at risk of schizophrenia». *Medical News Today*, 1.
34. Adrian Devitt-Lee (modificado por última vez el 8 de septiembre de 2015). «CBD-Drug Interactions: Role of Cytochrome P450». *Project CBD*.www.projectcbd.org/article/cbd-drug-interactions-role-cytochrome-p450.
35. Alexandra L. Geffrey, Sarah F. Pollack, Patricia L. Bruno y Elizabeth A. Thiele (2015). «Drug-Drug Interaction between Clobazam and Cannabidiol in Children with Refractory Epilepsy». *Epilepsia*, 56, 8, 1246-1251. DOI: 10.1111/epi.13060.
36. K. Watanabe, S. Yamaori, T. Funahashi, T. Kimura e I. Yamamoto (2007). «Cytochrome P450 Enzymes Involved in the Metabolism of Tetrahydrocannabinols and Cannabinol by Human Hepatic Microsomes». *Life Sciences*, 80, 15, 1415-1419.
37. Adrian Devitt-Lee (última modificación: 8 de septiembre de 2015). «CBD-Drug Interactions: Role of Cytochrome P450». *Project CBD*.

www.projectcbd.org/article/cbd-drug-interactions-role-cytochrome-p450.

38. *Ibid.*

Segunda parte

39. Zachary Wilmer Reichenbach y Ron Schey (2016). «Cannabinoids and GI Disorders: Endogenous and Exogenous». *Current Treatment Options in Gastroenterology*, 14, 4, 461-477. DOI: 10.1007/s11938-016-0110.

40. Bradley E. Alger (2013). «Getting High on the Endocannabinoid System». *Cerebrum: The Dana Forum on Brain Science*, 14.

41. Yann LeStrat y Bernard Le Foll (2011). «Obesity and Cannabis Use: Results From 2 Representative National Surveys». *American Journal of Epidemiology*, 174, 8, 929-933. DOI: 10.1093/aje/kwr200.

42. L. Weiss, M. Zeira, S. Reich, M. Har-Noy, R. Mechoulam, S. Slavin y R. Gallily (2006). «Cannabidiol Lowers Incidence of Diabetes in Non-obese Diabetic Mice». *Autoimmunity*, 39, 2, 143-151.

43. Abigail Klein Leichman (21 de abril de 2015). «Cannabis Extract to Be Used to Treat Diabetes». *Israel 21c*. www.israel21c.org/cannabis-extract-to-be-used-to-treat-diabetes/.

44. E. A. Penner, H. Buettner y M. A. Mittleman (2013). «Marijuana Use on Glucose, Insulin, and Insulin Resistance among US Adults». *American Journal of Medicine*, 126, 583-589.

45. Sabine Steffens y Francois Mach (2006). «Cannabinoid Receptors in Atherosclerosis». *Current Opinion in Lipidology*, 17, 5, 519-526. DOI: 10.1097/01.mol.0000245257.17764.b2.

46. Ronen Durst, Haim Danenberg, Ruth Gallily, Raphael Mechoulam, Keren Meir, Etty Grad, Ronen Beeri, Thea Pugatsch, Elizabet Tarsish y Chaim Lotan (2007). «Cannabidiol, A Nonpsychoactive Cannabis Constituent, Protects against Myocardial Ischemic Reperfusion Injury». *American Journal of Physiology —Heart and Circulatory Physiology*, 293, 6, H3602-H3607. DOI: 10.1152/ajpheart.00098.2007.

47. John C. Ashton y Paul F. Smith (2007). «Cannabinoids and Cardiovascular Disease: The Outlook for Clinical Treatments». *Current Vascular Pharmacology*, 5, 3, 175-184. DOI: 10.2174/157016107781024109.

48. Gabriella Aviello, Barbara Romano, Francesca Borrelli, Raffaele Capasso, Laura Gallo, Fabiana Piscitelli, Vincenzo Di Marzo y Angelo A. Izzo (2012). «Chemopreventive Effect of the Non-psychotropic Phytocannabinoid Cannabidiol on Experimental Colon Cancer». *Journal of Molecular Medicine*, 90, 8, 925-934. DOI: 10.1007/s00109-011-0856-x.

49. (1996). «NTP Toxicology and Carcinogenesis Studies of 1-Trans-Delta(9)-Tetrahydrocannabinol (CAS No. 1972-08-3) in F344 Rats and B6C3F1 Mice (Gavage Studies)». *National Toxicology Program Technical Report Series*, 446, 1-317.

50. A. A. Thomas, L. P. Wallner, V. P. Quinn, J. Slezak, S. K. van den Eeden, G. W. Chien y S. J. Jacobsen (2015). «Association between Cannabis Use and the Risk of Bladder Cancer: Results from the California Men's Health Study». *Urology*, 85, 2, 388-393.

51. Gary L. Wenk (1992). «Animal Models of Alzheimer's Disease». *Animal Models of Neurological Disease* I, 29-64. DOI: 10.1385/0-89603-208-6:29.

52. Heather Won Tesoreiro (20 de diciembre de 2007). «Doctor of the Day: David Bearman, Cannabinoidologist». *Wall Street Journal*.

53. Anand Gururajan, David A. Taylor y Daniel T. Malone (2012). «Cannabidiol and Clozapine Reverse MK-801-Induced Deficits in Social Interaction and Hyperactivity in Sprague-Dawley Rats». *Journal of Psychopharmacology*, 26, 10, 1317-1332. DOI: 10.1177/0269881112441865.

54. Mallory Loflin, Mitch Earleywine, Joseph de Leo y Andrea Hobkirk (2013). «Subtypes of Attention Deficit-Hyperactivity Disorder (ADHD) and Cannabis Use». *Substance Use & Misuse*, 49, 4, 427-434. DOI: 10.3109/10826084.2013.841251.

55. Marcus A. Bachhuber, Brendan Saloner, Chinazo O. Cunningham y Colleen L. Barry (2014). «Medical Cannabis Laws and Opioid Analgesic Overdose Mortality in the United States, 1999-2010». *JAMA Internal Medicine*, 174, 10, 1668. DOI: 10.1001/jamainternmed.2014.4005.

56. Dr. Michael Moskowitz, comunicación personal con los autores, octubre de 2016.

57. Vicky Katsidoni, Ilektra Anagnostou y George Panagis (2012). «Cannabidiol Inhibits the Reward-Facilitating Effect of Morphine: Involvement of 5-HT 1A Receptors in the Dorsal Raphe Nucleus». *Addiction Biology*, 18, 2, 286-296. DOI: 10.1111/j.1368600.2012.00483.x.

58. J. A. S. Crippa, J. E. C. Hallak, J. P. Machado-De-Sousa, R. H. C. Queiroz, M. Bergamaschi, M. H. N. Chagas y A. W. Zuardi (2012). «Cannabidiol for the Treatment of Cannabis Withdrawal Syndrome: A Case Report». *Journal of Clinical Pharmacy and Therapeutics*, 38, 2, 162-164. DOI: 10.1111/jcpt.12018.

59. Kenneth Stoller, comunicación personal con los autores, enero de 2017.

60. Y. Ren, J. Whittard, A. Higuera-Matas, C. V. Morris y Y. L. Hurd (2009). «Cannabidiol, a Nonpsychotropic Component of Cannabis,

Inhibits Cue-Induced Heroin-Seeking and Normalizes Discrete Mesolimbic Neuronal Disturbances». *The Journal of Neuroscience: The Official Journal of the Society for Neuroscience*, 29, 47, 14764. DOI: 10.1523/JNEUROSCI.4291-09.2009.

61. Celia J. A. Morgan, Ravi K. Das, Alyssa Joye, H. Valerie Curran y Sunjeev K. Kamboj (2013). «Cannabidiol Reduces Cigarette Consumption in Tobacco Smokers: Preliminary Findings». *Addictive Behaviors*, 38, 9, 2433-2436. DOI: 10.1016/j.addbeh.2013.03.011.

62. Homa Zarrabi, Mohammadrasoul Khalkhali, Azam Hamidi, Reza Ahmadi y Maryam Zavarmousavi (2016). «Clinical Features, Course and Treatment of Methamphetamine-Induced Psychosis in Psychiatric Inpatients». *BMC Psychiatry*, 16, 1. DOI: 10.1186/s12888-016-0745-5.

63. (7 de abril de 2015). «Keeping ALS at Bay with Cannabis». *Illegally Healed*. http://illegallyhealed.com/keeping-als-at-bay-with-cannabis/.

64. G. T. Carter, M. E. Abood, S. K. Aggarwal y M. D. Weiss (2010). «Cannabis and Amyotrophic Lateral Sclerosis: Hypothetical and Practical Applications, and a Call for Clinical Trials». *American Journal of Hospice and Palliative Medicine*, 27, 5, 347. DOI: 10.1177/1049909110369531.

65. Ethan Russo y Geoffrey W. Guy (2006). «A Tale of Two Cannabinoids: The Therapeutic Rationale for Combining Tetrahydrocannabinol and Cannabidiol». *Medical Hypotheses*, 66, 2, 234-246. DOI: 10.1016/j.mehy.2005.08.026.

66. G. T. Carter, M. E. Abood, S. K. Aggarwal y M. D. Weiss (2010). «Cannabis and Amyotrophic Lateral Sclerosis: Hypothetical and Practical Applications, and a Call for Clinical Trials». *American Journal of Hospice and Palliative Medicine*, 27, 5, 347-356. DOI: 10.1177/1049909110369531.

67. T. H. Ferreira-Vieira, C. P. Bastos, G. S. Pereira, F. A. Moreira y A. R. Massensini (2014). «A Role for the Endocannabinoid System in Exercise-Induced Spatial Memory Enhancement in Mice». *Hippocampus*, 24, 86. DOI: 10.1002/hipo.22206.

68. T. Iuvone, G. Esposito, R. Esposito, R. Santamaria, M. di Rosa y A. A. Izzo (2004). «Neuroprotective Effect of Cannabidiol, a Nonpsychoactive Component from *Cannabis sativa,* on β-amyloid-induced Toxicity in PC12 Cells». *Journal of Neurochemistry*, 89, 134-141. DOI: 10.1111/j.1471-4159.2003.02327.x.

69. Teresa Iuvone, Giuseppe Esposito, Daniele de Filippis, Caterina Scuderi y Luca Steardo (2009). «Cannabidiol: A Promising Drug for Neurodegenerative Disorders?». *CNS Neuroscience & Therapeutics*, 15, 1, 65-75. DOI: 10.1111/j.1755-5949.2008.00065.x.

70. Lisa M. Eubanks, C. J. Rogers, A. E. Beuscher, G. F. Koob, A. J. Olson, T. J. Dickerson y K. D. Janda (2006). «A Molecular Link Between the Active Component of Marijuana and Alzheimer's Disease Pathology». *Molecular Pharmaceutics*, 3, 6, 773-777. http://doi.org/10.1021/mp060066m.

71. Antonio Currais, Oswald Quehenberger, Aaron M. Armando, Daniel Daugherty, Pam Maher y David Schubert (23 de junio de 2016). «Amyloid Proteotoxicity Initiates an Inflammatory Response Blocked by Cannabinoids». *Nature Partner Journals: Aging and Mechanisms of Disease*, 2, 16012, 6. DOI: 10.1038.

72. E. Aso e I. Ferrer (2014). «Cannabinoids for Treatment of Alzheimer's Disease: Moving toward the Clinic». *Frontiers in Pharmacology*, 5, 37. DOI: 10.3389/fphar.2014.00037.

73. D. Cheng, J. K. Low, W. Logge, B. Garner y T. Karl. (2014). «Chronic Cannabidiol Treatment Improves Social and Object Recognition in Double Transgenic APPswe/PS1ΔE9 Mice». *Psychopharmacology*, 231, 3009. DOI: 10.1007/s00213-014-3478-5.

74. G. Esposito, C. Scuderi, M. Valenza, G. I. Togna, V. Latina, D. de Filippis, M. Cipriano, M. R. Carratu, T. Iuvone y L. Steardo (2011). «Cannabidiol Reduces Aβ-induced Neuroinflammation and Promotes Hippocampal Neurogenesis through PPARγ Involvement». *PLoS One*, 6, 12, e28668. DOI: 10.1371/journal.pone.0028668.

75. A. Shelef, Y. Barak, U. Berger, D. Paleacu, S. Tadger, I. Plopsky y Y. Baruch (2016). «Safety and Efficacy of Medical Cannabis Oil for Behavioral and Psychological Symptoms of Dementia: An-Open Label, Add-On, Pilot Study». *Journal of Alzheimer's Disease*, 51, 1, 15-19. DOI: 10.3233/JAD-150915.

76. B. van Klingeren y M. Ten Ham (1976). «Antibacterial Activity of Delta-9-tetrahydrocannabinol and Cannabidiol». *Antonie van Leeuwenhoek*, 42, 9-12.

77. Giovanni Appendino, Simon Gibbons, Anna Giana, Alberto Pagani, Gianpaolo Grassi, Michael Stavri, Eileen Smith y M. Mukhlesur Rahman (2008). «Antibacterial Cannabinoids from *Cannabis sativa*: A Structure –Activity Study». *Journal of Natural Products*, 71, 8, 1427-1430. DOI: 10.1021/np8002673.

78. Nora Schultz (12 de septiembre de 2008). «A New MRSA Defense». *MIT Technology Review*. https://www.technologyreview.com/s/410815/a-new-mrsa-defense/.

79. Z. B. Zhao, D. W. Guan, W. W. Liu, T. Wang, Y. Y. Fan, Z. H. Cheng, J. L. Zheng y G. Y. Hu (2010). «Expression of Cannabinoid Receptor

I during Mice Skin Incised Wound Healing Course». *Fa Yi Xue Za Zhi*, 26, 4, 241-245. PubMed PMID: 20967946.

80. A. R. Schier, N. P. Ribeiro, A. C. Silva, J. E. Hallak, J. A. Crippa, A. E. Nardi y A. W. Zuardi (2012). «Cannabidiol, a *Cannabis sativa* Constituent, As an Anxiolytic Drug». *Revista Brasileira de Psiquiatria*, 34, supl. 1, S104-S110. PubMed PMID: 22729452.

81. R. J. Bluett, J. C. Gamble-George, D. J. Hermanson, N. D. Hartley, L. J. Marnett y S. Patel (2014). «Central Anandamide Deficiency Predicts Stress-Induced Anxiety: Behavioral Reversal through Endocannabinoid Augmentation». *Translational Psychiatry*, 8, 4, e408. DOI: 10.1038/tp.2014.53.

82. N. Schuelert y J. J. McDougall (2011). «The Abnormal Cannabidiol Analogue O-1602 Reduces Nociception in a Rat Model of Acute Arthritis via the Putative Cannabinoid Receptor GPR55». *Neuroscience Letters*, 500, 1, 72. DOI: 10.1016/j.neulet.2011.06.004.

83. D. C. Hammell, L. P. Zhang, F. Ma, S. M. Abshire, S. L. McIlwrath, A. L. Stinchcomb y K. N. Westlund (2016). «Transdermal Cannabidiol Reduces Inflammation and Pain-Related Behaviours in a Rat Model of Arthritis». *European Journal of Pain*, 20, 6, 936-948. DOI: 10.1002/ejp.818.

84. A. M. Malfait, R. Gallily, P. F. Sumariwalla, A. S. Malik, E. Andreakos, R. Mechoulam y M. Feldmann (2000). «The Nonpsychoactive Cannabis Constituent Cannabidiol Is an Oral Anti-arthritic Therapeutic in Murine Collagen-Induced Arthritis». *Proceedings of the National Academy of Science*, 97, 17, 9561-9566.

85. D. R. Blake, P. Robson, M. Ho, R. W. Jubb y C. S. McCabe (2006). «Preliminary Assessment of the Efficacy, Tolerability and Safety of a Cannabis-Based Medicine (Sativex) in the Treatment of Pain Caused by Rheumatoid Arthritis». *Rheumatology*, 45, 1, 50.

86. A. Pini, G. Mannaioni, D. Pellegrini-Giampietro, M. B. Passani, R. Mastroianni, D. Bani y E. Masini (2012). «The Role of Cannabinoids in Inflammatory Modulation of Allergic Respiratory Disorders, Inflammatory Pain and Ischemic Stroke». *Current Drug Targets*, 13, 7, 984-993.

87. J. P. Hartley, S. G. Nogrady y A. Seaton (1978). «Bronchodilator Effect of Delta1-tetrahydrocannabinol». *British Journal of Clinical Pharmacology*, 5, 6, 523-525.

88. Francieli Vuolo, Fabricia Petronilho, Beatriz Sonai, Cristiane Ritter, Jaime E. C. Hallak, Antonio Waldo Zuardi, Jose A. Crippa y Felipe Dal-Pizzol (2015). «Evaluation of Serum Cytokines Levels and the Role of

Cannabidiol Treatment in Animal Model of Asthma». *Mediators of In-flammation*. DOI: 10.1155/2015/538670.

89. D. Siniscalco, A. Sapone, C. Giordano, A. Cirillo, L. de Magistris, F. Rossi, A. Fasano, J. J. Bradstreet, S. Maione y N. Antonucci (2013). «Cannabinoid Receptor Type 2, But Not Type 1, Is Up-regulated in Peripheral Blood Mononuclear Cells of Children Affected by Autistic Disorders». *Journal of Autism and Develomental Disorders*, 43, 11, 2686-2695. DOI: 10.1007/s10803-012824-9.

90. Cell Press (11 de abril de 2013). «Mutations found in individuals with autism interfere with endocannabinoid signaling in the brain». ScienceDaily.www.sciencedaily.com/releases/2013/04/130411123852.htm.

91. Ido Efrati (29 de agosto de 2016). «Israeli Doctors to Use Cannabis to Treat Autism in First-of-its-kind Study». *Haaretz*. www.haaretz.com/israel-news/science/1.739199.

92. Debra Borchardt (10 de junio de 2015). «Desperate Parents of Autistic Children Trying Cannabis Despite Lack of Studies». *Forbes*. www.forbes.com/sites/debraborchardt/2015/06/10/desperate-parents-of-autistic-children-trying-cannabis-despite-lack-of-studies/#7fe3128f2c94.

93. E. Onaivi, R. Benno, T. Halpern, M. Mehanovic, N. Schanz, C. Sanders, X. Yan, H. Ishiguro, Q. R. Liu, A. L. Berzal, M. P. Viveros y S. F. Ali (2011) «Consequences of Cannabinoid and Monoaminergic System Disruption in a Mouse Model of Autism Spectrum Disorders». *Current Neuropharmacology*, 9, 1, 214. DOI: 10.2174/157015911795017047.

94. Chakrabarti, A. Persico, N. Battista y M. Maccarrone (2015). «Endocannabinoid Signaling in Autism». *Neurotherapeutics*, 12, 4, 842.

95. Jessica Assaf (31 de enero de 2015). «Constance and Me». *Beauty Lies Truth*. www.beautyliestruth.com/blog/2015/1/constance-and-me.

96. V. Maida y P. J. Daeninck (2016). «A User's Guide to Cannabinoid Therapies in Oncology». *Current Oncology*, 23.6, 398.

97. P. Massi, M. Solinas, V. Cinquina y D. Parolaro (2013). «Cannabidiol as Potential Anticancer Drug». *British Journal of Clinical Pharmacology*, 75, 2, 303. DOI: 10.1111/j.1365-2125.2012.04298.x.

98. Jun'ichi Nakajima. Department of Pharmaceutical and Environmental Sciences, Tokyo Metropolitan Institute of Public Health, 3-23, Hyaku-nin-cho, Sinjuku-ku, Tokio 169-0073, Japón.

99. Satoshi Yamaori, Yoshimi Okushima, Kazufumi Masuda, Mika Kushihara, Takashi Katsu, Shizuo Narimatsu, Ikuo Yamamoto y Kazuhito Watanabe (2013). «Structural Requirements for Potent Direct

Inhibition of Human Cytochrome P450 1A1 by Cannabidiol: Role of Pentylresorcinol Moiety». *Biological and Pharmaceutical Bulletin*, 36, 7, 1197-1203. DOI: 10.1248/bpb.b13-00183.

100. Ido Efrati (29 de agosto de 2016). «Israeli Doctors to Use Cannabis to Treat Autism in First-of-its-kind Study». *Haaretz*. www.haaretz.com/israel-news/science/1.739199.

101. Katherine Ann Scott, S. Shah, A. G. Dalgleish y Wai Man Liu (2014). «The Combination of Cannabidiol and {Delta}9-Tetrahydrocannabinol Enhances the Anticancer Effects of Radiation in an Orthotopic Murine Glioma Model». *Molecular Cancer Therapeutics*, 13, 12, 2955-2967.

102. David Meiri (modificado por última vez el 31 de julio de 2016). «Profiling Cannabis Spp anti-tumor effects in cancer». http://dmeiri.net.technion.ac.il/research/cancer1/.

103. T. Yamada, T. Ueda, Y. Shibata, Y. Ikegami, M. Saito, Y. Ishida, S. Ugawa, K. Kohri y S. Shimada (2010). «TRPV2 Activation Induces Apoptotic Cell Death in Human T24 Bladder Cancer Cells: A Potential Therapeutic Target for Bladder Cancer». *Urology*, 76, 2, 509.e1-7. DOI: 10.1016/j.urology.2010.03.029.

104. P. Massi, A. Vaccani, S. Ceruti, A. Colombo, M. P. Abbracchio y D. Parolaro (2004). «Antitumor Effects of Cannabidiol, A Nonpsychoactive Cannabinoid, on Human Glioma Cell Lines». *Journal of Pharmacology and Experimental Therapeutics*, 308, 3, 838-845.

105. J. P. Marcu, R. T. Christian, D. Lau, A. J. Zielinski, M. P. Horowitz, J. Lee, A. Pakdel, J. Allison, C. Limbad, D. H. Moore, G. L. Yount, P. Y. Desprez y S. D. McAllister (2010). «Cannabidiol Enhances the Inhibitory Effects of Delta9-tetrahydrocannabinol on Human Glioblastoma Cell Proliferation and Survival». *Molecular Cancer Therapeutics*, 9, 1, 180. DOI: 10.1158/1535-7163.MCT-09-0407.

106. J. P. Marcu, R. T. Christian, D. Lau, A. J. Zielinski, M. P. Horowitz, J. Lee, A. Pakdel, J. Allison, C. Limbad, D. H. Moore, G. L. Yount, P. Y. Desprez y S. D. McAllister (2010). «Cannabidiol Enhances the Inhibitory Effects of Delta9-tetrahydrocannabinol on Human Glioblastoma Cell Proliferation and Survival». *Molecular Cancer Therapeutics*, 9, 1: 17989. DOI: 10.1158/1535-7163.MCT-09-0407.

107. (7 de febrero de 2017). «GW Pharmaceuticals Achieves Positive Results in Phase 2 Proof of Concept Study in Glioma». GW Pharmaceuticals, comunicado de prensa. www.gwpharm.com/about-us/news/gw-pharmaceuticals-achieves-positive-results-phase-2-proof-concept-study-glioma.

108. F. C. Rocha, J. G. Dos Santos Junior, S. C. Stefano y D. X. da Silveira (2014). «Systematic Review of the Literature on Clinical and Experimental Trials on the Antitumor Effects of Cannabinoids in Gliomas». *Journal of Neurooncology*, 116, 1, 11-24. DOI: 10.1007/s11060-012276.

109. MedicalMarijuana.com.au (3 de agosto de 2015). «Dr. Cristina Sanchez PhD Cannabis and Cancer». www.youtube.com/watch?v=rnVis ZVZfHc&t=17s.

110. A. Ligresti, A. S. Moriello, K. Starowicz, I. Matias, S. Pisanti, L. de Petrocellis, C. Laezza, G. Portella, M. Bifulco y V. Di Marzo (2006). «Antitumor Activity of Plant Cannabinoids with Emphasis on the Effect of Cannabidiol on Human Breast Carcinoma». *Journal of Pharmacology and Experimental Therapeutics*, 318, 3, 1375-1387.

111. María M. Caffarel, Clara Andradas, Emilia Mira, Eduardo Pérez-Gómez, Camilla Cerutti, Gema Moreno-Bueno, Juana M. Flores, Isabel García-Real, José Palacios, Santos Manes, Manuel Guzmán y Cristina Sánchez (2010). «Cannabinoids Reduce ErbB2-Driven Breast Cancer Progression through Akt Inhibition». *Molecular Cancer*, 9, 1, 196. DOI: 10.1186/1476-4598-896.

112. M. Elbaz, M. W. Nasser, J. Ravi, N. A. Wani, D. K. Ahirwar, H. Zhao, S. Oghumu, A. R. Satoskar, K. Shilo, W. E. Carson y R. K. Ganju (2015). «Modulation of the Tumor Microenvironment and Inhibition of EGF/EGFR Pathway; Novel Anti-tumor Mechanisms of Cannabidiol in Breast Cancer». *Molecular Oncology*, 9, 4, 906. DOI: 10.1016/j.molonc.2014.12.010.

113. MedicalMarijuana.com.au (3 de agosto de 2015). «Dr Cristina Sanchez PhD Cannabis and Cancer». www.youtube.com/watch?v=rnVis ZVZfHc&t=17s.

114. David Gorski (16 de marzo de 2015). «Medical Marijuana as the New Herbalism Part 3: A "Cannabis Cures Cancer Testimonial"». *Science-Based Medicine*. https://sciencebasedmedicine.org/medical-marijuana-as-the-new-herbalism-part-3-a-cannabis-cures-cancer-testimonial/.

115. Gabriella Aviello, Barbara Romano, Francesca Borrelli, Raffaele Capasso, Laura Gallo, Fabiana Piscitelli, Vincenzo di Marzo y Angelo A. Izzo (2012). «Chemopreventive Effect of the Non-psychotropic Phytocannabinoid Cannabidiol on Experimental Colon Cancer». *Journal of Molecular Medicine*, 90, 8, 925. DOI: 10.1007/s00109-011-0856-x.

116. Luke Sumpter (10 de julio de 2015). «Man Cures Colon Cancer with Cannabis Oil». *Reset.me*. http://reset.me/story/man-cures-colon-cancer-with-cannabis-oil/.

117. M. Bifulco, A. M. Malfitano, S. Pisanti y C. Laezza. (2008). «Endocannabinoids in Endocrine and Related Tumours». *Endocrine-Related Cancer*, 15, 2, 391. DOI: 10.1677/ERC-07-0258.

118. Y. Maor, J. Yu, P. M. Kuzontkoski, B. J. Dezube, X. Zhang y J. E. Groopman (2012). «Cannabidiol Inhibits Growth and Induces Programmed Cell Death in Kaposi Sarcoma-Associated Herpesvirus-Infected Endothelium». *Genes Cancer*, 3, 7-8, 512. DOI: 10.1177/1947601912466556.

119. Katherine Ann Scott, S. Shah, A. G. Dalgleish y Wai Man Liu (2014). «The Combination of Cannabidiol and {Delta}9-Tetrahydrocannabinol Enhances the Anticancer Effects of Radiation in an Orthotopic Murine Glioma Model». *Molecular Cancer Therapeutics*, 13, 12, 2955-2967.

120. R. Ramer, K. Heinemann, J. Merkord, H. Rohde, A. Salamon, M. Linnebacher y B. Hinz (2013). «COX-2 and PPAR-γ Confer Cannabidiol-Induced Apoptosis of Human Lung Cancer Cells». *Molecular Cancer Therapeutics*, 12, 1, 69-82. DOI: 10.1158/1535-7163.MCT-12-0335.

121. Lincoln Horsley (última modificación, 8 de enero de 2015). «The Sharon Kelly Story: How She Beat Her Lung Cancer with Cannabis». *Cure Your Own Cancer*. www.cureyourowncancer.org/the-sharon-kelly-story-how-she-beat-her-lung-cancer-with-cannabis-oil.html#sthash.pPXwJz61.dpuf.

122. P. Pacher (2013). «Towards the Use of Non-psychoactive Cannabinoids for Prostate Cancer». *British Journal of Pharmacology*, 168, 1, 76-78. DOI: 10.1111/j.1476-5381.2012.02121.x.

123. M. Sharma, J. Hudson, H. Adomat, E. Guns y M. Cox (2014). «In Vitro Anti-cancer Activity of Plant-Derived Cannabidiol on Prostate Cancer Cell Lines». *Pharmacology & Pharmacy*, 5, 806. DOI: 10.4236/pp.2014.58091.

124. Dennis Hill (última modificación, 20 de octubre de 2013). «Dennis Hill's Story: Beating Prostate Cancer with Cannabis Oil». *Cure Your Own Cancer*. www.cureyourowncancer.org/dennis-hills-story-beating-prostate-cancer-with-cannabis-oil.html.

125. B. Adinolfi, A. Romanini, A. Vanni, E. Martinotti, A. Chicca, S. Fogli y P. Nieri (2013). «Anticancer Activity of Anandamide in Human Cutaneous Melanoma Cells». *European Journal of Pharmacology*, 718, 1-3, 154-159. DOI: 10.1016/j.ejphar.2013.08.039.

126. «Is Cannabis Oil a Viable Treatment for Skin Cancer?» (última modificación, 15 de julio de 2014). *United Patients Group*. https://uni-

tedpatientsgroup.com/blog/2014/07/15/is-cannabis-oil-a-viable-treatment-for-skin-cancer.

127. J. R. Johnson, M. Burnell-Nugent, D. Lossignol, E. D. Ganae-Motan, R. Potts y M. T. Fallon (febrero de 2010). «Multicenter, Double-Blind, Randomized, Placebo-Controlled, Parallel-Group Study of the Efficacy, Safety, and Tolerability of THC:CBD Extract and THC Extract in Patients with Intractable Cancer-Related Pain». *Journal of Pain and Symptom Management*, 39, 2, 167-179.

128. T. D. Brisbois, I. H. de Kock, S. M. Watanabe, M. Mirhosseini, D. C. Lamoureux, M. Chasen, N. MacDonald, V. E. Baracos y W. V. Wismer (febrero de 2011). «Delta-9-tetrahydrocannabinol May Palliate Altered Chemosensory Perception in Cancer Patients: Results of a Randomized-Double-Blind, Placebo-Controlled Pilot Trial». *Annals of Oncology*, 22, 2086-2093.

129. G. Bar-Sela, M. Vorobeichik, S. Drawsheh, A. Omer, V. Goldberg y E. Muller (2013). «The Medical Necessity for Medicinal Cannabis: Prospective, Observational Study Evaluating the Treatment in Cancer Patients on Supportive or Palliative Care». *Evidence-Based Complementary and Alternative Medicine*, 2013, 510392. www.hindawi.com/journals/ecam/2013/510392/.

130. Derick T. Wade, Philip Robson, Heather House, Petra Makela y Julia Aram (2003). «A Preliminary Controlled Study to Determine Whether Whole-Plant Cannabis Extracts Can Improve Intractable Neurogenic Symptoms». *Clinical Rehabilitation*, 17, 1, 21-29. DOI: 10.1191/0269215503cr581oa.

131. M. Kwiatkoski, F. S. Guimaraes y E. Del-Bel (2012). «Cannabidiol-Treated Rats Exhibited Higher Motor Score after Cryogenic Spinal Cord Injury». *Neurotoxicity Research*, 21, 3, 271-280. DOI: 10.1007/s12640-011-9273-8.

132. D. Fernández-López, I. Lizasoain, M. A. Moro y J. Martínez-Orgado (2013). «Cannabinoids: Well-Suited Candidates for the Treatment of Perinatal Brain Injury». *Brain Sciences*, 3, 3, 1043.

133. Jack Kaskey (3 de febrero de 2017). «NFL Marijuana Policy in Spotlight as Former Players Push for Opioid Alternative». www.thecannabist.co/2017/02/03/nfl-marijuana-policy-alternative-to-opioids/73040/.

134. B. Wilsey, T. D. Marcotte, R. Deutsch, H. Zhao, H. Prasad y A. Phan (2016). «An Exploratory Human Laboratory Experiment Evaluating Vaporized Cannabis in the Treatment of Neuropathic Pain from

Spinal Cord Injury and Disease». *Journal of Pain*, 17, 9, 982. DOI: 10.1016/j.jpain.2016.05.010.

135. M. N. Hill, C. J. Hillard, F. R. Bambico, S. Patel, B. B. Gorzalka y G. Gobbi (2009). «The Therapeutic Potential of the Endocannabinoid System for the Development of a Novel Class of Antidepressants». *Trends in Pharmacological Sciences*, 30, 9, 484-493. DOI: 10.1016/j.tips.2009.06.006.

136. R. Linge, L. Jiménez-Sánchez, L. Campa, F. Pilar-Cuéllar, R. Vidal, A. Pazos y A. Adell Díaz (2016). «Cannabidiol Induces Rapid-Acting Antidepressant-Like Effects and Enhances Cortical 5-HT/Glutamate Neurotransmission: Role of 5-HT1A Receptors». *Neuropharmacology*, 103, 16. DOI: 10.1016/j.neuropharm.2015.12.017.

137. C. H. Ashton, P. B. Moore, P. Gallagher y A. H. Young (2005). «Cannabinoids in Bipolar Affective Disorder: A Review and Discussion of Their Therapeutic Potential». *Journal of Psychopharmacology*, 19, 3, 293-300.

138. A. Zuardi, J. Crippa, S. Dursun, S. Morais, J. Vilela, R. Sanches y J. Hallak (2010). «Cannabidiol Was Ineffective for Manic Episode of Bipolar Affective Disorder». *Journal of Psychopharmacology*, 24, 1, 135-137. DOI: 10.1177/0269881108096521.

139. Abir T. El-Alfy, Kelly Ivey, Keisha Robinson, Safwat Ahmed, Mohamed Radwan, Desmond Slade, Ikhlas Khan, Mahmoud ElSohly y Samir Ross (junio de 2010). «Antidepressant-Like Effect of Δ9-tetrahydrocannabinol and Other Cannabinoids Isolated from *Cannabis sativa*». *Journal of Pharmacology, Biochemistry and Behavior*, 95, 4, 434-442.

140. A. R. de Mello Schier, N. P. de Oliveira Ribeiro, D. S. Coutinho, S. Machado, O. Arias-Carrión, J. A. Crippa, A. W. Zuardi, A. E. Nardi y A. C. Silva (2014). «Antidepressant-Like and Anxiolytic-Like Effects of Cannabidiol: A Chemical Compound of *Cannabis sativa*». *CNS Neurol Disorders –Drug Targets*, 13, 6, 953-960.

141. Michael Moskowitz, comunicación personal con los autores el 2 de febrero de 2017.

142. V. di Marzo, F. Piscitelli y R. Mechoulam (2011). «Cannabinoids and Endocannabinoids in Metabolic Disorders with Focus on Diabetes», en *Handbook of Experimental Pharmacology*. Nueva York, EUA: Springer, p. 75. DOI: 10.1007/978-3-6417214-4_4.

143. E. A. Penner, H. Buettner y M. A. Mittleman (2013). «The Impact of Marijuana Use on Glucose, Insulin, and Insulin Resistance among US Adults». *The American Journal of Medicine*, 126, 7, 583-589.

144. V. di Marzo (2008). «The Endocannabinoid System in Obesity and Type 2 Diabetes». *Diabetologia*, 51, 8, 1356-1367. DOI: 10.1007/s00125-007048-2.

145. L. Weiss, M. Zeira, S. Reich, M. Har-Noy, R. Mechoulam, S. Slavin y R. Gallily (2006). «Cannabidiol Lowers Incidence of Diabetes in Non-obese Diabetic Mice». *Autoimmunity*, 39.2, 143-151.

146. M. Rajesh, P. Mukhopadhyay, S. Batkai, V. Patel, K. Saito, S. Matsumoto, Y. Kashiwaya, B. Horvath, B. Mukhopadhyay, L. Becker, G. Hasko, L. Liaudet, D. A. Wink, A. Veves, R. Mechoulam y P. Pacher (14 de diciembre de 2010). «Cannabidiol Attenuates Cardiac Dysfunction, Oxidative Stress, Fibrosis, Inflammatory and Cell Death Signaling Pathways in Diabetic Cardiomyopathy». *Journal of the American College of Cardiology*, 56, 25, 2115.

147. H. J. Parray y J. W. Yun (2016). «Cannabidiol Promotes Browning in 3T3-L1 Adipocytes». *Molecular and Cellular Biochemistry*, 416, 131.

148. A. Andries, J. Frystyk, A. Flyvbjerg y R. K. Stoving (2014). «Dronabinol in Severe, Enduring Anorexia Nervosa: A Randomized Controlled Trial». *International Journal of Eating Disorders*, 47, 18-23. DOI: 10.1002/eat.22173.

149. Kelly Mickle (23 de junio de 2015). «Can Marijuana Really Help Treat Anorexia?». *Cosmopolitan*. www.cosmopolitan.com/health-fitness/news/a42398/marijuana-anorexia/.

150. P. Monteleone, M. Bifulco, C. di Filippo, P. Gazzero, B. Canestrelli, F. Monteleone, M. C. Proto, M. di Genio, C. Grimaldi y M. Maj (2009). «Association of CNR1 and FAAH Endocannabinoid Gene Polymorphisms with Anorexia Nervosa and Bulimia Nervosa: Evidence for Synergistic Effects». *Genes, Brain and Behavior*, 8, 728-732. DOI: 10.1111/j.160083X.2009.00518.x.

151. H. Shamran, N. P. Singh, E. E. Zumbrun, A. Murphy, D. D. Taub, M. K. Mishra, R. L. Price, S. Chatterjee, M. Nagarkatti, P. S. Nagarkatti y U. P. Singh (2017). «Fatty Acid Amide Hydrolase (FAAH) Blockade Ameliorates Experimental Colitis by Altering MicroRNA Expression and Suppressing Inflammation». *Brain, Behavior, and Immunity*, 59, 10-20. DOI: 10.1016/j.bbi.2016.06.008.

152. K. A. Sharkey y J. W. Wiley (2016). «The Role of the Endocannabinoid System in the Brain-Gut Axis». *Gastroenterology*, 151, 2, 252-266. DOI: 10.1053/j.gastro.2016.04.015.

153. R. Schicho y M. Storr (2012). «Topical and Systemic Cannabidiol Improves Trinitrobenzene Sulfonic Acid Colitis in Mice». *Pharmacology*, 89, 3-4, 149-155. DOI: 10.1159/000336871.

154. G. Esposito, D. D. Filippis, C. Cirillo, T. Iuvone, E. Capoccia, C. Scuderi, A. Steardo, R. Cuomo y L. Steardo (2013). «Cannabidiol in Inflammatory Bowel Diseases: A Brief Overview». *Phytotherapy Research*, 27, 5, 633-636. DOI: 10.1002/ptr.4781.

155. *Ibid*.

156. Allan Frankel (modificado por última vez el 26 de febrero de 2016). «Treating Migraines with Cannabidiol». *Frankelly Speaking*. www.greenbridgemed.com/treating-migraines-with-cannabidiol/.

157. *Ibid*.

158. Headache Classification Subcommittee of the International Headache Society (2004). «The International Classification of Headache Disorders: 2nd edition». *Cephalalgia*, 24, supl. 1, 9-160. DOI: 10.1111/j.1468-2982.2004.00653.x.

159. David Baker, Gareth Pryce, Samuel J. Jackson, Chris Bolton y Gavin Giovannoni (2012). «The Biology That Underpins the Therapeutic Potential of Cannabis-Based Medicines for the Control of Spasticity in Multiple Sclerosis». *Multiple Sclerosis and Related Disorders*, 1, 2, 64.

160. Megan B. May y Ashley E. Glode (2016). «Dronabinol for Chemotherapy-Induced Nausea and Vomiting Unresponsive to Antiemetics». *Cancer Management and Research*, 8, 49-55. DOI: 10.2147/CMAR.S81425.

161. Linda A. Parker, Erin M. Rock y Cheryl L. Limebeer (2011). «Regulation of Nausea and Vomiting by Cannabinoids». *British Journal of Pharmacology*, 163, 7, 1411-1422. http://doi.org/10.1111/j.1476-5381.2010.01176.x.

162. V. K. da Silva, B. S. de Freitas, A. da Silva Dornelles, L. R. Nery, L. Falavigna, R. D. Ferreira, M. R. Bogo, J. E. Hallak, A. W. Zuardi, J. A. Crippa y N. Schroder (febrero de 2014). «Cannabidiol Normalizes Caspase 3, Synaptophysin, and Mitochondrial Fission Protein DNM1L Expression Levels in Rats with Brain Iron Overload: Implications for Neuroprotection». *Molecular Neurobiolog*, 49, 1, 222-233.

163. M. H. Chagas, A. W. Zuardi, V. Tumas, M. A. Pena-Pereira, E. T. Sobreira, M. M. Bergamaschi, A. C. dos Santos, A. L. Teixeira, J. E. Hallak y J. A. Crippa (noviembre de 2014). «Effects of Cannabidiol in the Treatment of Patients with Parkinson's Disease: An Exploratory Double-Blind Trial». *Journal of Psychopharmacology*, 29, 11, 1088-1098.

164. J. A. S. Crippa, J. E. C. Hallak, J. P. Machado-De-Sousa, R. H. C. Queiroz, M. Bergamaschi, M. H. N. Chagas y A. W. Zuardi (2012). «Cannabidiol for the Treatment of Cannabis Withdrawal Syndrome: A Case Report». *Journal of Clinical Pharmacy and Therapeutics*, 38, 2, 162-164. DOI: 10.1111/jcpt.12018.

165. Onintza Sagredo, M. Ruth Pazos, Valentina Satta, José A. Ramos, Roger G. Pertwee y Javier Fernández-Ruiz (2011). «Neuroprotective Effects of Phytocannabinoid-Based Medicines in Experimental Models of Huntington's Disease». *Journal of Neuroscience Research*, 89, 9, 1509-1518. DOI: 10.1002/jnr.22682.

166. Sara Valdeolivas, Carmen Navarrete, Irene Cantarero, María L. Bellido, Eduardo Muñoz y Onintza Sagredo (2014). «Neuroprotective Properties of Cannabigerol in Huntington's Disease: Studies in R6/2 Mice and 3-Nitropropionate-lesioned Mice». *Neurotherapeutics*, 12, 1, 185-199. DOI: 10.1007/s13311-014-0304-z.

167. Carey Wedler (1 de diciembre de 2016). «Former Cop Tries Cannabis as Last Resort to Treat Parkinson's Disease». Antimedia.org. http://theantimedia.org/former-cop-cannabis-parkinsons-disease/.

168. A. W. Zuardi, J. A. Crippa, J. E. Hallak, J. P. Pinto, M. H. Chagas, G. G. Rodrigues, S. M. Dursun y V. Tumas (noviembre de 2009). «Cannabidiol for the Treatment of Psychosis in Parkinson's Disease». *Journal of Psychopharmacology*, 23, 8, 979-983.

169. C. García, C. Palomo-Garo, M. García-Arencibia, J. Ramos, R. Pertwee y J. Fernández-Ruiz (2011). «Symptom-Relieving and Neuroprotective Effects of the Phytocannabinoid Δ9-THCV in Animal Models of Parkinson's Disease». *British Journal of Pharmacology*, 163, 7, 1495. DOI: 10.1111/j.1476-5381.2011.01278.x.

170. J. Russell Reynolds (1859). «On Some of the Therapeutical Uses of Indian Hemp». En *Archives of Medicine,* vol. 2. Londres (Reino Unido), p. 154.

171. «Testimonials» (modificado por última vez el 8 de marzo de 2017). *No High CBD Oil.* http://nohighcbdoil.weebly.com/testimonials.html.

172. S. Maione, F. Piscitelli, L. Gatta, D. Vita, L. de Petrocellis, E. Palazzo, V. de Novellis y V. di Marzo (2011). «Non-psychoactive Cannabinoids Modulate the Descending Pathway of Antinociception in Anaesthetized Rats through Several Mechanisms of Action». *British Journal of Pharmacology*, 162, 3, 584. DOI: 10.1111/j.1476-5381.2010.01063.x.

173. W. Xiong, T. Cui, K. Cheng, F. Yang, S. R. Chen, D. Willenbring, Y. Guan, H. L. Pan, K. Ren, Y. Xu y L. Zhang (2012). «Cannabinoids Suppress Inflammatory and Neuropathic Pain by Targeting α3 Glycine Receptors». *Journal of Experimental Medicine*, 209, 6, 1121-1134. DOI: 10.1084/jem.20120242.

174. M. DeGeorge, E. Dawson, P. Woster, L. Burke y K. Bronstein (2013). *An Analysis of the Association between Marijuana Use and Potential Nonadherence in Patients Prescribed Hydrocodon.* Baltimore (EUA): Ameritox.

www.ameritox.com/wp-content/uploads/Ananalysisoftheassociationbetweenmarijuanauseandpotentialnonadherence_AAPM2013.pdf.

175. M. N. Hill, L. M. Bierer, I. Makotkine, J. A. Golier, S. Galea, B. S. McEwen, C. J. Hillard y R. Yehuda (2013). «Reductions in Circulating Endocannabinoid Levels in Individuals with Post-traumatic Stress Disorder Following Exposure to the World Trade Center Attacks». *Psychoneuroendocrinology*, 38, 12, 2952. DOI: 10.1016/j.psyneuen.2013.08.004.

176. Elizabeth Limbach (2016). *Cannabis Saved My Life: Stories of Hope and Healing*. Whitman Publishing, p. 116.

177. J. Renard, M. Loureiro, L. G. Rosen, J. Zunder, C. de Oliveira, S. Schmid, W. J. Rushlow y S. R. Laviolette (2016). «Cannabidiol Counteracts Amphetamine-Induced Neuronal and Behavioral Sensitization of the Mesolimbic Dopamine Pathway through a Novel mTOR/p70S6 Kinase Signaling Pathway». *Journal of Neuroscience*, 36, 18, 5160. DOI: 10.1523/JNEUROSCI.33865.2016.

178. Maia Szalavitz (30 de mayo de 2012). «Marijuana Compound Treats Schizophrenia with Few Side Effets: Clinical Trial». http://healthland.time.com/2012/05/30/marijuana-compound-treats-schizophrenia-with-few-side-effects-clinical-trial/.

179. *Ibid*.

180. J. Renard, M. Loureiro, L. G. Rosen, J. Zunder, C. de Oliveira, S. Schmid, W. J. Rushlow y S. R. Laviolette (2016). «Cannabidiol Counteracts Amphetamine-Induced Neuronal and Behavioral Sensitization of the Mesolimbic Dopamine Pathway through a Novel mTOR/p70S6 Kinase Signaling Pathway». *Journal of Neuroscience*, 36, 18, 5160. DOI: 10.1523/JNEUROSCI.33865.2016.

181. C. D. Schubart, I. E. Sommer, W. A. van Gastel, R. L. Goetgebuer, R. S. Kahn y M. P. Boks (2011). «Cannabis with High Cannabidiol Content Is Associated with Fewer Psychotic Experiences». *Schizophrenia Research*, 130, 1-3, 216-221. DOI: 10.1016/j.schres.2011.04.017.

182. A. W. Zuardi, J. A. Crippa, J. E. Hallak, S. Bhattacharyya, Z. Atakan, R. Martín-Santos, P. K. McGuire y F. S. Guimaraes (2012). «A Critical Review of the Antipsychotic Effects of Cannabidiol: 30 Years of a Translational Investigation». *Current Pharmaceutical Design*, 18, 32, 5131.

183. Selina McKee (15 de septiembre de 2015). «GW Pharma's Cannabinoid Shows Schizophrenia Promise». *PharmaTimes online*. www.pharmatimes.com/news/gw_pharmas_cannabinoid_shows_schizophrenia_promise_971897.

184. Elizabeth Limbach (2016). *Cannabis Saved My Life: Stories of Hope and Healing*. Whitman Publishing, p. 142.
185. Bonni Goldstein. *Medical Cannabis: Practical Treatment of Pediatric Patients for Epilepsy, Autism, Cancer, and Psychiatric Disorders* (conferencia en la CannMed Harvard Conference de 2016). www.medicinalgenomics.com/wp-content/uploads/2016/05/Bonni-Goldstein-CannMed2016.pdf.
186. M. Tzadok, S. Uliel-Siboni, I. Linder, U. Kramer, O. Epstein, S. Menascu, A. Nissenkorn, O. B. Yosef, E. Hyman, D. Granot, M. Dor, T. Lerman-Sagie y B. Ben-Zeev (2016). «CBD-Enriched Medical Cannabis for Intractable Pediatric Epilepsy: The Current Israeli Experience». *Seizure*, 35, 41-44. DOI: 10.1016/j.seizure.2016.01.004.
187. S. Stander, H. W. Reinhardt y T. A. Luger (2006). «Topical Cannabinoid Agonists. An Effective New Possibility for Treating Chronic Pruritus». *Hautarzt*, 57, 9, 801-807.
188. J. D. Wilkinson y E. M. Williamson (2007). «Cannabinoids Inhibit Human Keratinocyte Proliferation through a Non-CB1/CB2 Mechanism and Have a Potential Therapeutic Value in the Treatment of Psoriasis». *Journal of Dermatological Science*, 45, 92.
189. Gooey Rabinski (modificado por última vez el 22 de febrero de 2016). «Treating Psoriasis with Topical Cannabis». *Whaxy*.
190. A. Olah, B. I. Toth, I. Borbiro, K. Sugawara, A. G. Szollosi, G. Czifra, B. Pal, L. Ambrus, J. Kloepper, E. Camera, M. Ludovici, M. Picardo, T. Voets, C. C. Zouboulis, R. Paus y T. Biro (2014). «Cannabidiol Exerts Sebostatic and Antiinflammatory Effects on Human Sebocytes». *Journal of Clinical Investigation*, 124, 9, 3713. DOI: 10.1172/JCI64628.
191. J. D. Wilkinson y E. M. Williamson (2007). «Cannabinoids Inhibit Human Keratinocyte Proliferation through a Non-CB1/CB2 Mechanism and Have a Potential Therapeutic Value in the Treatment of Psoriasis». *Journal of Dermatological Science*, 45, 92.
192. M. Pucci, C. Rapino, A. Di Francesco, E. Dainese, C. D'Addario y M. Maccarrone (2013). «Epigenetic Control of Skin Differentiation Genes by Phytocannabinoids». *British Journal of Pharmacology*, 170, 3, 581. DOI: 10.1111/bph.12309.
193. Charmie Gholson (modificado por última vez el 1 de octubre de 2012). «Michael McShane's Story: Beating Squamous Cell Carcinoma Skin Cancer». *Cure Your Own Cancer*. www.cureyourowncancer.org/michael-mcshanes-story-beating-squamous-cell-carcinoma-skin-cancer-with-cannabis-oil.html.

194. A. N. Nicholson, C. Turner, B. M. Stone y P. J. Robson (2004). «Effect of Delta-9-tetrahydrocannabinol and Cannabidiol on Nocturnal Sleep and Early-Morning Behavior in Young Adults». *Journal of Clinical Psychopharmacology*, 24, 3, 305-313.

195. E. Murillo-Rodríguez, D. Millán-Aldaco, M. Palomero-Rivero, R. Mechoulam y R. Drucker-Colin (2008). «The Nonpsychoactive Cannabis Constituent Cannabidiol Is a Wake-Inducing Agent». *Behavioral Neuroscience*, 122, 6, 1378-1382.

196. Dr. Michael Moskowitz. Comunicación personal con los autores, octubre de 2016.

197. D. W. Carley, S. Paviovic, M. Janelidze y M. Radulovacki (2002). «Functional Role for Cannabinoids in Respiratory Stability during Sleep». *Sleep*, 25, 4, 391-398. PubMed PMID: 12071539.

198. Bharati Prasad, Miodrag G. Radulovacki y David W. Carley (2013). «Proof of Concept Trial of Dronabinol in Obstructive Sleep Apnea». *Frontiers in Psychiatry*, 4, 1.

199. E. B. Russo, G. W. Guy y P. J. Robson (2007). «Cannabis, Pain, and Sleep: Lessons from Therapeutic Clinical Trials of Sativex, a Cannabis-Based Medicine». *Chemistry and Biodiversity*, 4, 8, 1729-1743.

200. M. H. N. Chagas, A. L. Eckeli, A. W. Zuardi, M. A. Pena-Pereira, M. A. Sobreira-Neto, E. T. Sobreira, M. R. Camilo, M. M. Bergamaschi, C. H. Schenck, J. E. C. Hallak, V. Tumas y J. A. S. Crippa (2014). «Cannabidiol Can Improve Complex Sleep-Related Behaviours Associated with Rapid Eye Movement Sleep Behaviour Disorder in Parkinson's Disease Patients: A Case Series». *Journal of Clinical Pharmacy and Therapeutics*, 39, 564-566. DOI: 10.1111/jcpt.12179.

201. J. W. Farlow (1889). «On the Use of Belladonna and *Cannabis indica* by the Rectum in Gynecological Practice». *Boston Medical and Surgical Journal*, 120, 508.

202. Ethan Russo, Geoffrey Guy y Phillip Rodson (2007). «Cannabis, Pain, and Sleep: Lessons from Therapeutic Clinical Trials of Sativex®, a Cannabis-Based Medicine». *Chemistry and Biodiversity*, 4, 8, 1729-1743. DOI: 10.1002/cbdv.200790150.

203. National Academies of Sciences, Engineering, and Medicine (2017). *The Health Effects of Cannabis and Cannabinoids: The Current State of Evidence and Recommendations for Research*. Washington D. C. (EUA): The National Academies Press.

204. D. M. Fergusson, L. J. Horwood, K. Northstone y ALSPAC Study Team (2002). «Maternal Use of Cannabis and Pregnancy Outcome». *BLOG: An International Journal of Obstetrics and Gynaecology*, 109, 21-27.

205. J. S. Hayes, R. Lampart, M. C. Dreher y L. Morgan (1991). «Five-Year Follow-up of Rural Jamaican Children Whose Mothers Used Marijuana during Pregnancy». *West Indian Medical Journal*, 40, 3, 120-123.
206. Melanie C. Dreher, Kevin Nugent y Rebekah Hudgins (1994). «Prenatal Marijuana Exposure and Neonatal Outcomes in Jamaica: An Ethnographic Study». *Pediatrics*, 93, 2, 254-260.
207. Peter A. Fried (2002). «The Consequences of Marijuana Use During Pregnancy: A Review of the Human Literature». *Journal of Cannabis Therapeutics*, 2, 85-104.
208. Giuseppe Tortoriello, Claudia V. Morris, Alan Alpar, Janos Fuzik, Sally L. Shirran, Daniela Calvigioni, Erik Keimpema, Catherine H. Botting, Kirstin Reinecke, Thomas Herdegen, Michael Courtney, Yasmin L. Hurd y Tibor Harkany (27 de enero de 2014). «Miswiring the Brain Delta-9-tetra-hydro-cannabinol Disrupts Cortical Development by Inducing an SCG10/stathmin-2 Degradation Pathway». *EMBO Journal*, 33, 7, 668-685.
209. Shayna N. Conner, Victoria Bedell, Kim Lipsey, George A. Macones, Alison G. Cahill y Methodius G. Tuuli (2016). «Maternal Marijuana Use and Adverse Neonatal Outcomes». *Obstetrics & Gynecology*, 128, 4, 713-723. DOI: 10.1097/aog.0000000000001649.
210. Lidush Goldschmidt, Nancy L. Day y Gale A. Richardson (2000). «Effects of Prenatal Marijuana Exposure on Child Behavior Problems at Age 10». *Neurotoxicology and Teratology*, 22, 3, 325-336, http://dx.doi.org/10.1016/S0892-0362(00)00066-0.

Tercera parte
211. W. E. Dixon (1899). «The Pharmacology of *Cannabis indica*». *British Medical Journal*, 2, 1354-1357.
212. Claudia Bensimoun. «Medical Marijuana for Dogs». *Animal Wellness Magazine*. https://animalwellnessmagazine.com/medical-marijuana-for-dogs/.
213. Ray Wright. Comunicación personal con los autores, 15 de enero de 2017.
214. *Ibid.*

Cuarta parte
215. Michael Backes (2014). *Cannabis Pharmacy: A Practical Guide to Medicinal Marijuana*. Nueva York (EUA): Black Dog & Leventhal Publishers.
216. Robert C. Clarke y Mark D. Merlin (2013). *Cannabis-Evolution and Ethnobotany*. Berkeley (EUA): University of California Press.

217. Michael Backes (2014). *Cannabis Pharmacy: A Practical Guide to Medicinal Marijuana*. Nueva York, EUA: Black Dog & Leventhal Publishers, p. 52.

Quinta parte

218. (Otoño de 2011). «Sour Tsunami Stabilized». *O'Shaughnessy's*, 11. www.os-extra.cannabisclinicians.org/wp-content/uploads/2013/11/CBD-Reintroduction-Era-2011.pdf.

219. Alexandra Sifferlin (julio de 2016). «Can Medical Marijuana Help End the Opioid Epidemic?». *Time Magazine*. http://time.com/4419003/can-medical-marijuana-help-end-the-opioid-epidemic/.

220. *Ibid*.

221. *Ibid*.

222. Marcus A. Bachhuber, Brendan Saloner, Chinazo O. Cunningham y Colleen L. Barry (2014). «Medical Cannabis Laws and Opioid Analgesic Overdose Mortality in the United States, 1999-2010». *JAMA Internal Medicine*, 174, 10, 1668. DOI: 10.1001/jamainternmed.2014.4005.

223. Kevin F. Boehnke, Evangelos Litinas y Daniel J. Clauw (2016). «Medical Cannabis Use Is Associated with Decreased Opiate Medication Use in a Retrospective Cross-Sectional Survey of Patients with Chronic Pain». *The Journal of Pain*, 17, 6, 739-744.

224. Ashley C. Bradford y W. David Bradford (2016). «Medical Marijuana Laws Reduce Prescription Medication Use in Medicare Part D». *Health Affairs*, 35, 7, 1230-1236. DOI: 10.1377/hlthaff.2015.1661.

225. Lee Fang (27 de agosto de 2014). «Leading Anti-Marijuana Academics Are Paid by Painkiller Drug Companies». *Vice Magazine*. https://news.vice.com/article/leading-anti-marijuana-academics-are-paid-by-painkiller-drug-companies.

226. Philip Ross (6 de agosto de 2014). «Marijuana Legalization: Pharmaceuticals, Alcohol Industry among Biggest Opponents of Legal Weed». *International Business Times*. http://www.ibtimes.com/marijuana-legalization-pharmaceuticals-alcohol-industry-among-biggest-opponents-legal-weed-1651166.

227. Lee Fang (21 a 28 de julio de 2014). «The Real Reason Pot Is Still Illegal». *TheNation*. http://www.thenation.com/article/180493/anti-pot-lobbys-big-bankroll?page=0,0.

228. «Corrections Corporation of America». *Annual Report 2014*. http://www.annualreports.com/HostedData/AnnualReportArchive/c/NYSE_CXW_2014.pdf

229. LeeFang (21 a 28 de julio de 2014). «The Real Reason Pot Is Still Illegal». *TheNation*. http://www.thenation.com/article/180493/anti-pot-lobbys-big-bankroll?page=0,0.
230. Kendall Bentsen (5 de agosto de 2014). «Money, Not Morals, Drives Marijuana Prohibition Movement». Center for Responsive Politics. www.opensecrets.org/news/2014/08/money-not-morals-drives-marijuana-prohibition-movement/.
231. Sarah Boseley y Jessica Glenza (24 de marzo de 2016). «Medical Experts Call for Global Drug Decriminalization». *The Guardian*.
232. National Academies of Sciences, Engineering, and Medicine (2017). *The Health Effects of Cannabis and Cannabinoids: The Current State of Evidence and Recommendations for Research*. Washington D. C. (EUA): The National Academies Press.
233. Jessica Glenza (12 de enero de 2017). «Most marijuana medicinal benefits are inconclusive, wide-ranging study finds». *The Guardian*.
234. *Ibid*.
235. Eckhart Tolle (2005). *A New Earth: Awakening to Your Life's Purpose*. Nueva York (EUA): Dutton/Penguin Group, pp. 1-2.

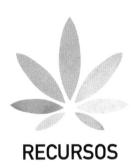

RECURSOS

La siguiente es una lista de sitios web útiles para tener información actualizada sobre las investigaciones relativas al cannabis medicinal y para poder acceder a él.

CBD4Health.com
SynergyCBD.com
HealingEssenceCBD.com
ProjectCBD.org
CannabisHealthIndex.com
Norml.org
MedicalMarijuana.ProCon.org
BeyondTHC.com
MedicalCannabis.com
UnitedPatientsGroup.com

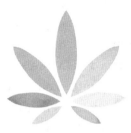

GLOSARIO DE TÉRMINOS Y ABREVIATURAS

2-AG (2-araquidonilglicerol): Uno de los dos cannabinoides endógenos actualmente identificados, que se sabe que se encuentra en abundancia en el sistema nervioso central.

Administración bucal: Administración de un compuesto por medio de un aerosol bucal, destinado a ser absorbido a través de la mucosa que recubre la boca.

AEA: Araquidoniletanolamida, o anandamida, la primera de las dos moléculas cannabinoides endógenas descubiertas por el equipo científico liderado por Raphael Mechoulam a principios de la década de 1990. Tiene un papel en la regulación de numerosas funciones corporales, como el sueño, el dolor y la digestión.

Anandamida: Otro nombre para la molécula de señalización por endocannabinoides AEA, que es el resultado de combinar la palabra sánscrita que significa 'felicidad' (*ananda*) y el nombre químico de una parte clave de la estructura molecular de este compuesto (amida).

Betacariofileno: Un terpeno que se encuentra en algunas variedades de cannabis.

Bidireccional: Efectos médicos que pueden producir resultados opuestos en distintas personas; por ejemplo, unas pueden verse estimuladas y otras pueden experimentar sedación.

Bifásico: Al determinar una dosis a través del incremento progresivo, después de cierto punto el aumento de la dosis puede dar lugar a un peor resultado. Más no es necesariamente mejor.

Biodisponibilidad: La porción de una sustancia que, una vez ingerida, puede ser absorbida en el torrente sanguíneo.

Cannabinoide sintético: Cannabinoide producido en un laboratorio.

Cannabinoides: Compuestos que activan los receptores cannabinoides. Incluyen los endocannabinoides, los fitocannabinoides y los cannabinoides sintéticos.

Cáñamo industrial: Cannabis con bajo contenido en THC y alto contenido en CBD utilizado para producir fibra u otro uso industrial.

CBC (cannabicromeno): Un fitocannabinoide que puede ser antiinflamatorio.

CBD (cannabidiol): Un fitocannabinoide importante, que constituye hasta el 40 % del extracto de la planta de cannabis, con un amplio abanico de posibles aplicaciones terapéuticas. No induce psicoactividad ni efectos secundarios.

CBDA (ácido cannabidiólico): La forma ácida cruda del CBD que se encuentra en la planta fresca.

CBDV (cannabidivarina): Una variante propilo del CBD, que se encuentra en algunas variedades del Himalaya.

CBG (cannabigerol): Un fitocannabinoide que es el precursor utilizado por las enzimas de la planta para producir el THC y el CBD.

Citocromo P450: Una familia de enzimas hepáticas.

Cuerpo periférico: Partes del cuerpo alejadas del centro, más cercanas a las zonas externas.

Descarboxilación: Reacción química del cannabis por la que los cannabinoides ácidos se convierten en su forma más biodisponible al eliminar un grupo carboxilo de la molécula, por lo general mediante la aplicación de calor.

Efecto séquito: Los efectos terapéuticos sinérgicos que tienen lugar a través de la interacción entre los cannabinoides, los terpenoides y otros compuestos que se encuentran en el conjunto de la planta de cannabis.

Endocannabinoide: Un cannabinoide endógeno o naturalmente presente; un lípido neuromodulador implicado en la regulación de numerosos sistemas físicos.

Endógeno: Presente en el cuerpo de forma natural.

Fenotipo: Los rasgos distintivos y observables de una planta u organismo individual surgidos a partir de influencias genéticas y ambientales.

Fitocannabinoide: Un cannabinoide que se encuentra únicamente en la planta de cannabis.

Hojuela: Parte de una hoja compuesta similar a una hoja, que no es soportada por una rama o tallo.

***Indica*:** Término usado habitualmente para describir las variedades de cannabis de hoja ancha. En general, tienen propiedades más sedantes.

***Kush*:** Término aplicado con carácter general a las variedades de cannabis ricas en THC muy potentes, normalmente variedades de *indica*, algunas de las cuales se originaron en las montañas Hindú Kush de Asia central.

Limoneno: Un terpeno con un aroma cítrico, conocido por tener propiedades antibacterianas y estimulantes.

Linalool: Un terpeno con aroma floral, conocido por tener propiedades calmantes.

Metabolismo de primer paso: Fenómeno metabólico por el cual la concentración de ingredientes activos que hay en un medicamento u otra sustancia se ve considerablemente reducida antes de llegar al torrente sanguíneo.

MHA (marihuana de hoja ancha): Variedad de cannabis en que el THC es predominante, conocida habitualmente como *indica*. Sus hojuelas son anchas.

MHE (marihuana de hoja estrecha): Variedad de cannabis en que el THC es predominante, con hojuelas angostas, habitualmente conocida como *sativa*.

Mirceno: Un terpeno conocido por tener propiedades sedantes.

Pineno: Un terpeno con aroma a pino, conocido por tener propiedades estimulantes.

Psicoactividad: Propiedad de una sustancia que causa un efecto profundo o significativo en los procesos mentales, el estado de ánimo o la conciencia.

Quimiotipo: Término que designa un tipo de planta que produce una determinada combinación de compuestos químicos.

Receptor CB1 (cannabinoide 1): Un receptor que, según se cree, está ubicado principalmente en el sistema nervioso central y periférico; es activado por todos los tipos de cannabinoides y es en gran parte responsable de la eficacia del THC.

Receptor CB2 (cannabinoide 2): Un receptor que, según se cree, está ubicado principalmente en los tejidos periféricos del sistema inmunitario, el sistema gastrointestinal, el sistema nervioso periférico y, en menor medida, el sistema nervioso central.

Sativa: Término habitualmente utilizado para describir las variedades de cannabis de hoja estrecha, que tienen propiedades estimulantes.

Síndrome de hiperémesis cannabinoide: Un tipo de toxicidad poco frecuente provocada por los cannabinoides que pueden padecer los consumidores crónicos de cannabis, caracterizada por episodios cíclicos de náuseas y vómitos.

Sinsemilla: Flores femeninas de cannabis sin semillas, sin polinizar.

Sistema endocannabinoide: Un sistema de sustancias químicas neuromoduladoras endógenas y sus receptores que se encuentran en el cerebro y el resto del cuerpo de los mamíferos.

Terpeno, terpenoide: Hidrocarburos volátiles que se encuentran en los aceites esenciales producidos por muchas plantas, el cannabis entre ellas.

Terpinoleno: Un terpeno conocido por sus propiedades ansiolíticas y anticancerosas.

THC (tetrahidrocannabinol/delta-9-tetrahidrocannabinol): El principal componente psicoactivo del cannabis.

THCA (ácido tetrahidrocannabinólico): La forma ácida cruda del THC que se encuentra en la planta fresca. No es psicoactiva, pero se convierte en THC a medida que se descompone con el tiempo o por medio de la descarboxilación.

THCV (tetrahidrocannabivarina): Una variante propilo del THC, con efectos antagonistas sobre los receptores cannabinoides y efectos contrarios al THC.

Tintura: Extracción de una planta utilizando alcohol etílico.

Tolerancia: Reacción a la dosis por la cual los efectos de un medicamento se reducen progresivamente.

Tricoma: En el cannabis, hace referencia a los tres tipos de pelos epidérmicos cristalinos, diminutos y especializados presentes en los cogollos florales, las hojas y los tallos de las plantas de cannabis en las últimas etapas que producen la resina rica en cannabinoides responsable de los efectos medicinales.

TRPV1 (receptor de potencial transitorio V1): Receptor que desencadena la respuesta y el dolor inflamatorios en el organismo.

ÍNDICE TEMÁTICO

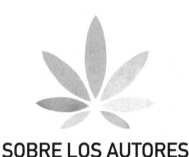

SOBRE LOS AUTORES

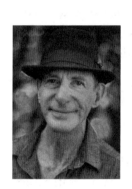**EONARD LEINOW** acumula tres décadas de experiencia en el cultivo y el estudio del cannabis medicinal. En 2008 fundó Synergy Wellness, un colectivo de cannabis medicinal sin ánimo de lucro del norte de California en el que hay más de cuatro mil pacientes y que se dedica a elaborar de forma artesanal productos de cannabis ecológicos y totalmente naturales a partir de la planta entera. Synergy Wellness está especializado en productos ricos en CBD, la molécula no psicoactiva que tiene propiedades curativas. Él llama al cannabidiol la «molécula de curarse», en contraste con el THC, la «molécula de "colocarse"».

Conocido por ser uno de los pioneros en los productos de cannabis ricos en CBD, Leinow crea mezclas patentadas que son recomendadas por médicos de todo California a sus pacientes con cáncer, dolor, epilepsia, esclerosis múltiple y muchas otras afecciones. Por su aparente capacidad mágica de recomendar el producto adecuado para cada paciente, se le ha llamado «el mago de Woodacre».

Vivió en la India durante cinco años, en el contexto de una búsqueda espiritual en la que estuvo estudiando los aspectos religiosos y culturales de antiguas civilizaciones. Ha viajado a treinta y cinco países en busca de conocimiento y sabiduría. Entre sus estudios cabe mencionar más de tres décadas de práctica de artes chamánicas, tántricas y marciales. Durante cinco años fue masajista de tejido profundo; este fue el comienzo de su dedicación a las artes curativas.

Leinow se licenció en Ingeniería en la UCLA y se especializó en arte. Aplicó su experiencia como ingeniero a su primera actividad profesional, la de consultor de búsqueda de ejecutivos, que consistía en reclutar expertos técnicos para empresas de todo el país. A lo largo de su vida, también ha cultivado la expresión artística. Sus esculturas de bronce, piezas de cerámica y cuadros se han expuesto y vendido en galerías de todo el mundo.

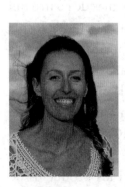

ormada como antropóloga cultural, **JULIANA BIRNBAUM** domina cuatro idiomas y ha vivido y trabajado en Estados Unidos, Europa, Japón, Nepal, Costa Rica y Brasil. En 2005 fundó *Voices in Solidarity*, una iniciativa que llevó a cabo en asociación con los líderes tribales indígenas ashaninka de la Amazonia brasileña para apoyar el desarrollo del centro educativo ambiental Yorenka Ãtame, de gestión comunitaria, del cual habla en su primer libro, *Sustainable [R]evolution:*

Permaculture in Ecovillages, Urban Farms, and Communities Worldwide [(R)evolución sostenible: permacultura en ecoaldeas, granjas urbanas y comunidades de todo el mundo], publicado en febrero de 2014 por North Atlantic Books. Birnbaum también fue la primera persona en graduarse, en la escuela Cornerstone de Oakland, en un riguroso programa estadounidense de capacitación para *doulas* y matronas centrado en un modelo holístico de atención a madres y bebés.

Ha escrito sobre temas relacionados con las ecoaldeas, los derechos de los indígenas y la justicia social en diversos periódicos, revistas indígenas, blogs y antologías, como *Zester Daily*, *E-The Environmental Magazine*, *Bridges*, *El Reportero*, *The Rising Nepal*, *World Rainforest Movement Bulletin*, *Quechua Network* y *Cultural Survival Quaterly*. Birnbaum es escritora, editora, maestra, comadrona auxiliar y madre; también practica yoga y jardinería.

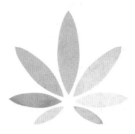

SOBRE LOS COLABORADORES

H EATHER DUNBAR enseña sobre las propiedades curativas del cannabis y acumula más de una década de experiencia en diversos aspectos del sector del cannabis, como el cultivo, las ventas, la producción de comestibles y la formación. También ha trabajado ampliamente en el sector de los productos naturales; ha llevado a cabo el desarrollo de productos y la divulgación comunitaria para varias empresas pioneras en este ámbito. Inspirada por sus viajes y su interés en la salud integral, estuvo varios años administrando programas de masajes y bienestar en centros de retiro de todo el mundo. Es una líder natural cuya pasión es mejorar el mundo a través de la curación holística, la sostenibilidad y el desarrollo de comunidades. Es licenciada en Desarrollo Humano y Psicología de la Salud y postulante a máster en Administración de Empresas en la Presidio Graduate School, enfocada en estrategias para negocios sostenibles y liderazgo.

LION GOODMAN es el director de Healing Essence, una empresa dedicada a todos los aspectos de la curación, incluidos los físicos, psicológicos, emocionales, espirituales y relacionales. Es *coach* profesional titulado y forma a directivos de empresas y organizaciones en criterios de integridad y salud. Es el creador de Clear Your Beliefs ('limpia tus creencias'), una metodología destinada a transformar creencias arraigadas en el núcleo de la psique, que ha enseñado a cientos de *coaches*, terapeutas y sanadores de todo el mundo.

Goodman ha estudiado y practicado psicología, neurología, espiritualidad, filosofía y los principios del éxito durante más de cuarenta años. Su profesión inicial consistió en buscar ejecutivos y formarlos como *coaches*; en este ámbito ha prestado servicio a cientos de directivos de empresas muy diversas, desde empresas incipientes que se encontraban en sus etapas iniciales hasta corporaciones de la lista Fortune 500.

Es autor de *The CBD Primer* [El manual del CBD], *Clear Your Beliefs* [Limpia tus creencias] y *Menlightenment —A Book for Awakening Men*: [Hombriluminación: un libro para despertar a los hombres] y coautor de *Creating On Purpose* [Creando con propósito].

Sitios web: www.HealingEssenceCBD.com, www.ClearYourBeliefs.com y www.ClearBeliefs.com.

El doctor **MICHAEL H. MOSKOWITZ** ejerce en Sausalito (California) en la Bay Area Pain Medical Associates y está especializado en psiquiatría y medicina del dolor. Se graduó en el Centro Médico de la Universidad Estatal de Luisiana en 1977, después de haber obtenido un máster en Salud Pública en 1972 en la Universidad Tulane. Completó su residencia en psiquiatría y su beca de capacitación en psicosomática en el hospital St. Mary's de San Francisco en 1982. Ese mismo año, inició su práctica psiquiátrica y psicosomática privada y empezó a ejercer como director médico de la Unidad de Enseñanza para Pacientes Psiquiátricos Adultos Encerrados en St. Mary's, cargo que ocupó hasta 1987.

Fue miembro de la junta directiva del SpineCare Medical Group ('grupo médico para el cuidado de la columna') durante cuatro años, desde 1988 hasta 1992. En 1981 ayudó a fundar Psychiatric Associates of San Francisco ('psiquiatras asociados de San Francisco'), que pasó a llamarse, en el año 2000, Bay Area Pain Medical Associates (algo así como 'médicos asociados para el dolor del Área de la Bahía de San Francisco'), lo cual refleja el hecho de que la práctica de la medicina del dolor era prevaleciente en este grupo. Además, es miembro del consejo educativo de la Iniciativa Nacional para el Control del Dolor, un grupo integrado por los mejores algólogos de Estados Unidos.

El doctor Moskowitz ha publicado varios artículos en revistas revisadas por pares y capítulos de libros de texto centrados en el papel que desempeñan los cambios cerebrales en la perpetuación de los estados de dolor persistente. Fue miembro del consejo examinador de la Junta Estadounidense de Medicina del Dolor entre 2006 y 2010 y presidente del comité de educación de la Academia Estadounidense de Medicina del Dolor. También ha formado parte del comité de formación continua y del comité de materiales duraderos de la Academia Estadounidense de Medicina del Dolor y ha presidido la comisión de rediseño del sitio web de la Academia. Ha sido pionero en el desarrollo y el uso de la animación para enseñar y comprender los principios de la medicina del dolor y ha diseñado y desarrollado el sitio web más popular a este respecto desde 1999, www.bayareapainmedical.com. También ha sido profesor clínico adjunto en el Departamento de Anestesiología y Medicina del Dolor de la Universidad de California en Davis desde 2006, donde enseña los aspectos psiquiátricos y neuroplásticos de la medicina del dolor.

El doctor **GARY RICHTER** practica la medicina veterinaria en el Área de la Bahía de San Francisco desde 1998. Además de contar con la formación convencional como veterinario (es doctor en medicina veterinaria), está titulado en acupuntura y quiropráctica veterinarias. Como propietario y director médico del hospital veterinario Montclair y de Holistic Veterinary Care ('atención veterinaria holística') en Oakland (California), Richter conoce los beneficios de los métodos de tratamiento integral y holístico para el cuidado preventivo y terapéutico de las mascotas. Al integrar el cannabis medicinal con otras terapias convencionales y alternativas, ha podido mejorar la calidad de vida de mascotas que tenían distintas enfermedades y dolencias, como artritis, enfermedades inflamatorias intestinales y cáncer.

El doctor Richter y sus dos hospitales han sido galardonados con más de veinte premios locales y nacionales, entre ellos el Mejor Hospital Veterinario, el Mejor Veterinario, las Mejores Instalaciones de Terapia Canina y el Mejor Proveedor de Medicina Alternativa. Fue nombrado uno de los diez veterinarios más importantes de Estados Unidos en 2011 por parte de PetPlan, y recibió el título de Veterinario Favorito de Estados Unidos por parte de la Fundación Médica Veterinaria Estadounidense.